中医针灸技术与临床应用

李 海 杨春辉 卢 群 主编

中国纺织出版社有限公司

图书在版编目（CIP）数据

中医针灸技术与临床应用 / 李海，杨春辉，卢群主编. -- 北京：中国纺织出版社有限公司，2024.12.
ISBN 978-7-5229-2319-2

Ⅰ.R245

中国国家版本馆CIP数据核字第2024AU4828号

责任编辑：樊雅莉　　特约编辑：张小敏
责任校对：王蕙莹　　责任印制：王艳丽

中国纺织出版社有限公司出版发行
地址：北京市朝阳区百子湾东里 A407 号楼　邮政编码：100124
销售电话：010—67004422　传真：010—87155801
http://www.c-textilep.com
中国纺织出版社天猫旗舰店
官方微博 http://weibo.com/2119887771
三河市宏盛印务有限公司印刷　各地新华书店经销
2024年12月第1版第1次印刷
开本：710×1000　1/16　印张：16.25
字数：282千字　定价：98.00元

凡购本书，如有缺页、倒页、脱页，由本社图书营销中心调换

主编简介

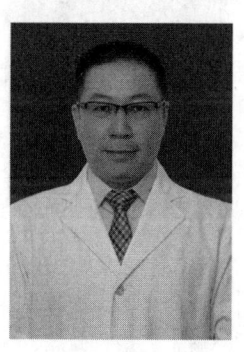

李海，长春中医药大学附属第三临床医院针灸推拿中心主任，教授，硕士研究生导师。第七批全国名老中医药专家学术经验继承人，全国中医临床特色技术传承骨干人才，吉林省高层次人才D类人才，吉林省中医药管理局骨关节炎针推治疗重点研究室负责人，中国民族医药学会筋骨养护分会副会长，中华中医药学会外治分会常务委员，中华中医药学会推拿分会委员，中国民族医药学会推拿分会常务理事、执行秘书长，中国民族医药学会针刀分会常务理事，吉林省中医药学会针刀专业委员会副主任委员，吉林省针灸学会基层适宜技术推广专业委员会副主任委员兼秘书长。从事临床、教学、科研工作16年。对颈椎、腰椎、关节疾病的非手术治疗和功能康复治疗有丰富经验，对正骨推拿手法结合针刀治疗脊柱、骨关节疾病有着独到见解，尤擅长膝骨关节炎、滑膜炎、颈椎病、腰椎间盘突出症、青少年特发性脊柱侧弯等疾病的诊治。曾主持省部级课题3项，厅局级课题5项，参研国自然、省部级等各级课题30余项，获吉林省科技进步奖三等奖2项，吉林省中医药科学技术奖二等奖1项、三等奖1项，累计发表学术论文20余篇，参编教材1部，著作4部，获得发明专利4项。

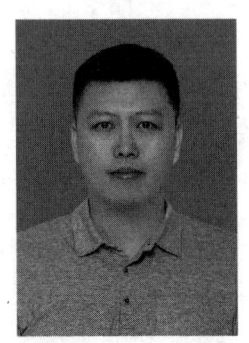

杨春辉，长春中医药大学附属第三临床医院针灸推拿中心主治医师，讲师。

中国民族医药学会筋骨养护分会理事，中国民族医药学会推拿分会理事，吉林省中西医结合学会第三届推拿专业委员会委员，吉林省针灸学会基层适宜技术推广委员会第一届委员会常务委员。从事针灸推拿、骨伤康复临床工作数年。对骨伤类疾病的针刺、推拿、正骨、刺络放血疗法等有丰富经验，对颈椎病、肩周炎、腰椎间盘突出症、膝骨性关节炎等疾病的治疗有着独到见解，尤擅长面瘫、头痛、耳鸣、失眠、呃逆、胃痛、慢性腹泻、腱鞘囊肿等疾病的诊治。曾主持厅局级课题3项，参与国自然课题1项、省部级课题4项、厅局级课题8项，获得吉林省科学技术奖三等奖1项，吉林省中医药学术著作奖三等奖1项，吉林省科技成果4项，累计发表学术论文4篇，其中SCI收录2篇。

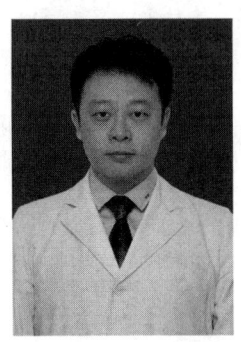

卢群，长春中医药大学附属第三临床医院针灸推拿中心副主任医师。

吉林省高层次D类人才，中国民族医药学会筋骨养护分会常务理事，中国民族医药学会推拿分会理事。从事临床、教学、科研工作10余年。曾主持厅局级项目2项，参研国自然、省部级及厅局级课题12项，获吉林省科技进步二等奖1项、三等奖1项，吉林省中医药科学技术奖三等奖1项，累计发表学术论文5篇，参编著作1部，获得实用新型专利1项。

编委会

主　编　　李　海　杨春辉　卢　群

副主编　　段长伟　刘玉欢　李　鑫
　　　　　　吕　佳　刘雁泽　李寒露

编　者（以姓氏笔画为序）
王明希　长春中医药大学附属第三临床医院
卢　群　长春中医药大学附属第三临床医院
吕　佳　长春中医药大学附属第三临床医院
朱雪娇　长春中医药大学附属第三临床医院
刘玉欢　长春中医药大学附属第三临床医院
刘雁泽　长春中医药大学
李　海　长春中医药大学附属第三临床医院
李　韬　长春中医药大学附属第三临床医院
李　鑫　长春中医药大学
李忠明　长春中医药大学
李晓敏　长春中医药大学
李寒露　长春中医药大学附属第三临床医院
杨春辉　长春中医药大学附属第三临床医院
郎宇丹　长春中医药大学附属第三临床医院
段长伟　长春中医药大学
崔俊宇　长春中医药大学附属第三临床医院
韩雨西　长春中医药大学

前　言

　　随着针灸学的迅速发展，针灸的临床应用日益广泛，临床与实验研究资料也大量积累。如何对这些资料进行较全面的整理，并结合中医理论加以阐述，使之成为较完整而又切合临床实用的参考书籍，实为当务之急。有鉴于此，特编写本书。

　　本书立足于继承与创新相结合，与时俱进，突出中医特色，重点介绍针灸方法以及常见病症的针灸治疗，保持针灸技术的科学性和完整性，全面反映了针灸技术的基础知识、基本理论和临床应用。本书内容精练、逻辑清晰、图文并茂，可供针灸推拿科及相关医务工作者参考阅读。

　　由于编写时间仓促，书中遗漏或不足之处恐在所难免，敬请广大读者提出宝贵修改意见，使之不断完善，并致谢意。

编　者
2024 年 8 月

目 录

- 第一章　针灸治疗基础 ·· 1
  - 第一节　针灸治疗原则和作用 ··· 1
  - 第二节　针灸处方的类型及组成原则 ·· 7
  - 第三节　特定穴的内容和应用 ··· 12
- 第二章　刺灸法 ·· 16
  - 第一节　毫针刺法 ·· 16
  - 第二节　灸法 ··· 28
  - 第三节　其他针法 ·· 33
- 第三章　针灸治疗内科疾病 ·· 56
  - 第一节　慢性胃炎 ·· 56
  - 第二节　呕吐 ··· 59
  - 第三节　消化性溃疡 ··· 62
  - 第四节　便秘 ··· 66
  - 第五节　感冒 ··· 70
  - 第六节　哮喘 ··· 73
  - 第七节　慢性支气管炎 ··· 79
  - 第八节　心悸 ··· 87
  - 第九节　高血压 ·· 90
  - 第十节　三叉神经痛 ··· 95
  - 第十一节　癫痫 ·· 99
  - 第十二节　中风 ··· 104
  - 第十三节　痴呆 ··· 108
  - 第十四节　偏瘫 ··· 112
  - 第十五节　失眠 ··· 121
- 第四章　针灸治疗外科疾病 ··· 127
  - 第一节　落枕 ·· 127
  - 第二节　颈椎病 ··· 130

第三节　肩关节周围炎 ················ 139
　第四节　肱骨外上髁炎 ················ 148
　第五节　腰椎间盘突出症 ·············· 153
　第六节　腰肌劳损 ···················· 162
　第七节　梨状肌综合征 ················ 165
　第八节　强直性脊柱炎 ················ 169
　第九节　乳腺增生症 ·················· 175
　第十节　前列腺增生 ·················· 182

第五章　针灸治疗妇科疾病 ············ 188
　第一节　月经不调 ···················· 188
　第二节　闭经 ························ 191
　第三节　围绝经期综合征 ·············· 197
　第四节　子宫脱垂 ···················· 200
　第五节　不孕症 ······················ 203
　第六节　慢性盆腔炎 ·················· 210

第六章　针灸治疗儿科疾病 ············ 217
　第一节　惊风 ························ 217
　第二节　发热 ························ 220
　第三节　呕吐 ························ 221
　第四节　泄泻 ························ 224
　第五节　遗尿 ························ 227
　第六节　多动症 ······················ 232

第七章　针灸治疗五官科疾病 ·········· 237
　第一节　麦粒肿 ······················ 237
　第二节　耳鸣耳聋 ···················· 239
　第三节　过敏性鼻炎 ·················· 240
　第四节　牙痛 ························ 242

参考文献 ···························· 248

第一章　针灸治疗基础

第一节　针灸治疗原则和作用

一、针灸治疗原则

针灸治疗原则就是针灸治疗疾病时所必须遵循的基本法则，是确立治疗方法的基础。《灵枢·官能》说："用针之服，必有法则。"针灸治疗的病种较多，针灸方法也多种多样，故从总体上把握针灸治疗原则具有化繁就简的重要意义。针灸治疗原则可概括为治神守气、补虚泻实、清热温寒、治标治本和三因制宜。

（一）治神守气

治神守气是充分调动医者、患者双方积极性的关键措施。医者的治神守气，患者的意守感传，往往对诱发经气、加速气至、促进气行和气至病所起到决定性的作用。其中，医者应端正医德医风，认真操作，潜心尽意，正神守气；患者应正确对待疾病，配合治疗，安神定志，意守感传。治神守气既能更好地发挥针灸疗法的作用，提高治疗效果，又能有效地防止针灸意外事故的发生。

1.治神

中医学的"神"是指整个人体功能活动的外在表现，是人的精神意识、思维活动以及脏腑、气血、津液外在表现的概括。治神是要求医者在针刺治疗中掌握和重视患者的精神状态和机体变化，主要包括两方面：①在针灸操作过程中，医者专一其神，意守神气，患者神情安定，意守感传；②在施治前后注重调治患者的精神状态。

《素问·宝命全形论》记载的"凡刺之真，必先治神"及《灵枢·官能》记载的"用针之要，勿忘其神"，意在强调"治神"在针刺中的重要性，旨在表明"治神"是针刺施治的基础和前提，在针刺治疗中居重要地位。而《灵枢·九针十二原》记载的"粗守形，上守神"也强调了"治神"在针刺治病过程中的重要性。可见，精神因素在针灸临床治疗中对医患双方都有密切关系。

2.守气

气，主要指经气。守气，意即守住所得之气，主要包括两方面：①要求医者仔体察针下感应,并根据患者的变化及时施以手法,主要体现在行针过程中要专心致志,做到"神在秋毫,意属病者",一旦针下气至,就要"密意守气",做到"如临深渊,手如握虎";②要求患者专心体会针刺感应,配合医者治疗,促使气至病所,达到治疗目的。

在这些因素中,医者的治神守气,往往对诱发经气、加速气至、促进气行和气至病所起到决定性的作用。患者的意守感传,也能为守气打下良好的基础。如能在医者进针、行针过程中配合呼吸运动,其意守感传的效果会更好。

(二)补虚泻实

补虚泻实即扶正祛邪。《素问·通评虚实论》说:"邪气盛则实,精气夺则虚。"其中,"虚"指正气不足,"实"指邪气有余。补虚就是扶助正气,泻实就是祛除邪气。疾病有虚实,针灸分补泻,如《灵枢·九针十二原》说:"凡用针者,虚则实之,满则泄之,菀陈则除之,邪胜则虚之……虚实之要,九针最妙,补写之时,以针为之。"《灵枢·经脉》亦言:"盛则泻之,虚则补之……陷下则灸之,不盛不虚以经取之。"

1.虚则补之

"虚则补之"意即治疗虚证用补法,适用于治疗各种虚弱性病症,如精神倦怠、肢软乏力、心悸气短、语声低微、自汗盗汗、面色苍白、形体消瘦、大便溏泄、遗尿或尿频或肌肉萎缩、肢体瘫痪等。

临床上应用补法应注意以下3点。①针灸方法的选择,针和灸皆可补可泻,但两者比较而言,针偏于泻,灸偏于补,故凡虚证(除阴虚外)皆可加灸。②针灸补泻手法的选择,虚证当用补法,若偏于阳虚、气虚,针用补法或用灸补法;偏于阴虚、血虚,针用补法,血虚也可用灸补法,但阴虚一般不宜用灸法;阴阳两虚则灸补为上,如《灵枢·官能》所言:"阴阳皆虚,火自当之。"此外,《灵枢·邪气脏腑病形》曰:"诸小者,阴阳形气俱不足,勿取以针,而调以甘药也。"《灵枢·终始》也说:"如此者弗灸。"指出对六部脉小、阴阳营卫气血皆严重不足的病证,针灸并非是最好的治疗手段,当首先用甘味药物补益脾胃,以化生营卫气血,待营卫气血相对充足后再施以针灸。③选用偏补的穴位,常取下部穴位如神阙、气海、关元、足三里、膏肓、命门和太溪等,对五脏虚证多用相应的背俞穴和原穴,也可用五输穴的生克补泻法选取相应的穴位。

2.陷下则灸之

"陷下则灸之"之"陷下",《黄帝内经》的本意主要有两个方面。①指脉象,如《灵枢·九针十二原》说:"凡将用针,必先诊脉,视气之剧易,乃可以治也。"此之"陷下"主要指脉象沉伏。《灵枢·禁服》:"陷下者,脉血结于中,中有著血,血寒,故宜灸之。"唐代王冰注曰:"脉虚气少,故陷下也。"明代张介宾注曰:"沉伏不起也。"故脉之"陷下"主要见于血寒或气虚之证。②指穴位,如《灵枢·经脉》说:"实则必见,虚则必下,视之不见,求之上下。"意思是说实证在相应的穴位可见隆起,虚证在相应的穴位可见下陷。

"陷下则灸之"本意是说对脉象沉伏不起或穴位处有凹陷者皆宜用灸法,其内在的病机是血寒或经气亏虚。临床常见脾虚者多在脾俞、足三里有凹陷或按之虚软,肾虚者多在肾俞、太溪有凹陷或按之虚软,元气不足者多在气海、关元有凹陷或按之虚软,清阳不升者多在百会有凹陷,此类病证都可以用灸法治疗。

3.实则泻之

"满则泄之""盛则泻之""邪胜则虚之"意即实证用泻法,适用于邪气盛的病证(实证),如胸闷、腹胀、便结、尿闭、高热、中暑、神昏、惊厥、抽搐以及各种原因引起的剧痛等。

临床上用泻法应注意以下3点。①针灸方法的选择,一般多针少灸或不灸。除毫针外,三棱针、皮肤针也较为常用。②针刺补泻手法的选择,实证当用泻法。《灵枢·寿夭刚柔》说:"有刺营者,有刺卫者……刺营者出血,刺卫者出气。"所以,对病在卫分的实证多用毫针浅刺出气,对病在营血的实证则必须刺后出血,以泻血分之邪。③选用偏泻的穴位,多选用四肢末端和头面部的穴位,如十二井穴、十宣、水沟、耳尖、太阳等。

4.菀陈则除之

"菀"同"瘀",即瘀结、瘀滞之意。"陈"即"陈旧",引申为时间长久、久病。"菀陈则除之"意即络脉瘀阻之类的病证用清除瘀血的刺血疗法,适用于病久入络及跌仆损伤、毒蛇咬伤、丹毒、腱鞘囊肿等。

临床上运用刺血法应注意以下2点。①针具的选择:一般多用三棱针或皮肤针,也可刺血后加拔罐。②穴位的选择:一般多选局部络脉瘀阻处或反应点及尺泽、委中、十二井、十宣等。如治疗痹证日久入络者,《灵枢·寿夭刚柔》说:"久痹不去身者,视其血络,尽出其血。"再如痔疮,可挑刺腰骶部的反应点出血。

5.不盛不虚以经取之

"不盛不虚",《黄帝内经》的本意是指人迎脉与寸口脉大小相等(《黄帝内经》多以人迎脉和寸口脉大小的不同判别病在何经),说明其病与其他经脉无关,病在本经,如《灵枢·禁服》曰:"不盛不虚以经取之,名曰经刺。"《难经·六十九难》曰:"不盛不虚以经取之者,是正经自生病,不中他邪也,当自取其经,故言经取之。"所以,"不盛不虚以经取之"并不是指病证本身无虚实,而是指本经自病,不涉及其他的经络或脏腑而言。本经自病,自当取本经穴。

临床上应用"不盛不虚以经取之"应注意以下3点。①如何辨病在本经,《黄帝内经》所记载的通过对比人迎脉、寸口脉大小的不同来辨别病在何经的方法已较少使用,但仍有深入研究的价值,现在临床一般根据经脉的循行及"是主……是动……

所生病"来判定病在何经。②针刺补泻手法的选择,一般可用平补平泻手法。③穴位的选取,一般以五输穴和原穴最为常用。

补虚泻实既是针灸治疗原则,又是针灸治病的重要方法,《灵枢·九针十二原》说:"无实无虚,损不足而益有余,是谓甚病。"《灵枢·邪气藏府病形》也说:"补泻反则病益笃。"都明确指出补泻不可误用,勿犯虚虚实实之戒。对虚实夹杂或本虚标实之证,针灸应补泻兼施。

(三)清热温寒

寒与热是表示疾病性质的两条纲领。在诸多疾病的演变过程中,都会出现寒热的变化。外来之邪或属寒或属热,侵入机体后或从热化或从寒化,人体的功能状态或表现为亢进或表现为不足,亢进则生热,不足则生寒。

"清热"就是热证用"清"法,"温寒"就是寒证用"温"法。《素问·至真要大论》云:"寒者热之,热者寒之,温者清之,清者温之。"这是关于清热温寒治疗法则的最早记录。《灵枢·经脉》说:"热则疾之,寒则留之。"这是针对热性病证和寒性病证制订的清热、温寒的针灸治疗原则。

1.热则疾之

《灵枢·经脉》说:"热则疾之。"《灵枢·九针十二原》亦云:"刺诸热者,如以手探汤。""疾"与"急"相通,有快速针刺之义,"以手探汤"形象地描述了针刺手法的轻巧快速。"热则疾之"意即针灸治疗热证的原则是:浅刺疾出或点刺出血,手法宜轻且快,少留针或不留针,针用泻法。适用于各种热证的治疗,例如,风热感冒,常取大椎、曲池、合谷和外关等穴浅刺疾出,可达清热解表的目的。若伴有咽喉肿痛者,可用三棱针在少商、商阳点刺出血,以加强泻热、消肿和止痛的作用。

2.寒则留之

《灵枢·经脉》说:"寒则留之。"《灵枢·九针十二原》亦云:"刺寒清者,如人不欲行。""留"有留针之义,"人不欲行"形象地描述针刺手法应深而久留。指出寒性病证的治疗原则是深刺而久留针,以达温经散寒的目的。主要适用于各种寒证的治疗,如风寒湿痹为患的肌肉、关节疼痛和寒邪入里等。若寒邪在表,留于经络者,艾灸施治最为相宜;若寒邪在里,凝滞脏腑,则针刺应深而久留或配合施行"烧山火"复式针刺手法或加用艾灸,以温针法最为适宜。

在临床上热证与寒证的表现往往是错综复杂、变化多端的,如有表热里寒或表寒里热,有上热下寒或下热上寒等,故温热清寒的治则应灵活掌握,若寒热相间当温清并用。如素体阳虚又外感风热,既有发热、咽喉肿痛等风热表证,又有脘腹冷痛、大便泄泻等里寒证,则可外清手太阴、手阳明表热,毫针浅刺曲池、合谷、列缺、外关和大椎等穴,内温足太阴、足阳明之寒,取足三里、中脘等穴,针用补法或用灸法。

(四)治标治本

"标""本"是一个相对的概念,在中医学中具有丰富的内涵,可以说明病变过程中各种矛盾的主次关系。例如,从正邪双方而言,正气为本,邪气为标;从病因与症状而论,病因为本,症状为标;从疾病的先后来看,旧病、原发病为本,新病、继发病为标。

《素问·标本病传论》云:"病有标本,刺有逆从,奈何?……知标本者,万举万当,不知标本,是谓妄行。"明确指出治标治本是重要的针灸治疗原则,强调了标本理论对指导针灸临床具有重要意义。对于如何治标与治本,《灵枢·病本》云:"谨详察间甚,以意调之,间者并行,甚者独行。"概而言之,治标治本的基本原则是:急则治标,缓则治本,标本同治。

1. 急则治标

急则治标就是当标病急于本病时,首先要治疗标病,这是特殊情况下采取的一种权宜之法,目的在于抢救生命或缓解患者的急迫症状,为治疗本病创造有利的条件。《灵枢·病本》曰:"先病而后中满者,治其标……大小便不利,治其标。"例如,不论任何原因引起的昏迷,都应先针刺水沟,在患者恢复意识时再根据本病的情况选择相应的治疗;由某些原因引起的小便潴留,应首先针刺中极、膀胱俞、水道、秩边和委阳,急利小便,然后再根据疾病的发生原因从本论治。

2. 缓则治本

在大多数情况下,治疗疾病都要坚持"治病求本"的原则。即正虚者固其本,邪盛者祛其邪;治其病因,症状可除;治其先病,后病可解。这就是"伏其所主,治其所因"的深刻含义。缓则治本尤其对于慢性病和急性病的恢复期有重要的指导意义。如肾阳虚引起的五更泄,泄泻为标,肾阳不足为本,治宜灸气海、关元、命门和肾俞以温补肾阳,肾阳得温则泄泻自止。再如脾胃虚弱、气血化生不足而引起的月经量少或闭经,月经量少或闭经为标,脾胃虚弱为本,治宜针灸足三里、三阴交、血海和中脘以补益脾胃,脾胃和气血足,则月经自调。

3. 标本同治

当标病和本病处于俱重或俱缓的状态时,应当采取标本同治的方法。如体虚感冒,应当益气解表,其中益气为治本,解表为治标,宜补足三里、气海和关元,泻合谷、风池和列缺以达到益气解表的目的。再如肾虚腰痛,治当补肾壮腰、通络止痛,可取肾俞、大钟补肾壮腰以治本,取阿是穴、委中通络止痛以治标。

(五)三因制宜

"三因制宜"是指因人、因地和因时制宜,即根据治疗对象、季节(包括时辰)、地理环境等具体情况制订相应的治疗方法。

1.因人制宜

即根据患者的性别、年龄、体质等不同特点而制订适宜的治疗方法,是三因治疗方案的决定性因素。人体由于性别、年龄不同,生理功能和病理特点也不相同,针灸治疗方法也有差别。如妇人以血为用,在治疗妇人病时要多考虑调理冲脉(血海)、任脉等。此外,患者个体差异更是决定针灸治疗方法的重要因素,如体质虚弱、皮肤薄嫩、对针灸较敏感者,针刺手法宜轻;体质强壮、皮肤粗厚、针感较迟钝者,针刺手法可重些。正如《灵枢·逆顺肥瘦》所言:"体质壮大,血气充盈,肤革坚固,因加以邪,刺此者,深而留之……婴儿者,其肉脆,血少气弱,刺此者,以毫针,浅刺而疾发针,日再可也。"

2.因地制宜

由于地理环境、气候条件不同,人体的生理功能、病理特点也有所区别,治疗应有差异。如在寒冷的地区,治疗多用温灸,且应用壮数较多;在温热地区,应用灸法较少。正如《素问·异法方宜论》指出:"北方者……其地高陵居,风寒冰冽。其民乐野处而乳食,藏寒生满病,其治宜灸焫……南方者……其地下,水土弱,雾露之所聚也,其民嗜酸而食胕,故其民皆致理而赤色,其病挛痹,其治宜微针。"

3.因时制宜

四时气候的变化对人体的生理功能和病理变化有一定影响。《难经·七十难》认为:"春夏者,阳气在上,人气亦在上,故当浅取之;秋冬者,阳气在下,人气亦在下,故当深取之。"春夏之季,阳气升发,人体气血趋向体表,病邪伤人多在浅表,多宜浅刺;秋冬之季,人体气血潜藏于内,病邪伤人多在深部,多宜深刺。所以,在应用针灸治疗疾病时,考虑患病的季节和时辰有一定意义。子午流注针法就是根据人体气血流注盛衰与一日不同时辰的相应变化规律而创立。因时制宜还包括针对某些疾病的发作或加重规律而选择恰当的治疗时机。如精神疾患多在春季发作,故应在春季之前进行治疗;乳腺增生患者常在经前乳房胀痛较重,治疗也应在经前1周开始;针治疟疾则应"先发如食顷乃可以治,过之则失时也"。

二、治疗作用

十四经腧穴的主治作用,是根据"经脉所通,主治所及"的原则总结而成的。每个腧穴因其所处部位和分经的不同,其作用范围也各有特点。总的来说,所有穴位都具有治疗局部病症的作用,有的还兼有治疗邻近部位病症或远隔部位病症的作用。

(一)近治作用

这是所有腧穴所共有的主治特点,即所有腧穴都能治疗它们所在部位及邻近组织和器官的病症。如眼睛周围的睛明、承泣、四白、鱼腰和太阳等穴位都能治疗眼病；耳郭周围的耳门、听宫、听会和翳风等穴位都能治疗耳病；胃脘部的中脘、梁门、不容和建里等穴都能治疗胃病；膝关节周围的梁丘、鹤顶、犊鼻、阳陵泉和阴陵泉等穴位都能治疗膝关节的病证。

(二) 远治作用

许多腧穴，特别是十二经脉在四肢肘膝关节以下的腧穴，不仅能治疗局部病证，而且能治疗远离穴位所在部位的病证。腧穴的远治作用与经络的循行分布密切相关，每条经脉上所分布的穴位都能治疗发生在该经脉循行线上的病证，明代杨继洲在《针灸大成》中将其概括为"经脉所过，主治所及"。腧穴的远治作用在临床上应用甚广，如《四总穴歌》："肚腹三里留，腰背委中求，头项寻列缺，面口合谷收。"

(三) 特殊作用

包括腧穴主治的相对特异性和双向良性调整作用两个方面。如同药物一样，有些腧穴对某种病证具有特殊的治疗作用，可作为对症治疗的首选穴位，如合谷止痛、内关止呕、大椎退热、至阴矫正胎位。但与药物完全不同的是，药物的作用都是单向的，如苦寒药物只能用于治疗实热证，而不能用于治疗寒证。但即使采用相同的手段刺激同一个穴位，也会因机体的状态不同而产生完全相反的作用，使失衡的状态趋向于正常，如高热患者针刺大椎可使之退热，恶寒患者针刺大椎可发汗散寒，而针刺健康人的大椎则对体温无明显影响，腧穴的这种特性被称为双向良性调整作用。腧穴主治的相对特异性与穴位所在部位及所属经脉有关，而腧穴的双向良性调整作用是机体在长期自然进化过程中所形成的自我调整功能的反映，刺激腧穴可以增强机体的这种自我调节能力，使机体恢复平衡状态。

总之，十四经穴的主治作用，归纳起来大体是：本经腧穴主治本经病，表里经腧穴配合治疗表里两经病；邻近的经穴，其治疗作用多相近；四肢部穴，以分经掌握主治为主；头面躯干穴，以分部掌握主治为主。

（李　海）

第二节　针灸处方的类型及组成原则

针灸处方是在中医针灸学等理论指导下，将腧穴进行科学组合和正确运用刺灸法而形成的针灸治疗方案，针灸处方是否精当关系着针灸的疗效。针灸处方通常可分为单穴方、双穴方和多穴方。针灸处方的组成原则包括两大要素，即腧穴的选择原则（选穴原则和配穴方法）和刺灸法的选取。

一、针灸处方类型

针灸处方是在中医理论尤其是经络学说等指导下，在分析病因病机，明确辨证立法的基础上,依据针灸治疗原则、选穴原则和配穴方法,选取腧穴并进行配伍,确立刺灸法而形成的治疗方案。

针灸处方的分类,如果按处方所用的穴位多少,可简单地划分为单穴方、双穴方和多穴方;如果按处方的功效可分为疏通经络方、协调阴阳方、止痛方、调神开窍方、通窍方、安神利眠方、解表方、通利方、和解方、清热方、补益方、固摄方、理气方、调理经血方、消导方和治风方等,这里主要讨论单穴方、双穴方和多穴方。

(一)单穴方

所谓单穴方是指由单一穴位组成的针灸处方,单穴方是最简单的针灸处方形式,它是人们在长期的临床实践中总结的简便高效处方,这种处方取穴少,还可减少患者的痛苦,同时可使针灸的神奇疗效得到发挥。单穴方具有以下3个特点。

1.作用强烈

单穴方所选用的穴位一般具有作用强烈的特点,否则难以具有足够的治疗作用量,如人中治疗急性腰扭伤,至阴治疗头痛,落枕穴治疗落枕,环跳治疗坐骨神经痛等,这几个穴位本身都具有较强的治疗作用。

2.作用单一

单穴方一般多用于治疗病证的主要环节或急性症状,有时是对症治疗,用于治疗痛证或突然出现的功能障碍等,如素髎抢救中枢性呼吸衰竭,人中抢救晕厥,合谷治疗牙痛等。

3.操作需要特殊的手法

由于单方取穴少,因此,为了能达到治疗刺激量,单穴处方对于操作手法的要求就显得更为重要。如针刺人中穴治疗晕厥,必须将针刺入后做360°单方向捻转,施以雀啄手法直到意识恢复;合谷止牙痛,足三里治疗胃痉挛,用捻转泻法,持续1分钟,并且在留针期间要不断地间歇行针,方可取得很好疗效,如果仅将针刺入,不做强烈的刺激手法,难以取得良好的疗效。

由于单穴的作用比较单纯,疗效有一定的局限性,而且大多数情况下都是对症治疗,起到缓急的作用,因此,在临床上并不能成为针灸处方的主要部分。

(二)双穴方

所谓双穴方是指由两个具有相近或协同作用的穴位组成的处方,相当于中药的"对药"。古代八脉交会穴的应用是典型的双穴处方,如公孙配内关治疗心、胸、胃疾患,后溪配申脉治疗目内眦、颈项、耳、肩部病证,列缺配照海治疗肺系、咽喉、胸膈疾患。又如足三里配内关治疗胃脘痛,太阳配头维治疗外感头痛等。

(三)多穴方

所谓多穴方是指由3个或3个以上的穴位组合而成的针灸处方,是针灸临床最常用的处方,因为这类处方能根据疾病复杂的病因病机,按照治病求本、标本兼治等原则,充分体现针灸配穴方法而遣穴配方。在这类处方中,一般有主穴、辅穴和随症配穴,如治疗中风的"醒脑开窍方"中,主穴为内关、人中、三阴交,辅穴为极泉、尺泽、委中,配穴如手指握固加合谷、八邪,假性球麻痹加翳风、风池、上廉泉等。

二、针灸处方的组成原则

针灸处方的组成原则包括理论和技术两部分。经络学说是针灸处方的理论基础,尽管针灸处方也包含有脏腑辨证等理论,但它与中药处方的基本区别在于经络学说是针灸处方的基础,这也是针灸处方的基本特征。如头面疾患可选至阴穴,其理论基础是足太阳经脉抵达头面;委中治疗腰痛是由于足太阳膀胱经抵达腰部;承山治疗痔疮是因为足太阳经别入于肛。因此,熟悉经络循行和交接规律等经络知识,是辨经络而选穴定方的基础;另外,选穴原则和配穴方法都是针灸处方的理论内容。技术部分是指处方中所选腧穴的具体刺灸法。

(一)腧穴的选择

腧穴是针灸处方的第一组成要素,腧穴选择是否得当直接关系着针灸的治疗效果。在确定处方穴位时,我们应该遵循基本的选穴原则和配穴方法。

1. 取穴原则

选取适当的腧穴是配穴处方的主要内容之一,人体上的每个穴位都有一定的特性,其主治功能不尽相同。只有依据经络、腧穴理论,结合临床具体实践,掌握取穴的一般原则,才能合理地选取适当的腧穴,为正确拟定针灸处方打下基础。针灸处方中腧穴的选取以脏腑经络学说为指导,以循经取穴为主,并根据不同证候选不同腧穴。因此,取穴原则主要包括近部取穴、远部取穴和随证取穴。

(1)近部取穴:近部取穴是指选取病痛所在部位或邻近部位的腧穴,这一取穴原则是根据腧穴具有近治作用的普遍特点提出来的。其应用非常广泛,大凡其症状在体表部位反映较为明显和较为局限的病证,均可按近部取穴原则选取腧穴治疗。例如,鼻病取迎香,口齿病取颊车、地仓;胃痛取中脘、梁门;癃闭取关元、气海等,均属于近部取穴。

(2)远部取穴:远部取穴是选取距离病痛较远处部位的腧穴,这一取穴原则是根据腧穴具有远治作用的特点提出来的。人体的许多腧穴,尤其是四肢肘膝关节以下的经穴,不仅能治疗局部病证,还可以治疗本经循行所及的远隔部位的病证。远部取穴临床上运用非常广泛,取穴时既可取所病脏腑经脉的本经腧穴,也可取表里经或其他相关经脉上的腧穴。例如,咳嗽、咳血属肺系病证,可选取手太阴肺经的尺泽、鱼际;胃脘疼痛属胃的病证,可选取足阳明胃经的足三里,同时可选取足太阴脾经的公孙(表里经),必要时还可加取内关(即其他相关经脉上的腧穴);面部疾患取合谷,目赤肿痛取行间,久痢脱肛取百会,急性腰痛取水沟等,均为远部取穴的具体应用。

(3)随证取穴:随证取穴,又称辨证取穴,是针对某些全身疾病的病因病机而选取腧穴,这一取穴原则是根据中医理论和腧穴主治功能而提出的。近部取穴和远部取穴适用于疼痛部位明显或局限者,但临床上有许多疾病往往难以明确其病变部位,如发热、失眠、多梦、自汗、盗汗、虚脱、抽风、昏迷,对于这一类病证,可以按照随证取穴的原则选取适当的腧穴。例如,治高热可选取大椎、陶道,治失眠多梦可选取神门、大陵,治盗汗可选取阴郄、后溪,治虚脱可选取气海、关元,治昏迷可选取素髎、水沟等,均属随证取穴的范例。有些腧穴对某一方面的病证有特殊的治疗效果,在治疗时经常选用,如属气病的胸闷、气促等取膻中,属血病的血虚、慢性出血等取膈俞,属筋病的筋骨酸痛等取阳陵泉,这些也都属随证取穴的范畴。

上述取穴原则在临床上除可单独应用外,还经常相互配合应用。例如,治疗哮喘实证,选取膻中、中府、尺泽、列缺,中府为近部取穴,尺泽、列缺为远部取穴,膻中为随证取穴。

2.配穴方法

配穴方法是在选穴原则的指导下,针对疾病的病位、病因病机等,选取主治作用相同或相近或对于治疗疾病具有协同作用的腧穴进行配伍应用的方法。临床上穴位配伍的方法多种多样,但总体可归纳为两大类,即按经脉配穴法、按部位配穴法。

(1)按经脉配穴法:是以经脉或经脉相互联系为基础而进行穴位配伍的方法,主要包括本经配穴法、表里经配穴法、同名经配穴法。

1)本经配穴法:当某一脏腑、经脉发生病变时,即选该脏腑、经脉的腧穴配成处方。如胆经郁热导致的少阳头痛,可近取胆经的率谷、风池,远取本经的荥穴侠溪;胃火循经上扰导致的牙痛,可在足阳明胃经上近取颊车,远取该经的荥穴内庭。

2)表里经配穴法:本法是以脏腑、经脉的阴阳表里配合关系为依据的配穴方法。当某一脏腑经脉发生疾病时,取该经和其相表里的经脉腧穴配合成方。如风热袭肺导致的感冒咳嗽,可选肺经的尺泽和大肠经的曲池、合谷。《灵枢·五邪》载:"邪在肾,则病骨痛阴痹……取之涌泉、昆仑。"另外,原络配穴法是表里经配穴法中的特殊实例,在特定穴的临床应用中将详细论述。

3)同名经配穴法:是将手足同名经的腧穴相互配合的方法,是基于同名经"同气相通"的理论。如阳明头痛,取手阳明经的合谷配足阳明经的内庭;落枕,取手太阳经的后溪配足太阳经的昆仑。

(2)按部位配穴法:是结合身体上腧穴分布的部位进行穴位配伍的方法,主要包括上下配穴法、前后配穴法、左右配穴法。

1)上下配穴法:是指将腰部以上或上肢的腧穴和腰部以下或下肢的腧穴配合

应用的方法,在临床上应用较为广泛。如胃脘痛可上取内关,下取足三里;阴挺(子宫脱垂)可上取百会,下取三阴交;肾阴不足导致的咽喉肿痛,可上取曲池或鱼际,下取太溪或照海。八脉交会穴的配对应用也属本配穴法。

2)前后配穴法:是指将人体前部和后部的腧穴配合应用的方法,主要指将胸腹部和背腰部的腧穴配合应用,在《黄帝内经》中称"偶刺"。本配穴方法常用于治疗脏腑疾患,如膀胱疾患,前取水道或中极,后取膀胱俞或秩边;肺病可前取华盖、中府,后取肺俞。临床上常见的俞穴、募穴配合应用就属于本配穴法的典型实例。

3)左右配穴法:是指将人体左侧和右侧的腧穴配合应用的方法。本方法是基于人体十二经脉左右对称分布和部分经脉左右交叉的特点总结而成的。在临床上常选择左右同一腧穴配合运用,是为了加强腧穴的协同作用,如胃痛可选双侧足三里、梁丘等。当然,左右配穴法并不局限于选双侧同一腧穴,如左侧偏头痛,可选同侧的太阳、头维和对侧的外关、足临泣;左侧面瘫可选同侧的太阳、颊车、地仓和对侧的合谷。

以上介绍的选穴原则和常见的配穴方法,在临床应用时要灵活掌握,因为一个针灸处方常是几种选穴原则和多种配穴方法的综合运用,如上述的左侧偏头痛,选同侧的太阳、头维和对侧的外关、足临泣,既包含了左右配穴法,又包含了上下配穴法。因此,选穴原则和配穴方法从理论上提供了针灸处方选穴的基本思路。

(二)刺灸法的选择

刺灸法是针灸处方的第二组成要素,包括疗法的选择、操作方法和治疗时机的选择。刺灸法是针灸疗法的技术范畴,是影响针灸疗效的关键环节之一,相同的选穴可因刺灸法的不同而出现不同的治疗效果,因此,在针灸处方中必须重视刺灸法的选择。

1.治疗方法的选择

治疗方法的选择是针对患者的病情和具体情况而确立的,在处方中必须说明治疗采用何种刺灸法,如是用毫针刺法、灸法、火针法,还是用拔罐法、皮肤针法等,均应注明。

2.操作方法的选择

当确立了疗法后,要对疗法的操作进行说明,如毫针刺法用补法还是泻法,艾灸用温和灸还是瘢痕灸等。对于处方中的部分穴位,当针刺操作的深度、方向等不同于常规方法时,尤其是某些穴位要求特殊针感或特殊的经气传导方向、目标。此外,针刺治疗疾病每日1次或每日2次等,应根据疾病的具体情况而定。针灸处方中,手法操作类似于中药处方中的剂量问题,针刺手法不同,同一针灸处方可产生不同的效应,这是针灸处方的又一个特点。例如,足三里穴用艾灸或针刺补法可扶助人体正气,用于保健或体虚的虚证患者;当邪气犯胃,因胃痉挛出现急性疼痛时,足三里用强烈的捻转泻法,可疏通胃腑气机,解除胃经脉络拘挛而止痛;大椎刺络放血可泻热毒,用灸法可温通督脉阳气,祛散寒邪。临床上常会出现针灸处方相同,同一患者因不同医生操作,结果差异很大,这正是由于操作手法的问题所致。例如,在治疗假性延髓麻痹出现的吞咽困难时,针灸处方同样是上廉泉、翳风、风池,但操作手法对疗效的影响非常大。有学者的经验是,上廉泉、翳风、风池必须向舌根方向深刺1～2寸;上廉泉用高频率的提插泻法,使舌咽部有发胀感;翳风、风池用小幅度高频率的捻转补法,使针感传向舌咽部,每穴必须操作1分钟,才能有很好的效果。

3.治疗时机的选择

治疗时机是提高针灸疗效的重要方面。一般来说,针灸治疗疾病没有特殊严格的时间要求。但是,当某些疾病的发作或加重呈现明显的规律性时,临床上针灸治疗这类疾病在时间上有极其重要的意义,均应在发作或加重前进行针灸治疗可提高疗效。如痛经在月经来潮前几天开始针灸,直到月经过去为止;女性不孕症应在排卵期前后几天连续针灸等。因此,治疗的时机也应在处方中说明。

(韩雨西)

第三节　特定穴的内容和应用

特定穴是十四经穴中具有特殊治疗作用并按特定称号归类的腧穴的总称,主要包括五输穴、俞募穴、原络穴、八脉交会穴、八会穴、郄穴和下合穴等。不同种类的特定穴的分布和作用各不相同,故其在临证时具有特殊的应用方法。

一、五输穴

五输穴是指十二经脉的经穴分布于肘膝关节以下的井、荥、输、经、合五类腧穴的简称。以上五类腧穴均分布在肘、膝关节以下的部位,并且具有从四肢末端按井、荥、输、经、合的次序向肘膝部位依次排列分布的特点。五腧穴每条经脉5穴,十二经脉共有60穴。五腧穴不仅归属于特定经脉,而且具有各自的五行属性。

五输穴是十二经脉之气出、溜、注、行、入之所,具有治疗十二经脉及其所属络的五脏六腑病变的作用。依据古代文献,临床上一般把五输穴的应用归纳为以下三个方面。

(一)按五输穴主病的特点进行相关应用

论述最详细的《灵枢·顺气一日分为四时》中记载:"病在脏者,取之井;病变于色者,取之荥;病时间时甚者,取之输;病变于音者,取之经;经满而血者,病在胃;及以饮食不节得病者,取之于合。"而《灵枢·邪气脏腑病形》中记载:"荥输治外经,合治内腑。"《难经·六十八难》又作了相关补充："井主心下满,荥主身热,输主体重节痛,经主喘咳寒热,合主逆气而泄。"

综合近代在临床上的具体应用,井穴多用于急救,如十二井穴点刺出血可用于抢救中风昏迷;荥穴主要用于治疗热证,如胃火牙痛可取内庭清泻胃火等;腧穴主要用于治疗关节疼痛,如取束骨治疗膝关节疼痛;合穴则主要用于治疗脏腑病症,如胃脘痛可取足三里和胃止痛。

(二)按五行生克关系进行选用

十二经脉的五输穴都具有五行属性,临床上根据五行之间存在"生我""我生"的母子关系,结合其属络脏腑的五行关系,《难经·六十九难》提出了"虚则补其母,实则泻其子"的原则,即虚证用母穴、实证用子穴,故此种取穴方法又称为子母补泻取穴法。

这种选取适当五输穴治疗疾病的方法,在临床上又可具体分为本经补母泻子法和他经补母泻子法。如足厥阴肝经属阴木,肝经的实证须泻本经的子穴,而"木生火",故"火"为"木"之子,肝经的荥穴五行属性为火,故应选肝经的荥穴行间;肝经的虚证须补本经的母穴,而"水生木",故"水"为"木"之母,肝经的合穴五行属水,故应选肝经的合穴曲泉。以上是本经补母泻子法。又如肝经的实证应泻子经子穴,即泻心经(火)荥穴(火)少府;肝经的虚证应补母经母穴,即补肾经(水)合穴阴谷(水)。

(三)按时选用

天人相应是中医整体观念的重要内容,经脉的气血运行和流注也与季节和时辰的不同有十分密切的关系。《难经·七十四难》记载:"春刺井,夏刺荥,季夏刺输,秋刺经,冬刺合。"其实就是根据手三阴经和足三阴经的五输穴均以井木为始,与一年之中的季节顺序相应而提出的按季节选用腧穴。

二、俞募穴

俞募穴是俞穴和募穴的合称。俞穴是脏腑经络之气输注之处,均位于背腰部,故又称背俞穴;募穴是脏腑之气汇集之处,均位于胸腹部,故又称腹募穴。俞为阳,是阴病行阳的重要之所;募为阴,是阳病行阴的重要之所。每一脏腑均有各自的俞穴和募穴。

临床可通过观察、触扪俞募穴处的异常变化,来诊断相应脏腑疾病,也可利用针刺、艾灸作用于俞募穴来治疗相应脏腑疾病。俞穴和募穴常配伍运用。俞穴和募穴主治作用各有一定特点,一般而言,脏病、虚证多取俞穴,腑病、实证多取募穴。例如,五脏虚损,取相应背俞穴以补之;六腑实满,取相应腹募穴以泻之。此外,俞募穴单穴独用还可治疗与脏腑经络相联属的组织器官所发生的病证,如肝俞治疗目疾,肾俞治疗耳疾等,均为临床所常用。

三、原络穴

原穴是脏腑的原气输注经过和留止的部位。每一脏腑各有一个原穴,故有"十二原"之称,其分布均位于腕、踝部附近。原穴与三焦有密切关系。三焦为原气之别使,三焦之气源于肾间动气,输布全身,调和内外,宣导上下,关系着脏腑气化功能,而原穴就是其留止之处,故无论虚实均可取之。因此,对于脏腑之疾,可取相应的原穴治疗,即所谓"五脏六腑之有疾者,皆取其原也"。临床上还可根据原穴的反应变化,推断脏腑功能的盛衰,以诊断脏腑疾病。

络穴是络脉由经脉别出部位的腧穴,也是表里两经联络之处。十二经脉各有1个络穴,皆位于肘、膝关节以下。十二络脉的主要功能是加强经脉中表里经之间的联系,故络穴在临床上具有主治表里两经有关病证的作用。

原穴和络穴在临床上既可单独应用,也可相互配合应用。本经原穴与其相表里经的络穴相互配合应用时,称为"原络配穴"。相表里脏腑经络同病,先病者为主,取本经原穴(主穴),后病者为客,取相表里经脉络穴(客穴),故又称"主客原络配穴",属表里配穴法的一种。如肺经先病,即先取其经的原穴"太渊",大肠后病,再取其经的络穴"偏历"。反之,若大肠先病,即先取其经的原穴"合谷",肺经后病,再取其经的络穴"列缺"。

四、八脉交会穴

八脉交会穴指奇经八脉与十二经脉之气相交会的8个腧穴,又称交经八穴,均分布于腕踝部上下。八脉交会穴具有主治奇经病证的作用。临床应用时,可以单独治疗各自相通的奇经病证。如脊柱强痛、角弓反张等督脉病变,可取通于督脉的后溪穴;胸腹气逆而拘急的冲脉病变,可取通于冲脉的公孙穴。按一定的原则两穴配伍,可以治疗两脉相合部位的病证。如公孙通冲脉,内关通阴维脉,两穴配伍可以治疗冲脉、阴维脉相合部位(心、胸、胃部)病证;后溪通督脉,申脉通阳跷脉,两穴配合可以治疗督脉阳跷脉相合部位(目锐眦、颈项、身、肩部)病证,这属于上下配穴法范畴。

五、八会穴

八会穴是指人体气、血、筋、脉、骨、髓、脏和腑等精气所会聚的8个腧穴。在临床运用时,凡气、血、筋、骨、髓、脉、脏和腑的病变,都可取其所会聚的腧穴治疗。如腑病取中脘,筋病取阳陵泉。

六、郄穴

郄穴是经气深聚部位的腧穴。十二经脉及阴维脉、阳维脉、阴跷脉、阳跷脉各有 1 个郄穴,共有 16 穴。临床运用郄穴时,治疗本经循行部位及所属脏腑的急性病证是其主治特点。阴经郄穴多治血证,如孔最治咯血,中都治崩漏;阳经郄穴多治急性疼痛,如胃脘痛取梁丘等。

七、下合穴

下合穴是指六腑合于下肢三阳经的 6 个腧穴。临床上运用时,按照疾病所属的六腑,即取用所属相应的下合穴治疗。如胆合于阳陵泉,胆有病即可取阳陵泉治疗;又如胃合于足三里,胃有病,即可取足三里治之。

(李　鑫)

第二章 刺灸法

第一节 毫针刺法

毫针刺法是使用金属制成不同规格的毫针针具,运用不同手法在人体特定部位(腧穴)进行刺激,通过经络腧穴,调整人体脏腑气血、平衡阴阳,达到预防和治疗疾病的一种常见中医治病适宜技术。毫针刺法是古今针灸临床中运用最多、手法最丰富的针灸治疗方法。

一、毫针基础知识

(一)毫针的结构和规格

毫针是用金属制作而成的,以不锈钢为制针材料者最常见。不锈钢毫针具有较高的强度和较好的韧性,针身挺直滑利,能耐高热、防锈,不易被化学物品腐蚀,故目前被临床广泛采用。应用其他金属制作的毫针,如金针、银针,虽然其传热、导电性能好,但针体较粗,强度、韧性远不如不锈钢针,且价格昂贵,很少应用。

毫针分为针尖、针身、针根、针柄、针尾五部分。以铜丝或铅丝紧密缠绕的一端为针柄,是医者持针、运针的操作部位,也是温针灸法装置艾绒之处;针柄的末端多缠绕成圆筒状称针尾;针的尖端锋锐的部分称针尖;针根与针尖之间的部分称针身,是毫针刺入腧穴内相应深度的主要部分;针柄与针身的连接之处为针根,是观察针身刺入穴位深度和提插幅度的外部标志。

临床上常见的毫针种类有圈柄针、花柄针、平柄针和管柄针。

毫针主要以针身的长短和粗细确定不同的规格。长短的计算标准:半寸为15mm,一寸为25mm。粗细依毫针针身直径毫米数采用号数来计算(表2-1、表2-2)。临床一般以25~75mm(1~3寸)长、0.32~0.38mm(28~30号)粗细者最常用。

表2-1 毫针的长短规格

规格(寸)	0.5	1.0	1.5	2.0	2.5	3.0	3.5	4.0	4.5
长度(mm)	15	25	40	50	65	75	90	100	115

表 2-2　毫针粗细规格

规格(号数)	26	27	28	29	30	31	32	33
直径(mm)	0.45	0.42	0.38	0.34	0.32	0.30	0.28	0.26

(二)毫针的检查和保养

临床有反复使用的毫针和一次性使用的毫针。对于反复使用的毫针在消毒之前应先进行选择,针尖要光洁度高,端正不偏,尖中带圆,圆而不钝,形如"松针",锐利适度,进针阻力小而不易钝涩;针身光滑挺直,圆正匀称,坚韧而富有弹性;针根要牢固,无剥蚀、伤痕;针柄的金属是要缠绕均匀、牢固而不松脱或断丝,针柄的长短、粗细要适中,便于持针、运针等操作。

毫针的保养是为防止针尖受损、针身弯曲或生锈、污染等,因此对针具应当妥善保存。藏针的器具有针盒、针管和针夹等。若用针盒或针夹,可多垫几层消毒纱布,将消毒后的针具,根据毫针的长短,分别置于或插在消毒纱布上,再用消毒纱布敷盖,以免污染,然后将针盒或针夹盖好备用。若用针管,应在针管至针尖的一端,塞上干棉球(以防针尖损坏而出现钩曲),然后将针置入,盖好,高压消毒后备用。

二、毫针刺法练习

毫针针刺练习主要是对指力和手法的训练。良好的指力是掌握针刺手法的基础,熟练的手法是运用针刺治病的条件。指力和手法需要经常练习,达到熟练程度后,在施术时可以做到进针快、透皮不痛;行针时,补泻手法操作运用自如。反之,如果指力不够和手法不熟练,则在施术时难以控制针体、进针困难,患者痛感明显;行针时动作不协调,影响毫针治疗效果。所以,学习毫针刺法必须练好指力和手法的基本功,是初学者的重要基本技能训练。

(一)纸垫练针法

用松软的纸张,折叠成长约 8cm、宽约 5cm,厚 2~3cm 的纸块,用线如"井"字形扎紧,做成纸垫。练针时,左手平执纸垫,右手拇、示、中三指持针柄,如持笔状地持 0.5~1 寸毫针,使针尖垂直地抵在纸块上,然后右手拇指与示、中指前后交替地捻动针柄,并渐加一定的压力,待针穿透纸垫另换一处,反复练习。纸垫练习主要用来锻炼指力和捻转的基本手法。

(二)棉团练针法

用布将棉花包裹,尽量包紧包实,用线封口扎紧,做成直径 6~7cm 的棉团。练针方法同纸垫练针法,所不同的是棉团松软,可以做提插、捻转等多种基本手法的练习。在进行练针时,要做到捻转的角度大小,可以随意掌握,来去的角度力求一致,快慢均匀。在这一过程中也可配合提插的练习,同时锻炼捻转的速度,一般总的要求是提插幅度上下一致,捻转角度来去一致,频率快慢一致,达到得心应手,运用自如。

三、针刺前准备

(一)患者的准备

患者的准备主要是指体位的选择。针刺时患者体位的选择是否适当,对腧穴的正确定位,针刺的施术操作,持久的留针以及防止晕针、滞针、弯针甚至折针等,都有较大影响。临床上针刺时常用的体位有以下6种。

1.仰卧位

适宜于取头、面、胸、腹部腧穴,上肢、下肢部分腧穴。

2.侧卧位

适宜于取身体侧面少阳经腧穴和上肢、下肢的部分腧穴。

3.俯卧位

适宜于取头、项、脊背、腰尻部腧穴,下肢背侧及上肢部分腧穴。

4.仰靠坐位

适宜于取前头、颜面和颈前等部位的腧穴。

5.俯伏坐位

适宜于取后头和项、背部的腧穴。

6.侧伏坐位

适宜于取头部的一侧、面颊及耳前后部位的腧穴。

临床上对于病重体弱或精神紧张的患者,如果采用坐位,易使患者感到疲劳,往往易于发生晕针,故常选卧位;如体位选择不当,在针刺施术时或在留针过程中,患者可能由于移动体位而造成弯针、滞针甚至发生折针等事故。因此,临床上要根据处方选穴的具体情况,选择既有利于腧穴的正确定位,又便于针灸的施术操作和较长时间的留针而不致疲劳为原则的适当体位。

(二)针具的准备

1.毫针选择

在临床上根据患者的性别、年龄、形体、体质、病情、病变部位和所取腧穴所在的具体部位等,选择长短、粗细适宜的针具。如男性,体壮、形肥,且病变部位较深者,可选稍粗稍长的毫针。反之,若女性,体弱、形瘦,且病变部位较浅者,就应选用较短、较细的针具。

2.毫针消毒

(1)高压蒸气灭菌法:将毫针等针具用布包好,放在密闭的高压蒸汽锅内灭菌。一般在$1.0 \sim 1.4 kg/cm^2$的压力、$115 \sim 123℃$的高温下,保持30分钟以上,才可达到灭菌要求。

(2)药液浸泡消毒法：将针具放在75％乙醇内浸泡30～60分钟，取出擦干后使用。也可置于器械消毒液内浸泡(如0.1％新洁尔灭加0.5％亚硝酸钠)。直接和毫针接触的针盘、镊子等也需进行消毒。经过消毒的毫针，必须放在消毒过的针盘内，外以消毒纱布遮覆。

目前临床常直接选用一次性使用的无菌毫针，不需要消毒。

(三)医者的准备

1.医者手指消毒

医者的手，在施术前要用肥皂水洗刷干净或用75％乙醇棉球涂擦后，才能持针操作。

2.医者的调神

医者应该调整呼吸，集中注意力，全神贯注进行毫针操作。

(四)施针部位消毒

在患者需要针刺的穴位皮肤上用75％乙醇的棉球擦拭，应从中心点向外绕圈擦拭或先用2％碘酊涂擦，稍干后再用75％乙醇涂擦脱碘。穴位皮肤消毒后，必须保持洁净，防止再污染。

四、进针方法

(一)持针方法

持针是毫针刺法操作的关键一步，一般需要两手配合操作。其中用于持针操作的手称"刺手"，另一手在所刺部位按压或辅助进针，称"押手"。持针方式，一般以刺手拇、示、中三指夹持进针，拇指指腹与示指、中指之间相对。进针时，运指力于针尖，使针快速刺入皮肤。

(二)针刺的角度、方向和深度

1.角度

针刺角度是指进针时针身与皮肤表面所构成的夹角。其角度的大小，应根据腧穴部位、病性病位、手法要求等特点而定。针刺角度一般分为直刺、斜刺、平刺三类。

(1)直刺：指针身与皮肤表面成90°角，垂直刺入腧穴。直刺法适用于针刺大部分腧穴，尤其是肌肉丰厚部的腧穴。

(2)斜刺：指针身与皮肤表面约呈45°角倾斜刺入。此法适用于肌肉较浅薄处或内在重要脏器或不宜直刺、深刺的穴位。

(3)平刺：指针身与皮肤表面约呈15°角沿皮刺入。此法适于皮薄肉少的部位，如头部的腧穴等。

2.方向

指进针时和进针后针尖所指的方向,简称针向。针刺方向,一般根据经脉循行方向、腧穴分布部位和所要求达到的组织结构等情况而定。

3.深度

是指针身刺入腧穴皮肉的深浅。针刺深度应以既要有针下气至感觉,又不伤及组织器官为原则。具体腧穴的针刺深度,在临床实际操作时,还必须结合患者的年龄、体质、腧穴部位、病情。

(1)年龄:小儿、年老体弱、气血衰退者,均不宜深刺;中青年、身体强壮者,气血旺盛者,可以适当深刺。

(2)体质:形体瘦弱者,宜浅刺;形体强盛者,宜深刺。

(3)腧穴部位:头面、胸背部及皮薄肉少的腧穴宜浅刺;四肢、臀、腹及肌肉丰厚处的腧穴宜深刺。

(4)病情:阳证、新病宜浅刺;阴证、久病宜深刺。

另外,经脉循行深浅、季节时令、医者针法经验和得气的需要等诸多因素也应综合考虑,灵活掌握。

(三)常用进针手法

1.单手进针法

用刺手的拇指、示指持针,中指端紧靠穴位,指腹抵住针身下段,当拇指、示指向下用力按压时,中指随之屈曲,将针刺入,直刺至所要求的深度。

2.双手进针法

双手配合,协同进针。临床常用以下4种。

(1)指切进针法:用左手拇指或示指端切按在腧穴位置的旁边,右手持针,紧靠左手指甲面将针刺入腧穴。此法适宜于短针的进针。

(2)夹持进针法:即用左手拇指、示指持捏无菌干棉球,夹住针身下端,将针尖固定在所刺腧穴的皮肤表面位置,右手捻动针柄,将针刺入腧穴。此法常适用于长针的进针。

(3)提捏进针法:用左手拇指、示指将针刺腧穴部位的皮肤捏起,右手持针,从捏起的上端将针刺入。此法主要用于皮肉浅薄部位的腧穴进针,如印堂穴等。

(4)舒张进针法:用左手拇指、示指将所刺腧穴部位的皮肤向两侧撑开,使皮肤绷紧,右手持针,使针从左手拇指、示指的中间刺入。此法常用于皮肤松弛部位的腧穴。

3.管针进针法

使用塑料、玻璃或金属制成的针管,针管要比毫针短2～3分,以便漏出针柄;针管直径以能顺利通过针尾为宜。进针操作时,针管下端紧压在腧穴皮肤处,然后将平柄针或管柄针置入管内,用手指拍击或弹击针尾,将针刺入皮下,然后将针管退出,再将毫针刺入穴内一定深度。此法进针快而不痛。

五、针刺得气

(一)得气的概念

古称"气至",近称"针感",是指毫针刺入腧穴一定深度后,施以提插或捻转等行针手法,使针刺部位产生特殊的感觉和反应,谓之得气,又称"针感"。针下是否得气,临床上可以从两个方面分析判断。①患者对针刺的感觉和反应:当针刺腧穴得气时,患者的针刺部位有酸胀、麻重等自觉反应,有时出现热、凉、痒、痛、抽搐、蚁行等感觉或呈现沿着一定方向和部位传导和扩散的现象。少数患者还会出现循经性肌肤震颤等反应,有的还可见到针刺腧穴部位的循经性皮疹带或红、白线等现象。②医者刺手指下的感觉:能体会到针下沉紧、涩滞或针体颤动等反应。若针刺后未得气,患者则无任何特殊感觉或反应,医者刺手亦感觉到针下空松、虚滑。正如窦汉卿在《标幽赋》中所说:"轻滑慢而未来,沉涩紧而已至……气之至也,如鱼吞钩饵之浮沉;气未至也,如闲处幽堂之深邃。"这可以说是对得气与否所作的最形象的描述。

(二)得气的临床意义

得气与否及气至的迟速,不仅关系到针刺的治疗效果,而且可以借此窥测疾病的预后。《灵枢·九针十二原》曰:"刺之要,气至而有效。"充分说明了得气的重要意义。临床上一般是得气迅速时疗效较好,得气较慢时效果较差,不得气时,就可能没有治疗效果。《金针赋》也说:"气速效速,气迟效迟。"其次,在临床上若刺之而不得气时,就要分析经气不至的原因或因选穴定位不准确,成为手法运用不当,或为针刺角度有误,深浅失度;对此就应重新调整腧穴的针刺部位、角度、深度,运用必要的针刺手法,这样再次行针时,一般可得气。

(三)催气、候气与守气

1. 催气

针刺后若不得气,可以均匀地进行提插、捻转或轻轻摇动针柄,也可用弹、循、刮等方法,以激发经气,促其气至,这就是催气。

2. 候气

候气是将针留置于所刺腧穴之内,安静地、较长时间地留针,亦可间歇地运针,施以提插、捻转等催气手法,直待气至。《针灸大成》说:"用针之法,以候气为先。"说明了候气法在针法中的重要性。《素问·离合真邪论》指出:"静以久留,以气至为故,如待所贵,不知日暮。"这就提示当针刺不得气时,应耐心候气,以气至为度,从而表明候气之法是促其得气的方法之一。

3.守气

得气是临床取得疗效的关键,一旦得气就必须谨慎地守护其气,防止其散失,这就是守气。《素问·宝命全形论》说:"经气已至,慎守勿失。"此外,应针对患者的体质、病情虚实状态,施以相应的针刺补泻手法。

六、针刺补泻

针刺补泻是通过针刺腧穴,采用适当的手法激发经气以补益正气、疏泄邪气,调节人体的脏腑经络功能,促使阴阳平衡而恢复健康的方法。《灵枢·九针十二原》说:"虚实之要,九针最妙,补泻之时,以针为之。"《备急千金要方·用针略例》指出:"凡用针之法,以补泻为先。"可见针刺补泻是针刺治病的一个重要环节,也是毫针刺法的核心内容。

补法,泛指能鼓舞正气,使低下的功能恢复正常的针刺方法;泻法,泛指能疏泄邪气,使亢进的功能恢复正常的针刺方法。补泻手法贯穿从进针到出针的整个针刺过程。同时,针刺补泻手法效应还受患者功能状态和体质等影响,故临床上,应临证综合思考应用。

(一)单式补泻手法

1.捻转补泻

捻转补泻是指以捻转时用力的方向或捻转的角度、频率、力度、时间分补泻的手法。针下得气后,以拇指左转时用力重,速度快,捻转角度小,频率慢,操作时间短者为补法。反之,以拇指右转时用力重,速度快,捻转角度大,频率快,操作时间长者为泻法。

2.提插补泻

以针下得气后,先浅后深,重插轻提,提插幅度小,频率慢,操作时间短者谓之补;先深后浅,轻插重提,提插幅度大,频率快,操作时间长者谓之泻。

3.疾徐补泻

疾徐补泻是指以掌握进针、出针及行针快慢分补泻的手法。进针时徐徐刺入,少捻转,疾速出针者为补法;进针时疾速刺入,多捻转,徐徐出针者为泻法。

4.迎随补泻

迎随补泻是指以针刺方向与经脉循行方向是否一致分补泻的手法。针尖迎着经脉循行方向刺入者为泻法;以针尖随着经脉循行方向刺入者为补法。

5.呼吸补泻

呼吸补泻是指将针刺手法与患者呼吸相结合施以补泻的手法。患者呼气时进针,吸气时出针为补法;患者吸气时进针,呼气时出针为泻法。

6.开阖补泻

开阖补泻指以出针时是否按压针孔分补泻的手法。出针后迅速按闭针孔为补法;出针时摇大针孔而不按为泻法。

7.平补平泻

是指进针得气后均匀地提插、捻转后即可出针。

(二)复式补泻手法

1.烧山火

将针刺入腧穴应刺深度的上 1/3(天部),得气后行捻转补法或紧按慢提九数;再将针刺入中 1/3(人部),得气后行捻转补法或紧按慢提九数;然后将针刺入下 1/3(地部),得气后行捻转补法或紧按慢提九数;继之将针退至浅层,称为一度。如此反复操作数度,使针下产生热感。在操作过程中,可配合呼吸补泻法中的补法。多用于治疗冷痹顽麻、虚寒性疾病等。

2.透天凉

将针刺入腧穴应刺深度的下 1/3(地部),得气后行捻转泻法或紧提慢按六数;再将针紧提至中 1/3(人部),得气后行捻转泻法或紧提慢按六数;然后将针紧提至上 1/3(天部),得气后行捻转泻法或紧提慢按六数,称为一度。如此反复操作数度,使针下产生凉感。在操作过程中,可配合呼吸补泻法中的泻法。多用于治疗热痹、急性痈肿等实热性疾病。

(三)影响针刺补泻效应的因素

1.机体所处的功能状态

在不同的病理状态下,针刺可以产生不同的调节作用(即补泻效果)。当机体处于虚惫状态而呈虚证时,针刺可以起到扶正补虚的作用。若机体处于虚脱状态时,针刺可以起到回阳固脱的作用。当机体处于邪盛状态而呈实热、邪闭的实证时,针刺可以起到清热启闭、祛邪泻实的作用。例如,胃肠功能亢进而痉挛疼痛时,针刺可解痉止痛;胃肠功能抑制而蠕动缓慢、腹胀纳呆时,针刺可加强胃肠蠕动,提高消化功能,消除腹胀,增进食欲。大量的临床实践和实验研究表明,针刺当时机体的功能状态,是产生针刺补泻效果的主要因素。

2.腧穴作用的相对特异性

腧穴的主治功用不仅具有普遍性,而且具有相对特异性。人体不少腧穴,如关元、气海、命门、膏肓、五脏背俞穴等,都能鼓舞人体正气,促使功能旺盛,具有强壮作用,适宜于补虚益损。此外,很多腧穴,如人中、委中、十二井穴、十宣等,都能疏泄病邪,抑制人体功能亢进,具有祛邪作用,适宜于祛邪泻实。当施行针刺补泻时,必须结合腧穴作用的相对特异性,才能产生针刺补泻的效果。

3.针具及手法轻重因素

影响针刺补泻的因素与使用针具的粗细、长短,刺入的角度、深度,行针时的幅度、频率等有直接关系。一般来说,粗毫针用的指力较重,刺激量大,细毫针用的指力较轻,刺激量就小。毫针刺入腧穴的角度、深度不同,其刺激的轻重程度也不同,一般直刺、深刺的量要大些,平刺、浅刺的量要小些。行针时的幅度、频率不同,与针刺手法轻重密切相关。提插幅度大、捻转角度大、频率快者,其刺激量就大。反之,其刺激量就小。

七、留针

将针刺入腧穴施术后,使针留置腧穴内称为留针。留针的目的是加强针刺的作用和便于继续行针施术。留针的方法有静留针和动留针两种。静留针是指在留针过程中不再行针;动留针是指在留针过程中作间歇性行针。一般病证只要针下得气而施以适当的补泻手法后,即可出针或留针10～20分钟。但对于一些特殊病证,如急性腹痛,破伤风,角弓反张,寒性、顽固性疼痛或痉挛性病证,可适当延长留针时间,有时留针可达数小时,以便在留针过程中作间歇性行针,以增强、巩固疗效。在临床上留针与否或留针时间的长短不可一概而论,应根据患者具体病情而定。

八、出针

出针,又称起针、退针,指将针拔出的方法。在施行针刺手法或留针达到预定针刺目的和治疗要求后,即可出针。

出针的方法,一般以左手拇、示指两指持消毒干棉球轻轻按压于针刺部位,右手持针做轻微的小幅度捻转,并随势将针缓慢提至皮下(不可单手用力过猛),静留片刻,然后出针。出针时,依补泻的不同要求,分别采取疾出或徐出及疾按针孔或摇大针孔的方法出针。当针退出后,要仔细查看针孔是否出血,询问针刺部位有无不适感,检查核对针数是否遗漏,还应注意有无晕针延迟反应现象。

九、针刺异常情况的处理与预防

(一)晕针

晕针是指针刺过程中发生的晕厥现象。

1.原因

患者精神紧张或素体虚弱或饥饿、劳累、大汗后、大吐后、大泻后、大出血后或体位不当或医生手法过重等。多见于初次行针患者。

2.表现

轻度晕针表现为头晕目眩,精神疲倦,恶心欲吐;重度晕针表现为面色苍白,心慌气短,冷汗,脉细弱;甚则突然晕厥,不省人事,血压下降,四肢厥冷,唇甲青紫,脉微欲绝等。

3.处理

中止针刺,迅速出针,使患者平卧,头部稍低,注意保暖。轻者静卧片刻,给饮温开水或糖水,即可恢复。如未能缓解或晕厥者,可用手指掐按或针刺人中、素髎、涌泉、内关、足三里等,或灸百会、气海、关元、神阙等,必要时应采取急救措施。

4.预防

对初次接受针刺者,要做好解释工作,以防精神紧张;采取卧位;对体质虚弱或老年患者,选穴宜精,手法宜轻,宜少留针;对过累、过饥、过渴者,应令休息、进食、饮水后,再予针刺。医生在针刺时,要密切观察,及时发现,及时处理。

(二)滞针

滞针是指在行针时针下滞涩,捻转、提插、出针均感困难。

1.原因

患者精神紧张,当针刺入腧穴后,局部肌肉强烈收缩或医生单向捻转太过,肌纤维缠绕针身,引起滞针。

2.现象

针在体内捻转不动,提插、出针均感困难;勉强捻转、提插时则疼痛较剧。

3.处理

根据引起滞针的不同原因,分别处理。因精神紧张,肌肉痉挛者,可嘱其放松或按摩局部肌肉或延长留针时间或在其他处另刺一针;因单向捻转而肌纤维缠绕针身者,可向相反方向捻转。注意切忌强力硬拔。

4.预防

对精神紧张者,应先做好解释工作,消除患者的紧张情绪。注意行针的操作手法,避免单向捻转,防止肌纤维缠绕针身。

(三)弯针

弯针是指针身在体内形成弯曲。

1.原因

医生进针手法不熟练,用力过猛、过速,以致针尖碰到坚硬组织或患者在针刺或留针时移动体位或因针柄受到某种外力压迫、碰击等,均可造成弯针。

2.现象

针柄改变了原来的方向和角度,并且提插、捻转和出针均感困难,局部有疼痛感。

3.处理

如针身轻微弯曲,应慢慢将针起出;如针身弯曲较甚,应顺着弯曲方向将针起出;如因患者移动体位所致,应嘱咐患者恢复原来的体位,放松局部肌肉,将针缓缓起出。弯针时切忌猛拔,以防断针。

4.预防

医生进针手法应熟练,指力应均匀,并避免进针过速、过猛。选择适当体位,在留针过程中,嘱患者不要随意变动体位。注意保护针刺部位,防止针柄受到碰撞和压迫。

(四)断针

断针是指针体折断在体内,又称折针。

1.原因

针具质量欠佳,针身或针根有损伤剥蚀,进针前疏于检查或针刺时将针身全部刺入腧穴或行针时强力提插、捻转,肌肉猛烈收缩或留针时患者随意变更体位或弯针和滞针未能及时处理等,均可造成断针。

2.现象

残端部分针身尚露于皮肤外或残端全部没入皮肤之下。

3.处理

发现断针后,医生要冷静,嘱患者切勿变动体位,以防残端向肌肉深部陷入。若残端部分露于皮肤外时,可用手指或镊子将针起出;若残端与皮肤相平或稍凹陷于皮肤时,可用左手拇、示二指垂直向下挤压针孔两旁,使残端暴露于体外,右手持镊子将针取出;若残端完全深入皮下或肌肉深层时,应在X线下定位,手术取出。

4.预防

应认真仔细地检查针具,剔除不符合质量要求的针具。避免过猛、过强的行针。嘱咐患者不要随意更换体位。不宜将针身全部刺入腧穴,应留部分针身在体外,以便于针根断折时取针。正确处理滞针、弯针,不可强行硬拔。

(五)血肿

血肿是指针刺部位出现皮下出血而引起的肿痛。

1.原因

针尖带钩,使皮肉受损或刺伤血管或出针时没有即时按压针孔所致。

2.现象

出针后,针刺部位肿胀疼痛,继则皮肤呈青紫色。

3.处理

若微量出血,局部小块青紫时,一般不必处理,可自行消退;若青紫面积较大,肿胀疼痛较剧时,可先冷敷止血,再做热敷,以促使局部瘀血消散、吸收。

4.预防

针前应仔细检查针具,熟悉腧穴的解剖,避开血管针刺,注意手法不宜过重,切忌强力行针,出针时应立即用消毒干棉球按压针孔。

(六)刺伤重要器官

1.气胸

(1)原因:针刺胸背部腧穴时,针刺过深或方向不当,刺破肺组织,使气体进入胸腔内所致。

(2)症状:轻者胸痛、胸闷、呼吸不畅;重者伴有呼吸困难、口唇发绀、出汗、心率加快、血压下降等,甚则休克。患侧胸部叩诊时呈鼓音,听诊呼吸音明显减弱或消失,严重者气管向健侧移位,X线检查可以确诊。

(3)处理:一旦发生气胸,立即采取半卧位休息,要求患者平静,切勿反转体位。一般漏气量少者,可自然吸收。同时要密切观察,随时对症处理,一般首先给患者吸氧。对严重者应组织抢救,如胸腔排气、少量慢速输氧等。

(4)预防:凡针刺背部第10胸椎以上、侧胸部第8肋骨以上、前胸部第6肋骨以上、锁骨上窝部的腧穴时,必须思想集中,选择适当体位,严格掌握进针深度。提插幅度不宜过大,胸背部腧穴可采用斜刺或横刺。对于肺气肿患者针刺胸背时更应特别谨慎。

2.内脏损伤

(1)原因:医生缺乏解剖学、腧穴学的知识,对腧穴和脏器的部位不熟悉,加之针刺过深或提插幅度过大,造成相应内脏损伤。

(2)症状:刺伤肝、脾时,可引起内出血,肝区或脾区疼痛,有的可向背部放射。如出血不止,腹腔聚血过多,出现腹痛、腹肌紧张,并有压痛及反跳痛等急腹症症状。刺伤心脏时,轻者可出现强烈刺痛,重者出现剧烈撕裂痛,可引起心外射血,导致休克等危重情况。刺伤肾脏时,可出现腰痛、肾区叩击痛、血尿,严重时血压下降、休克等。刺伤胆囊、膀胱、胃、肠等空腔脏器时,可引起疼痛,出现腹膜刺激征或急腹症等表现。

(3)处理:损伤轻者,卧床休息一段时间后,一般即可自愈。如损伤较重或继续有出血倾向者,应加用止血药或局部做冷敷止血处理,并加强观察,注意病情及血压变化。若损伤严重,出血较多,出现休克时,则必须迅速进行输血等急救措施。

(4)预防:医者要熟悉躯干部腧穴内的脏器组织。针刺胸腹、腰背部的腧穴时,应控制针刺深度和行针幅度。

3.脑髓和脊髓损伤

(1)原因:脑髓、脊髓的表层分布有督脉和华佗夹脊等一些重要腧穴,如风府、哑门、大椎、风池以及背部正中线第1腰椎以上棘突间腧穴。若针刺过深或针刺方向、角度不当,均可伤及,造成严重后果。

(2)症状:如误伤延髓时,可出现头痛、恶心、呕吐、呼吸困难、休克和神志不清等。如误伤脊髓时,可出现触电样感觉向肢端放射,甚至引起暂时性肢体瘫痪,有时可危及生命。

(3)处理:首先应及时出针。轻者需安静休息,经过一段时间后,可自行恢复。重者则应结合有关科室如神经外科等,进行及时抢救。

(4)预防:如针刺风府、哑门穴,针尖方向不可上斜,不可过深;如针刺悬枢穴以上的督脉腧穴及华佗夹脊穴,均不可深刺。上述腧穴在行针时多行捻转,少行提插,禁深刺。

十、针刺注意事项

(1)患者紧张、饥饿、疲劳时,不宜立即针刺;患者素体虚弱、气血不足时,针刺手法不宜过重,并尽量采用卧位。

(2)妇女妊娠3个月者,不宜针刺小腹部的腧穴。妊娠3个月以上者,腹部、腰骶部腧穴也不宜针刺。至于三阴交、合谷、昆仑、至阴等通经活血的腧穴,应予禁刺。如妇女行经时,若非为了调经,亦应禁针以上穴位。

(3)小儿囟门未闭合时,头顶部的腧穴不宜针刺。

(4)常发生自发性出血或损伤后出血不止的患者,不宜针刺。

(5)皮肤有感染、溃疡、瘢痕或肿瘤的部位,不宜针刺。

(6)在针刺神经干或神经根部位的腧穴时,如患者出现电击样放射感,应立即停针或退针少许,不宜再做大幅度反复捻转、提插,以免损伤神经组织。

(7)对胸、胁、腰、背等脏腑所居之处的腧穴,不宜直刺、深刺。对眼区的腧穴和项部的风府、哑门等穴以及脊椎部的腧穴,要注意掌握好角度和深度,不宜大幅度地提插、捻转。对尿潴留等的患者在针刺小腹部腧穴时,也应掌握适当的针刺方向、角度、深度等。

(刘雁泽)

第二节 灸法

灸法是用以艾绒为主要材料制成的艾炷或艾条点燃以后,在体表腧穴熏灼,借温热性刺激以防治疾病的一种疗法。艾叶气味芳香,辛温味苦,具有温通经络,行气活血,祛湿逐寒,消肿散结,回阳救逆的作用,故为施灸佳料。选用干燥的艾叶,捣制后除去杂质,即可制成纯净细软的艾绒,晒干贮藏,以备应用。

一、常用灸法

灸法种类很多,常用灸法如下。

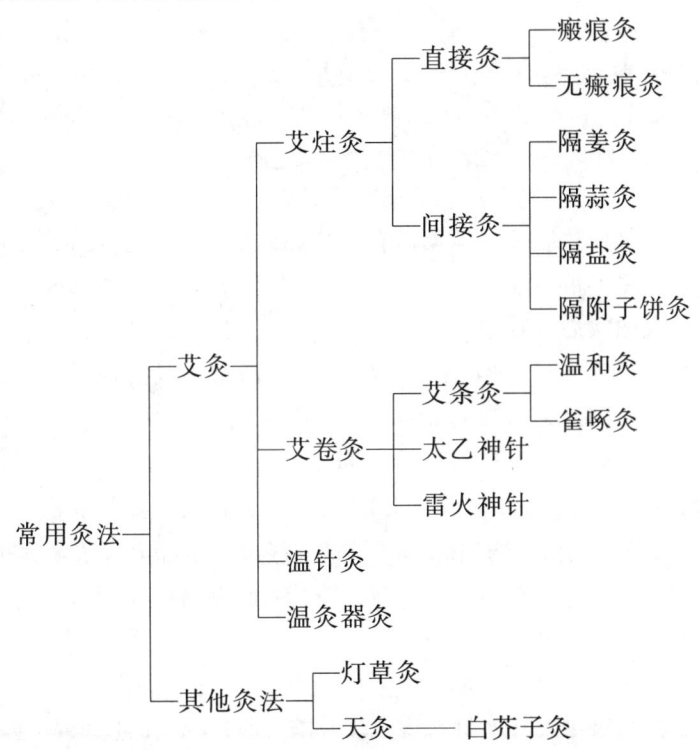

```
                      ┌─直接灸─┬─瘢痕灸
                      │        └─无瘢痕灸
              ┌─艾炷灸┤
              │        │        ┌─隔姜灸
              │        │        ├─隔蒜灸
              │        └─间接灸─┤
              │                 ├─隔盐灸
              │                 └─隔附子饼灸
              │
              │        ┌─艾条灸─┬─温和灸
       ┌─艾灸─┤        │        └─雀啄灸
       │      ├─艾卷灸─┼─太乙神针
常用灸法┤      │        └─雷火神针
       │      │
       │      ├─温针灸
       │      └─温灸器灸
       │
       │      ┌─灯草灸
       └─其他灸法┤
              └─天灸 ── 白芥子灸
```

(一)艾炷灸

将纯净的艾绒放在平板上,用手指搓捏成圆锥形状,称为艾炷(图 2-1)。大艾炷如蚕豆大,中艾炷如黄豆大,小艾炷如麦粒大。每燃烧一个艾炷称为 1 壮。

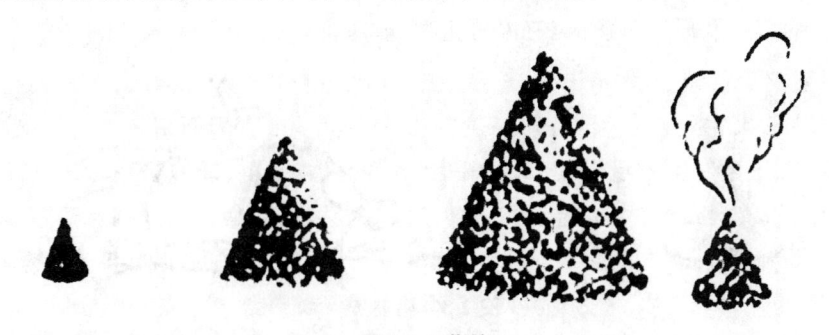

图 2-1 艾炷

艾炷灸分为直接灸和间接灸两类。

1.直接灸

直接灸是将大小适宜的艾炷,直接放在皮肤上施灸的方法(图 2-2)。直接灸可分为瘢痕灸和无瘢痕灸。

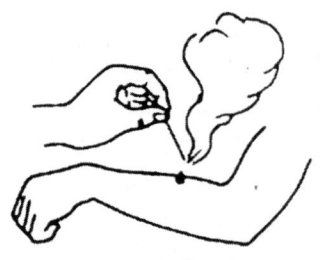

图 2-2 直接灸

(1)瘢痕灸:又称化脓灸。施灸前在所灸腧穴部位涂少量大蒜汁,放置艾炷施灸。每炷必须燃尽方可继续加炷施灸,待规定壮数灸完为止。施灸时疼痛较剧,此时可用手在施灸腧穴周围轻轻拍打,以缓解灼痛。在正常情况下,灸后1周左右,施术部位化脓形成灸疮,5~6周后,灸疮自行痊愈,结痂脱落,留下瘢痕。因此,灸前必须征得患者的同意。临床上常用此法治疗哮喘、肺结核和瘰疬等慢性顽疾。

(2)无瘢痕灸:施灸时先在所灸腧穴部位涂以少量的凡士林,以使艾炷便于黏附,然后将大小适宜的(约如苍耳子大)艾炷,置于腧穴上点燃施灸,当艾炷燃剩2/5或1/4且患者感到微有灼痛时,即可易炷再灸,待将规定壮数灸完为止。一般应灸至局部皮肤出现红晕而不起疱为度。因其皮肤无灼伤,故灸后不化脓,不留瘢痕。一般虚寒性疾患均可采用此法。

2.间接灸

间接灸是指用药物或其他材料将艾炷与施灸腧穴部位的皮肤隔开进行施灸的方法。间接灸所用间隔药物或材料很多,常用的有以下4种。

(1)隔姜灸:将鲜姜切成薄片,中间以针刺数孔。将其置于应灸的腧穴部位,在姜片上放置艾炷,点燃施灸(图2-3)。当艾炷燃尽,再易炷施灸。常用于因寒而致的呕吐、腹痛以及风寒痹痛等,有温胃止呕、散寒止痛的作用。

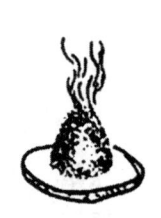

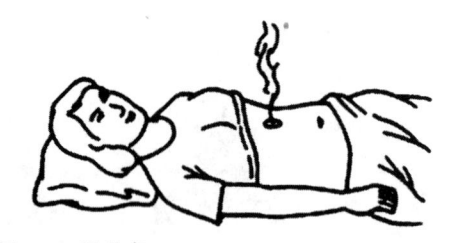

图 2-3 隔姜灸

(2)隔蒜灸:将鲜大蒜切成薄片,中间以针刺数孔,置于应灸腧穴或患处,然后将艾炷放在蒜片上,点燃施灸。待艾炷燃尽,易炷再灸,直至灸完规定的壮数。此法多用于治疗瘰疬、肺结核及肿疡初起等。

(3)隔盐灸:用干燥的食盐填敷于脐部或于盐上再置一薄姜片,上置大艾炷施灸。多用于治疗伤寒阴证或吐泻并作、中风脱证等,有回阳、救逆和固脱之功。但须连续施灸,不拘壮数,以期脉起、肢温和证候改善。

(4)隔附子饼灸:将附子研成粉末,用酒调和做成直径约3cm、厚约0.8cm的附子饼,中间以针刺数孔,放在应灸腧穴或患处,上面再放艾炷施灸,直至灸完所规定壮数为止。多用于治疗命门火衰而致的阳痿、早泄或疮疡久溃不敛等,有温补肾阳等作用。

(二)艾卷灸

艾卷灸包括艾条灸、太乙神针、雷火神针。

1. 艾条灸

取艾绒24g,平铺在长26cm、宽20cm质地柔软疏松而又坚韧的桑皮纸上,将其卷成直径约1.5cm的圆柱形封口而成。也有在艾绒中掺入肉桂、干姜、丁香、独活、细辛、白芷、雄黄、苍术、没药、乳香和川椒等药物粉末的,称药条。艾条灸分温和灸和雀啄灸两类。

(1)温和灸:施灸时将艾条的一端点燃,对准应灸的腧穴部位或患处,距皮肤2～3cm,进行熏烤(图2-4),使患者局部有温热感而无灼痛为宜,一般每处灸10～15分钟,至皮肤出现红晕为度。对于昏厥、局部知觉迟钝的患者,医者可将中指、示指分开,置于施灸部位的两侧,这样可以通过医者手指的感觉来测知患者局部的受热程度,以便随时调节施灸的距离,防止烫伤。

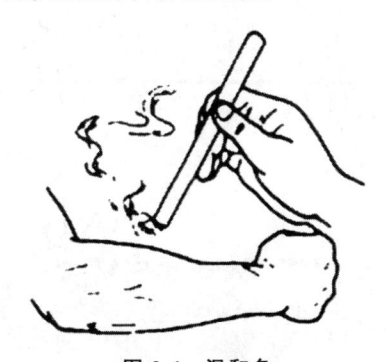

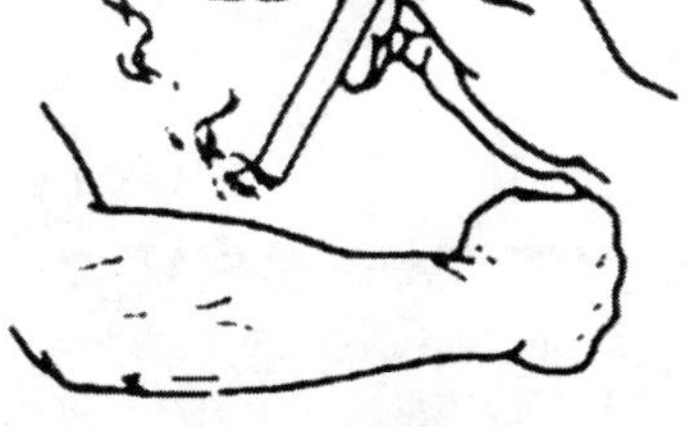

图2-4 温和灸

(2)雀啄灸:施灸时,将艾条点燃的一端与施灸部位的皮肤不固定在一定距离,而是像鸟雀啄食一样,上下移动,至皮肤红晕为度(图2-5)。

温和灸多用灸治慢性病,雀啄灸多用灸治急性病。

2. 太乙神针

将人参、人工麝香等药物按一定剂量研末掺入艾绒卷成爆竹状,鸡蛋清封固,阴干备用。施灸时,将太乙针的一端点燃,用布7层包裹其烧着的一端,立即紧按于应灸的腧穴或患处,进行灸熨,针冷则再燃再熨。如此反复灸熨7～10次为度。此法治疗风寒湿痹、肢体顽麻、痿弱无力和半身不遂等有效。

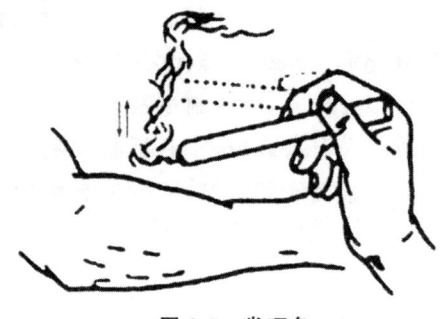

图 2-5　雀啄灸

3.雷火神针

其制作方法和施灸方法与"太乙神针"相同,仅药物处方不同,《针灸大成·雷火针法》载:"治闪挫诸骨间痛,及寒湿气痛而畏刺者。"临床上主治急性扭挫及寒湿气痛,其他大体与"太乙神针"主治相同。

(三)温针灸

温针灸是针刺与艾灸结合使用的一种方法,适应于既需要留针又必须施灸的疾病。操作方法为先针刺得气后,将毫针留在适当深度,再将艾绒捏在针柄上点燃直到艾绒燃完为止(图 2-6)或在针柄上穿置一段长 1~2cm 的艾条施灸,使热力通过针身传入体内,达到治疗目的。

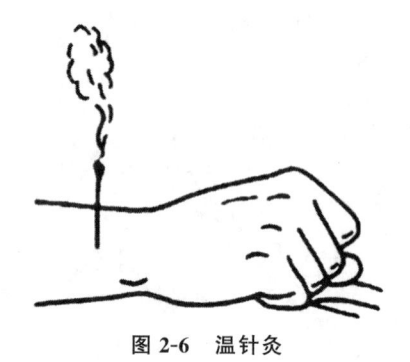

图 2-6　温针灸

(四)温灸器灸

温灸器是一种专门施灸的器具,用温灸器施灸的方法称温灸器灸。施灸时,将艾绒装入温灸器的小筒,点燃后,将温灸器盖好,置于腧穴部位熨灸,以所灸部位皮肤红润为度。有调和气血、温中散寒的作用,一般需要灸治者均可采用,对小儿、妇女及畏惧灸治者最为适宜。

二、其他灸法

(一)灯草灸

灯草灸是用灯芯草一根,以麻油浸之,燃着后于应灸的腧穴上迅速点灸皮肤。

具有疏风解表、行气化痰和清神止搐等作用,多用于治疗小儿脐风和胃痛、腹痛和吐泻等病证。

(二)白芥子灸

白芥子灸又称"发疱灸",将白芥子研成细末,用水调和,敷贴于腧穴或患处。利用其较强的刺激作用,敷贴后促使发疱,借以达到治疗目的。一般可用于治疗关节痹痛、口眼㖞斜或配合其他药物治疗哮喘等。

三、灸法的注意事项

(一)施灸的先后顺序

临床上,一般是先灸上部,后灸下部,先灸阳部,后灸阴部,壮数是先少而后多,艾炷是先小而后大。但在特殊情况下,则可酌情而施。

(二)施灸的补泻方法

艾灸的补泻,在临床上可根据患者的具体情况,结合腧穴性能,酌情运用。

(三)施灸的禁忌

(1)对实热证、阴虚发热者,一般不施灸。
(2)对颜面、五官和有大血管的部位以及关节活动部位,不宜采用瘢痕灸。
(3)孕妇的腹部和腰骶部不宜施灸。

四、灸后的处理

施灸后,局部皮肤出现微红灼热,属于正常现象,无须处理。如因施灸过量,时间过长,局部出现小水疱,注意不要擦破,可待其自然吸收。如水疱较大,可用消毒的毫针刺破水疱,放出水液或用注射针抽出水液,涂以烫伤药用纱布包敷。如用化脓灸者,在灸疮化脓期间,要注意适当休息,加强营养,保持局部清洁,并可用敷料保护灸疮,以防污染,待其自然愈合。如处理不当,灸疮脓液呈黄绿色或有渗血现象者,可用消炎药膏涂敷。

此外,施灸时应防止艾火烧伤皮肤或衣物。用过的艾条、太乙神针等,应装入小口玻璃瓶或铁筒内,以防复燃。

(郎宇丹)

第三节 其他针法

通过现代针灸实践发现,在人体的某些部位(如头皮、耳郭)分布有与人体相对应的穴位系统,在临床上可选取相应的穴位或反应点,如头针穴、耳穴,进行针刺治疗,从而获得治疗效果;在针刺方法中,除毫针刺法外,还有三棱针、皮肤针和皮内针等刺法。除了上述治疗方法外,还有特殊治疗法,如头针、耳针、三棱针、皮肤针、皮内针、电针、穴位注射、穴位贴敷和穴位埋线等。

一、头针法

头针法又称头皮针法,是在头部特定的穴线(经络腧穴)进行针刺或其他刺激,以防治疾病的方法。

目前,流行的头针主要有两种,一种是焦顺发创立的,根据大脑皮质功能在头皮投影所设立的头针刺激区;另一种是20世纪80年代以后,由中国针灸学会拟定的《头皮针穴名标准化国际方案》,2008年国家质量监督检验检疫总局和标准化管理委员会再次颁布和实施了国家标准《针灸技术操作规范 第2部分:头针》。

(一)头穴线的定位与主治

目前主要采用国际通用的头皮针标准治疗线为刺激部位。

1.额中线

部位:在头前部,从督脉神庭穴向下引一直线,长1寸。

主治:神志病,如神经衰弱、癫、狂、痫等;鼻病。

2.额旁1线(胸腔区)

部位:额中线外侧,从膀胱经眉冲穴向下引一直线,长1寸。

主治:冠心病、支气管炎、哮喘、失眠等上焦病。

3.额旁2线(胃区)

部位:额旁1线外侧,从胆经头临泣向下引一直线,长1寸。

主治:如胃炎、胃溃疡、肝胆病等中焦病。

4.额旁3线(生殖区)

部位:额旁2线外侧,从胃经头维穴内侧0.75寸处向下引一直线,长1寸。

主治:功能性子宫出血、阴挺、阳痿、遗精等下焦病。

5.顶中线

部位:头顶部,从督脉前顶穴至百会穴,属督脉。

主治:腰腿足疾如疼痛、麻木、瘫痪,皮层性多尿,小儿夜尿,脱肛,高血压,头顶痛等。

6.顶颞前斜线(运动区)

部位:从督脉前顶穴至悬厘穴的连线。贯穿督脉、膀胱经和胆经。

主治:对侧运动功能障碍,如瘫痪等。全线分5等份,上1/5治疗对侧下肢、躯干瘫痪;中2/5治疗对侧上肢瘫痪;下2/5治疗对侧面瘫、运动性失语、流涎。

7.顶颞后斜线(感觉区)

部位:从百会穴至曲鬓穴的连线。贯穿督脉、膀胱经和胆经。

主治:对侧感觉功能障碍,如疼痛、麻木和瘙痒等。全线分5等份,上1/5治疗对侧下肢、躯干感觉异常;中2/5治疗对侧上肢感觉异常;下2/5治疗对侧头面部感觉异常。

8.顶旁1线

部位:顶中线旁开1.5寸,从膀胱经承光向后引一条长1.5寸的线,属膀胱经。

主治:腰腿足疾,如腰与下肢的疼痛、麻木和瘫痪等。

9.顶旁2线

部位:顶中线旁开2.25寸,胆经正营穴至承灵穴的连线(长1.5寸),属胆经。

主治:肩臂手疾,如上肢疼痛、麻木、瘫痪等。

10.颞前线

部位:头颞部,胆经颔厌穴至悬厘穴的连线,属胆经。

主治:偏头痛,运动性失语,周围性面瘫,口腔病等。

11.颞后线

部位:头颞部,胆经率谷穴至曲鬓穴的连线,属胆经。

主治:偏头痛,眩晕,耳聋,耳鸣等。

12.枕上正中线

部位:后头部,督脉强间穴至脑户穴的连线(长1.5寸),属督脉。

主治:眼病,腰脊痛。

13.枕上旁线(视区)

部位:枕上正中线旁开0.5寸,与之平行的2条线(长1.5寸),属膀胱经。

主治:皮层性视力障碍、近视和白内障等。

14.枕下旁线(平衡区)

部位:后头部,膀胱经玉枕穴至天柱穴的连线,属膀胱经。

主治:小脑疾病引起的平衡障碍、后头痛等。

(二)头皮针操作技术

一般选择28~30号、1~2寸毫针,在进针前,首先要暴露头皮,分开局部头发以免刺入毛囊而产生疼痛。在患者体位合适的前提下,取穴定位并局部消毒。

1.进针

常规消毒后,针尖与头皮成15°~30°快速刺入皮下,当针尖达到帽状腱膜下层,指下阻力减小时,沿穴线平刺0.5~1.5寸,再进行行针。

2.行针

一般只捻转不提插,捻转角度180°~360°,频率200次/分左右,持续捻转2~3分钟后,留针20~30分钟,隔5分钟行针1次。瘫痪患者可在留针期间主动或被动活动患肢。可用电针代替手捻,频率在200~300次/分以上,刺激强度根据患者的反应来决定,一般患者可选择连续波。

3.针感

针下可有胀重、胀痛、麻胀、热、凉等感觉。少数敏感者可在患病部位出现抽动感、凉热感。

4.出针

押手固定穴区周围头皮,刺手持针柄轻轻捻动针身后慢慢退至皮下,拔针后用消毒干棉球按压针孔片刻。

5.疗程

每日或隔日1次,10次为1个疗程,休息3日后进行下一疗程。

(三)适用范围

头针主要用于脑源性疾病,其适应范围包括以下4个方面。

1.中枢神经系统疾病

中风偏瘫、失语、小儿脑瘫、小儿智力发育不全、脑外伤后遗症、脑炎后遗症、皮层性视力障碍、皮层性多尿、震颤麻痹、小脑平衡障碍、舞蹈症等。

2.精神病症

如精神分裂症、癔症和抑郁症等。

3.疼痛与感觉异常

头痛、三叉神经痛、腰腿痛、胃痛、肢端麻木和皮肤感觉异常等。

4.皮层内脏功能失调所致的疾病

高血压、冠心病、溃疡病、阳痿、月经不调和子宫脱垂等。

(四)注意事项

(1)囟门未完全闭合的婴幼儿、孕妇,不宜用头针治疗。

(2)高热、心力衰竭、病危者禁用头针,血压不稳定者,必须等血压稳定后方可进行头针治疗。

(3)头皮有感染、溃疡、创伤和瘢痕等部位不宜针刺,可在其对侧取相应头针线进行针刺。

(4)头针刺入要注意避开毛囊。行针捻转时应注意观察患者表情,防止晕针。

(5)有脑出血病史者,使用头皮针必须谨慎从事。治疗前要认真进行各项检查,治疗时要避免过强的手法刺激,尽量少留针或不留针,加强严密监护。

(6)出针时,要用无菌棉球按压针孔,因头皮血管丰富,注意防止出血。

(五)处方举例

1.中风偏瘫

顶颞前斜线、顶中线、顶旁1线和顶旁2线,留针时嘱患者主动或被动运动。

2.腰腿痛

顶中线、顶颞后斜线和顶旁1线。

3.偏头痛

顶颞后斜线、颞前线和颞后线。

4.皮层性视力障碍

枕上正中线、枕上旁线和额旁2线。

二、耳针法

耳针法,是指用毫针或其他方法刺激耳穴,以防治疾病的方法。耳穴是耳郭表面与人体脏腑经络、组织器官和四肢躯干相互沟通的部位,是人体各部在耳郭的缩影,是阳性反应点与治疗刺激点。当人体内脏或体表发生病变时,往往在耳郭的相应部位有压痛、形态色泽改变或电阻改变,这些异常反应点可以作为诊断的依据,防治疾病的刺激部位。耳穴不仅能防治疾病,还具有诊断作用。如通过按压、观察和电阻测定等方法,寻找阳性反应点,以辅助诊断。耳针法有自己的刺激区,集中在耳郭上,具有诊断、预防、治疗和保健四位一体的优点。

(一)耳穴的部位和主治

1.耳郭表面解剖

(1)耳郭正面结构。

耳垂:耳郭最下部的无软骨的皮垂。

耳轮:耳郭边缘向前卷曲的部分。

耳轮脚:耳轮前上端深入耳腔内的横行突起。

耳轮结节:耳轮外上方稍肥厚的小结节。

耳轮尾:耳郭末端,与耳垂相交处。

对耳轮:耳郭边缘内侧与耳轮相对的,上有分叉的平行隆起部分。

对耳轮上下脚:分别指对耳轮上端分叉的上支和下支。

三角窝:对耳轮上下脚构成的三角形凹陷。

耳舟:耳轮与对耳轮之间的凹沟。

耳屏:耳郭前缘的瓣状突起。

对耳屏:耳垂上部,与耳屏相对的隆起部。

屏上切迹:耳屏上缘与耳轮脚之间的凹陷。

屏间切迹:耳屏与对耳屏之间的凹陷。

轮屏切迹:对耳轮与对耳屏之间的凹陷。

耳甲:由对耳屏和弧形的对耳轮体部及对耳轮下脚下缘围成的凹窝。其中,耳轮脚以上部分的耳甲称耳甲艇,以下部分称耳甲腔。

外耳道口:耳甲腔内,被耳屏遮盖的孔。

(2)耳郭背面。

耳轮背面:因耳轮向前卷曲,此面多向前方,又称耳轮外侧面。

耳舟隆起:耳舟在耳背呈现的隆起。

对耳轮沟:同对耳轮相对应的背面凹沟处。

三角窝隆起:三角窝的背面隆起处。

2.耳穴的分布

耳穴的分布,特别是在耳郭前面,有一定的规律性,就像一个倒置在子宫内的胎儿,头朝下,臀与四肢朝上,胸腹躯干居中。与头面相应的穴位在耳垂及对耳屏;与上肢相应的穴位在耳舟;与下肢相应的穴位在对耳轮上、下脚;与躯干相应的穴位在对耳轮体;与腹腔相应的穴位在耳甲艇;与胸腔相应的穴位在耳甲腔;与消化道相应的穴位在耳轮脚周围环形排列;与耳鼻咽喉相应的穴位在耳屏周围。

3.耳穴的部位和主治

国家标准"耳穴的名称与部位"共93穴,这里仅介绍临床中用得最多的耳穴(约41个)。

(1)耳中:在耳轮脚处。主治呃逆、荨麻疹、皮肤瘙痒和咯血。

(2)外生殖器:在对耳轮下脚前方的耳轮处。主治睾丸炎、附睾炎、阴道炎和外阴瘙痒。

(3)耳尖:在耳郭向前对折的上部尖端处。主治发热、高血压、急性结膜炎、麦粒肿、痛证、风疹和失眠。

(4)结节:在耳轮结节处。主治头晕、头痛、高血压。

(5)风溪:在耳轮结节前方,指区与腕区之间。主治荨麻疹、皮肤瘙痒、过敏性鼻炎和哮喘。

(6)肩:耳舟上,将耳舟分五等份,自上而下在第4等份处。主治肩关节周围炎、肩部疼痛。

(7)膝:在对耳轮上脚中1/3处。主治膝关节肿痛。

(8)坐骨神经:在对耳轮下脚的前2/3处。主治坐骨神经痛、下肢瘫痪。

(9)交感:在对耳轮下脚末端与耳轮内缘相交处。主治胃肠痉挛、心绞痛、胆绞痛、肾绞痛、自主神经功能紊乱、心悸、多汗和失眠等。

(10)颈椎:在对耳轮体部将轮屏切迹至对耳轮上、下脚分叉处分为5等份,下1/5为本穴。主治落枕、颈椎病。

(11)胸椎:按上述分法,中2/5为本穴。主治胸胁疼痛、经前乳房胀痛、产后乳少和乳痛。

(12)神门:在三角窝后1/3的上部。主治失眠、多梦、各种痛证、咳嗽、哮喘、眩晕、高血压、过敏性疾病和戒断综合征。

(13)内生殖器:在三角窝前1/3的下部。主治痛经、月经不调、白带过多、功能性子宫出血、遗精、阳痿和早泄。

(14)外耳:在屏上切迹前方近耳轮部。主治外耳道炎、中耳炎和耳鸣。

(15)屏尖:在耳屏游离缘上部尖端。主治发热、牙痛、腮腺炎、咽炎、扁桃体炎和结膜炎。

(16)外鼻:在耳屏外侧面中部。主治鼻疖、鼻部痤疮和鼻炎。

(17)肾上腺:在耳屏游离缘下部尖端。主治低血压,风湿性关节炎、腮腺炎、间日疟、链霉素中毒性眩晕、哮喘、休克、鼻炎、急性结膜炎、咽炎和过敏性皮肤病等。

(18)咽喉:在耳屏内侧面上1/2处。主治声音嘶哑、咽炎和扁桃体炎。

(19)内鼻:在耳屏内侧面下1/2处。主治鼻炎、鼻窦炎和鼻衄。

(20)对屏尖:在对耳屏游离缘的尖端。主治哮喘、腮腺炎、皮肤瘙痒、睾丸炎和附睾炎。

(21)缘中:在对耳屏游离缘上,对屏尖与轮屏切迹之中点处。主治遗尿、内耳性眩晕和功能性子宫出血。

(22)颞:在对耳屏外侧面的中部。主治偏头痛。

(23)皮质下:在对耳屏内侧面。主治痛证、间日疟、神经衰弱、假性近视、胃溃疡、腹泻、高血压、冠心病和心律失常。

(24)脾:耳甲腔的后上部。主治腹胀、腹泻、便秘、食欲缺乏、功能性子宫出血、白带过多、内耳性眩晕、水肿、痿证、内脏下垂和失眠。

(25)心:在耳甲腔正中凹陷处。主治心动过速、心律失常、心绞痛、无脉症、自汗盗汗、癔症、口舌生疮、心悸怔忡、失眠和健忘。

(26)肺:在心、气管区周围处。主治咳喘、胸闷、声音嘶哑、痤疮、皮肤瘙痒、荨麻疹、扁平疣、便秘、戒断综合征、自汗盗汗和鼻炎。

(27)内分泌:在屏间切迹内,耳甲腔的前下部。主治痛经、月经不调、更年期综合征、痤疮、间日疟和糖尿病。

(28)口:在耳轮脚下方前1/3处。主治面瘫、口腔炎、胆囊炎、胆石症、戒断综合征、牙周炎和舌炎。

(29)胃:耳轮脚消失处。主治胃炎、胃溃疡、失眠、牙痛、消化不良和恶心呕吐。

(30)十二指肠:在耳轮脚上方后1/3处。主治十二指肠球部溃疡、胆囊炎、胆石症、幽门痉挛、腹胀、腹泻和腹痛。

(31)大肠:在耳轮脚上方前1/3处。主治腹泻、便秘、痢疾、咳嗽和痤疮。

(32)肾:在对耳轮下脚下方后部。主治腰痛、耳鸣、神经衰弱、水肿、哮喘、遗尿症、月经不调、遗精、阳痿、早泄和五更泄泻。

(33)胰胆：在耳甲艇的后上部。主治胆囊炎、胆石症、胆道蛔虫症、偏头痛、带状疱疹、中耳炎、耳鸣、听力减退、胰腺炎、口苦和胁痛。

(34)肝：在耳甲艇的后下部。主治胁痛、眩晕、经前期紧张症、月经不调、更年期综合征、高血压、假性近视、单纯性青光眼和目赤肿痛。

(35)牙：在耳垂正面前上部。主治牙痛、牙周炎、低血压。

(36)眼：在耳垂正面中央部。主治假性近视、目赤肿痛和迎风流泪。

(37)面颊：在耳垂正面，眼区与内耳区之间。主治周围性面瘫、三叉神经痛、痤疮和扁平疣。

(38)内耳：在耳垂正面后中部。主治内耳性眩晕、耳鸣和听力减退。

(38)扁桃体：在耳垂正面下部。主治扁桃体炎、咽炎。

(40)耳背沟：在对耳轮沟和对耳轮上、下脚沟处。主治高血压、皮肤瘙痒。

(41)耳迷根：在耳轮脚后沟的耳根处。主治胆囊炎、胆石症、胆道蛔虫症、鼻炎、心动过速、腹痛和腹泻。

4.耳穴的探查

由于耳穴是人体脏腑、器官和躯体在耳部的缩影，当人体某部位发生病变时耳部相应区域就会发生异常变化，如出现压痛、变形、变色和电阻改变等，采用相应的耳穴检测方法，便可得出初步诊断，作为临床参考。如肝炎早期可见肝穴区红润，后期可见肝区片状隆起。常用的耳穴检测方法如下。

(1)望诊法(观察法)：在自然光线下，肉眼或借助放大镜观察耳部形态、色泽的改变的方法。观察耳郭的形态：是否有脱屑、水疱、丘疹、结节、条索状、隆起和凹陷等；色泽是否充血、红润、苍白、青紫和灰黑等。观察时要排除色素痣、冻疮及随生理变化出现的假阳性反应，如肺区出现丘疹、条索状物，提示有肺病，可进一步做X线检查，以确诊是支气管炎、肺炎，还是肺结核。

(2)压痛法(按压法)：用探棒在病变相应耳穴向心性均匀按压的方法。通常可用探棒或三棱针柄由周围向中心均匀按压，寻找痛点。当患者压痛时，可出现眨眼、皱眉、躲闪和拒按等反应。如胃痛患者，可在胃穴区找到明显的压痛点。

(3)电测定法：用耳穴电子测定仪测定患者耳郭良导点的方法。当人体患病时，相应穴区会出现电阻降低，导电量增加，形成良导点。在某穴区发现良导点，提示该穴区相应的脏器有疾病，可作为诊断参考。并可结合临床症状，做进一步检查以确诊。如在肝穴区发现良导点，可进一步检查肝功能、乙肝全套等确立诊断。

(二)耳针操作技术

1.毫针法

毫针法即采用短毫针刺激耳穴的方法。多选用0.5～1寸长、28～30号粗的短毫针。首先对耳穴进行消毒，一般先用0.5%～1%碘伏严格消毒。进针时，左手拇指、示指固定耳郭,中指托着刺激点耳背,右手持针,捻入或插入,速刺进针。进针角度因部位而异。耳甲艇、耳甲腔和三角窝直刺;耳垂、耳舟平刺,其他部位可成40°～60°斜刺。进针深度视耳郭厚薄与耳穴位置而定,一般刺入2～3分,以毫针稳定不晃为度。不可穿透背面皮肤。针刺手法以小幅度捻转为主,针感可为胀痛感、灼热感和凉爽感,局部可出现潮红。留针时间一般为20～30分钟,出针时左手托耳背,右手拔针,并用消毒棉球压迫止血。出针后再用碘酒涂擦1次。

2.埋针法

将皮内针埋入耳穴内的方法。具有持久而微弱的刺激,适用于痛证、慢性病、不能每天接受治疗者或用于巩固疗效。局部消毒后,左手固定耳郭,绷紧埋针处皮肤,右手持镊子夹住消毒的皮内针柄,将针轻轻刺入耳穴,深度约为针体的2/3,用手按压平整。耳垂部也可用麦粒型皮内针横刺透穴。每次埋针3～5穴,每日自行按压3次,留针3～5日。一般仅埋患侧耳穴,必要时可埋双侧耳穴。

3.压丸法

用质硬光滑的小粒药物种子或药丸贴压耳穴的方法。压丸的材料多用王不留行籽,也可用油菜籽、莱菔子、绿豆、六神丸等,也可选用磁珠。选定穴位后,局部消毒,将粘在小方块胶布上的耳豆贴敷在耳穴上,并按压使之发热、胀痛。每次贴5穴左右,贴一侧耳穴,3天后取下贴对侧耳穴,病情重者可两侧同贴。嘱患者每天按压4～6次,每次每穴按压约30秒。

(三)适用范围

耳针广泛用于内、外、妇、儿、五官科疾病的治疗,涉及病证达200多种,其中以疼痛性疾病的效果最好,同时,对于变态反应性疾病、各种炎症和功能性疾病也有较好的疗效。

1.疼痛性疾病

外伤性疼痛、术后疼痛、神经性疼痛(偏头痛、坐骨神经痛、肋间神经痛等)、内脏疼痛(胃痛、胆绞痛等)以及炎症、肿瘤性疼痛均有一定的疗效。

2.炎性疾病

(1)五官科炎症:结膜炎、咽喉炎和扁桃腺炎等。

(2)其他炎症:气管炎、肠炎、盆腔炎、面神经炎、末梢神经炎和风湿性关节炎等。

3.过敏性变态反应性疾病

过敏性鼻炎、支气管哮喘、荨麻疹和过敏性结肠炎等。

4.内分泌代谢性疾病

甲状腺功能亢进症、肥胖和尿崩症等。

5.传染病

细菌性痢疾、疟疾和流感等。

6.功能紊乱性疾病

心律失常、高血压、神经衰弱、肠道功能紊乱、月经不调、多汗症和癔症等。

7.各种慢性病

腰腿痛、肩周炎、颈椎病、腰椎骨质增生和近视等。

8.其他

耳针麻醉;催产催乳;预防感冒、晕车、晕船;防治输液、输血反应;戒烟戒毒、美容等。

(四)注意事项

运用耳针法时,必须严格遵循操作规程。最常见的事故是因消毒不规范所引起的耳郭感染。由于耳郭肌肉较少,容易感染,若出现红肿、疼痛,应涂0.5%～1%碘伏或消炎软膏,服消炎药,防止化脓性耳软骨膜炎的发生。为了预防这类事故的发生,首先对针具严格消毒,皮内针最好使用一次性针;其次,耳穴穴区的消毒坚持严格0.5%～1%碘伏消毒;最后,压丸时,不要用刮动压丸的手法,因为这也可以损伤表皮而发炎。

另外,耳郭上有湿疹、冻疮、破损、感染和溃疡部位禁针;孕妇禁用耳针;年老体弱或有严重器质性病变者慎用耳针,耳针较痛,注意防止晕针。有运动障碍的患者,可在留针时,嘱患者活动肢体。

(五)处方举例

1.心律失常

心、神门、交感、皮质下、内分泌。

2.失眠

神门、心、皮质下、肝、肾、交感、脾。

3.荨麻疹

肺、肾上腺、风溪、耳中、神门、肝、脾。

4.坐骨神经痛

坐骨神经、神门、臀、胰胆、膀胱。

三、三棱针法

三棱针法是用三棱针刺破血络或腧穴,放出适量血液或挤出少量液体或挑断皮下纤维组织,以治疗疾病的方法。《灵枢·官针》称为"络刺""赞刺""豹纹刺"等,现代称为"放血疗法"。放血疗法在古代应用十分普遍,《灵枢·九针十二原》提出的"菀陈则除之,去血脉也",即是指通过刺络放血法祛除菀陈。三棱针古称锋针,是一种泻热出血的常用工具。现三棱针多由不锈钢材料制成,针长约6cm,针柄稍粗呈圆柱体,针身呈三棱状,尖端三面有刃,针尖锋利。

(一)操作步骤

三棱针的针刺方法一般分为点刺法、散刺法、刺络法和挑刺法4种。

1. 点刺法

点刺法是点刺腧穴放出少量血液或挤出少量液体的方法。此法多用于四肢末端及肌肉浅薄处的部位。如十宣、十二井穴和耳尖及头面部的攒竹、上星、太阳、印堂等穴。

操作时,先在点刺穴位的上下用手指向点刺处推按,使血液积聚于点刺部位,继而用0.5%~1%碘伏消毒,左手拇、示、中三指固定点刺部位,右手持针,用拇指、示指捏住针柄,中指指腹紧靠针身下端,针尖露出3~5mm,对准已消毒的部位点刺,轻轻挤压针孔周围,使出血少许,然后用消毒干棉球按压针孔。

2. 散刺法

散刺法又叫豹纹刺,是在病变局部及其周围进行连续点刺以治疗疾病的方法。此法多用于局部瘀血、血肿或水肿和顽癣等。

操作时,根据病变部位大小不同,可点刺10~20针,由病变外缘呈环形向中心点刺,点刺后配合挤压或拔罐等方法,以促使瘀血或水肿的排出,达到祛瘀生新、通经活络的目的。

3. 刺络法

刺络法是刺入浅表血络或静脉放出适量血液的方法,因出血量较多,也称结扎放血法。此法多用于曲泽、委中等肘膝关节附近等有较明显浅表血络或静脉的部位。治疗急性吐泻、中暑和发热等。

操作时,先用松紧带或橡皮带结扎在针刺部位上端(近心端),然后常规消毒。针刺时,左手拇指压在被针刺部位下端,右手持三棱针对准针刺部位的静脉,斜向上刺入脉中2~3mm,立即出针,使其流出一定量的血液,待出血停止后,再用消毒干棉球按压针孔。当出血时,也可轻轻按压静脉上端,以助瘀血排出、毒邪得泻。

4. 挑刺法

挑刺法是用三棱针挑断穴位皮下纤维样组织以治疗疾病的方法。此法常用于比较平坦的利于挑提牵拉的部位,比如背俞穴。此法多用于治疗肩周炎、胃痛、颈椎病、失眠、支气管哮喘和血管神经性头痛等较顽固的反复发作性疾病。

操作时,用左手按压施术部位两侧或捏起皮肤,使皮肤固定,右手持针迅速刺入皮肤1~2mm,随即将针身倾斜挑破表皮,再刺入5mm左右深,将针身倾斜并使针尖轻轻挑起,挑断皮下白色纤维样组织,尽量将施术部位的纤维样组织挑尽,然后出针,覆盖敷料。由于挑提牵拉伴有疼痛,可根据情况配合局部表浅麻醉。

(二)适用范围

三棱针放血疗法具有通经活络、开窍泻热、调和气血和消肿止痛等作用,临床上适应范围广泛,多用于实证、热证、瘀血和疼痛等,虚证慎用。如高热、中暑、中风闭证、咽喉肿痛、目赤肿痛、顽癣、痈疖初起、扭挫伤、疳积、痔疾、顽痹、头痛、丹毒和指(趾)麻木等(表2-3)。

表2-3 常见病症的三棱针针刺部位与方法

常见病症	针刺部位	方法
高血压	耳尖	点刺
发热	耳尖	点刺
中暑	曲泽、委中	泻血
昏迷、昏厥	十宣、十二井穴	点刺
高热抽搐	十宣、十二井穴	点刺
头痛	太阳、印堂	点刺
目赤肿痛	太阳、耳尖	点刺
口㖞	耳背静脉	泻血
咽喉肿痛	少商	点刺
中风失语	金津、玉液	点刺
瘿气	颈项部阿是穴	挑刺
瘰疬	颈项部	挑刺
肩周炎	肩部阿是穴	挑刺
关节肿痛	关节周围	散刺
急性腰扭伤	委中、腰部阿是穴	泻血
前列腺炎	八髎、腰骶部	挑刺
男性不育症	八髎、腰骶部	挑刺
痔疾	八髎、腰骶部	挑刺
顽癣	病位周围	散刺
疳积	四缝	点刺

(三)注意事项

(1)严格消毒,防止感染。

(2)点刺时手法宜轻、稳、准、快,不可用力过猛,防止刺入过深,创伤过大,损害其他组织。一般出血不宜过多,切勿伤及动脉。

(3)三棱针刺激较强,治疗过程中须注意患者体位要舒适,谨防晕针。

(4)体质虚弱者、孕妇、产后及有自发性出血倾向者,不宜使用本法。

(5)每日或隔日治疗1次,1~3次为1个疗程,出血量多者,每周1~2次。一般每次出血量以数滴至3~5mL为宜。

四、皮肤针法

皮肤针法是运用皮肤针叩刺人体一定部位或穴位,激发经络功能,调整脏腑气血,以达到防病治病目的方法。皮肤针法是由古代的"半刺""扬刺""毛刺"等刺法发展而来。皮肤针呈小锤形,针头由多支短针组成,每支针的针尖不宜太锐,针柄一般长15~19cm,根据针头短针数目的不同,可分别称为梅花针(5支针)、七星针(7支针)、罗汉针(18支针)等。

(一)操作方法

1.操作特点

皮肤针主要是应用腕部的力量进行叩刺。操作时,将针具和叩刺部位用75%乙醇消毒,以右手拇指、中指、环指握住针柄,示指伸直按住针柄中段,运用腕力弹刺,使针尖叩刺皮肤,立即弹起,如此反复进行叩击。注意:叩击时针尖与皮肤必须垂直,弹刺要准确,强度要均匀,可根据病情选择不同的刺激部位或刺激强度。

2.叩刺部位

皮肤针的叩刺部位,一般可分循经叩刺、穴位叩刺和局部叩刺3种。

(1)循经叩刺:是指沿着经脉进行叩刺的一种方法,常用于项背腰骶部的督脉和足太阳膀胱经。

(2)穴位叩刺:是指在穴位上进行叩刺的一种方法,主要是根据穴位的主治作用,选择适当的穴位或阳性反应点予以叩刺治疗,临床常用于各种特定穴、华佗夹脊穴和阿是穴等。

(3)局部叩刺:是指在患部进行叩刺的一种方法,如扭伤后局部的瘀肿疼痛、顽癣等,可在局部进行围刺或散刺。

3.刺激强度与疗程

皮肤针的刺激强度,是根据刺激的部位、患者的感觉和病情的不同而决定的,一般分轻、重、中3种。

(1)轻刺:用力稍小,针尖与皮肤接触时间短暂,皮肤仅现潮红、充血,无明显的疼感。适用于头面部、老弱、妇幼患者以及病属虚证、久病者。

(2)重刺:用力较大,针尖与皮肤接触时间略长,以皮肤有明显潮红、微出血,患者可感较强的疼痛为度。适用于压痛点、背部、臀部、年轻体壮患者以及病属实证、新病者。

(3)中刺:介于轻刺与重刺之间,以局部有较明显潮红,但不出血为度,适用于一般部位以及一般患者。

叩刺治疗，一般每日或隔日1次，10次为1个疗程，疗程间可间隔3～5日。

（二）适用范围

临床各种病证均可应用，以功能失调性疾病疗效更佳，对器质性病变也有效，如近视、视神经萎缩、急性扁桃体炎、感冒、咳嗽、慢性肠胃病、便秘、头痛、失眠、腰痛、皮神经炎、斑秃、痛经等。

（三）注意事项

（1）针具要经常检查，注意针尖有无毛钩，针面是否平齐。针具可用75%乙醇浸泡或擦拭消毒，最好专人专用。

（2）叩刺时动作要轻捷，垂直无偏斜，以免造成患者疼痛。

（3）局部如有溃疡或创伤者不宜使用本法，急性传染性疾病和急腹症也不宜使用本法。

（4）叩刺局部和穴位，若手法重而出血者，应进行清洁和消毒，注意防止感染。

（5）皮肤针治疗时，针具要保持完好，如针尖有钩毛、生锈，要及时处理。针具经常浸泡在75%乙醇或其他消毒液内。有条件的，应使用一次性灭菌针具。叩刺的部位也应严格消毒。

五、皮内针法

皮内针法是将特制的小型针具刺入并固定于腧穴部的皮内或皮下，通过柔和而较长久的刺激，以调整经络脏腑功能，达到防治疾病的目的的方法，又称"埋针法"。它是古代针刺留针方法的发展，《素问·离合真邪》有"静以久留"的刺法。

皮内针的针具有两种。一种称颗粒型或称麦粒型，一般长1cm，针柄形似麦粒；另一种称揿钉型或称图钉型，长0.2～0.3cm，针柄呈环形。前一种针身与针柄呈一直线，后一种针身与针柄呈垂直状。

（一）操作步骤

操作时，先将皮内针、镊子和埋针部皮肤进行严格的消毒。

1. 颗粒式皮内针

用镊子夹住针柄，对准腧穴，沿皮下横向刺入，针身可刺入0.5～0.8cm，针柄留于皮外，然后用胶布顺着针身进入的方向粘贴固定。

2. 揿钉式皮内针

用镊子挟住针圈，对准腧穴，直刺揿入，然后用胶布固定。也可将针圈贴在小块胶布上，手执胶布直压揿入所刺穴位。

皮内针可根据病情决定其留针时间的长短，一般为3～5日，最长可达1周。若天气炎热，留针时间不宜过长，以1～2日为好，以防感染。在留针期间，可每隔4

小时用手按压埋针处1~2分钟,以加强刺激,提高疗效。

(二)适用范围

皮内针法临床多用于某些需要久留针的疼痛性、反复发作性或久治不愈的慢性病证,如神经性头痛、面神经麻痹、胆绞痛、腰痛、痹证、神经衰弱、高血压、哮喘、小儿遗尿、痛经和产后宫缩疼痛等。

(三)注意事项

(1)皮内针留针部位以不妨碍正常活动处腧穴为主,多选背俞穴、四肢穴和耳穴等。关节附近不可埋针,因活动时会疼痛。胸腹部因呼吸时会活动,亦不宜埋针。

(2)埋针后,如患者感觉疼痛或妨碍肢体活动时,应将针取出,改选穴位重埋。

(3)埋针期间,针处不可着水,热天出汗较多,埋针时间勿过长,避免感染。

(4)埋针针具,可用75%乙醇浸泡消毒,最好专人专用。

(5)患者可以用干净的手间断按压针柄,以加强刺激量,提高效果。

(6)若埋针处已发生感染,应给予常规外科处理。如有发热等全身反应时,适当给予抗生素或者清热解毒中药治疗。

六、电针法

电针法是指将毫针刺入腧穴得气后,再通以接近人体生物电的脉冲电流,利用针和电的两种刺激,激发调整经络之气,以防治疾病的方法。

(一)电针操作

电针仪的种类繁多,虽然每种电针仪具有不同的特点,但操作的原则与程序基本相似。

(1)先按毫针操作程序,将毫针刺入穴位寻到得气感应。

(2)将电针仪(输出已经调至"0"位)输出导线的一对电极分别接在一对毫针针柄上,如遇只需单穴电针时,可将一个电极接在该穴的毫针上,另一个电极接在用水浸湿的纱布上,作无关电极。一般将同一对输出电极连接在身体的同侧,在胸、背部的穴位上使用电针时,不可将2个电极跨接在身体两侧,避免电流回路经过心脏。

(3)打开电源,选好波形,逐渐加大电流强度,以患者耐受为度。

(4)通电时间一般在20分钟左右。用于镇痛则一般15~45分钟。

(5)结束电针治疗时,应先将输出退回"0"位,然后关闭电源开关,取下导线,最后按一般毫针起针方法将针取出。

一般5~7次为1个疗程,每日1次或隔日1次;慢性病的疗程可稍长,一般10次为1个疗程;急性病、新发病疗程可缩短,每日可电针2次。两个疗程之间可休息3～5日。

(二)临床应用

电针所输出的脉冲电流可调整人体生理功能,有止痛、镇静、促进气血循环、调整肌张力等作用,治疗范围广泛,临床常用于各种痛证、痹证、痿证和内脏器官的功能性失调等,也可用于针刺麻醉。

1.处方选穴

电针法的处方配穴与针刺法相同。可按传统针灸理论,循经选穴或者辨证选穴。在选穴时,要注意电流回路要求,尽量邻近配对选穴。一般选择其中的主穴,配用相应的辅助穴位,多选同侧肢体的1对到3对穴位为宜。

2.脉冲电流的选择

电针仪输出的是脉冲电,所谓脉冲电是指在极短时间内出现的电压或电流的突然变化。临床上常用的电针输出波形为连续波、疏密波和断续波。

(1)连续波:由单个脉冲采用不同方式组合形成。频率有每分钟几十次至每秒几百次不等。频率快的为密波,一般为每秒50～100次,能降低神经应激功能,常用于止痛、镇静、缓解肌肉和血管痉挛、针刺麻醉等;频率为每秒2～5次的连续波为疏波,其刺激作用较强,能引起肌肉充分收缩,提高肌肉韧带的张力,常用于治疗痿证和各种肌肉、关节、韧带、肌腱的损伤等。

(2)疏密波:是疏波、密波自动交替出现的一种波形,能克服单一波形易产生适应的缺点。能增加代谢,促进气血循环,改善组织营养,消除炎症水肿。常用于扭挫伤、关节周围炎、坐骨神经痛、面瘫、肌无力和局部冻伤等。

(3)断续波:是有节律地时断、时续的一种波形,该波形不易使机体产生适应,其动力作用颇强,能提高肌肉组织的兴奋性,对横纹肌有良好的刺激收缩作用。常用于治疗痿证、瘫痪等。

3.电流的刺激强度

通常以患者能够承受为宜,应使患者局部肌肉做节律性收缩或伴有酸、胀、麻、热等感觉。有些患者会出现"电针耐受"现象,即电针的感应与疗效逐渐降低,可通过适当加大输出电流量或采用间歇通电法加以防范。

(三)适用范围

凡用毫针治疗有效的病证均可适当选择电针治疗。其中对颈肩腰腿痛、神经麻痹、脑血管意外后遗症、小儿麻痹症、胃肠疾病、心绞痛和高血压等疗效较好。在针刺麻醉中,电针也常被应用。

(四)注意事项

(1)电针刺激量较大,需要防止晕针,体质虚弱、精神紧张者,注意电流不能过大。电针感应较强,通电后会产生肌肉收缩,需事先告诉患者,使其思想上有准备,配合治疗。

(2)电针仪使用前必须检查其性能是否良好,输出值是否正常。调节电针电流时,应逐渐从小到大,不可突然增强,以防止引起肌肉强烈收缩,造成弯针、折针或晕针等,年老体弱、精神紧张者,尤应注意。如电流输出时断时续,需注意导线接触是否良好,应检查修理后再用。干电池使用一段时间后如输出电流微弱,需更换新电池。治疗后,需将输出调节按钮全部归零,随后关闭电源。

(3)对患有严重心脏病患者,治疗时应注意,避免电流经过心脏回路;不宜在延髓、心前区附近的穴位使用电针,以免诱发癫痫、心搏骤停和呼吸骤停。在接近延髓、心脏附近的穴位使用电针时,电流宜小,切勿通电太强,以免发生意外。孕妇慎用电针。

(4)针柄如经过温针火烧之后,因表面氧化导电性下降及质地变脆,容易引发事故,不宜使用。

(5)年老、体弱、醉酒、饥饿、过饱和过劳等,不宜使用电针。

七、穴位注射法

穴位注射法又称水针,是将适量中西药物的注射液注入穴位,以防治疾病的方法。穴位注射法是在针刺疗法和现代医学封闭疗法的基础上发展起来的方法,它具有针刺与药物对穴位的双重刺激作用,具有操作简便、用药量小、适应证广、作用迅速等特点。

(一)操作方法

1.针具

使用消毒或一次性的注射器与针头。可根据使用药物和剂量大小及针刺的深浅,选用不同规格的注射器和针头,一般可使用1mL、2mL、5mL注射器,若肌肉肥厚部位可使用10mL、20mL注射器。针头可选用5～7号普通注射针头、牙科用5号长针头以及肌肉封闭用的长针头等。

2.操作特点

选择适宜的消毒注射器和针头,抽取适量的药液,在穴位局部消毒后,右手持注射器对准穴位或阳性反应点,快速刺入皮下,然后将针缓慢推进,达一定深度后,进行和缓的提插,当获得得气感应时,回抽无血后,再将药液注入。凡急性病、体强者可用快推的较强刺激;慢性病、体弱者可用缓推的较弱刺激;一般疾病,用中等速度推药液。如推注药液较多,可采用由深至浅,边推药液边退针或分几个方向注射药液。

3.注射剂量

穴位注射的用药剂量差异较大,取决于注射部位、药物性质和浓度。一般耳穴每穴注射0.1mL,面部每穴注射0.3~0.5mL,四肢部每穴注射1~2mL,胸背部每穴注射0.5~1mL,腰臀部每穴注射2~5mL或5%~10%葡萄糖注射液每次可注射10~20mL,而刺激性较大的药物(如乙醇)和特异性药物(如抗生素、激素、阿托品等)一般用量较小,每次用量为常规量的1/10~1/3。中药注射液的穴位注射常规剂量为1~4mL。

4.选穴与疗程

选穴原则同毫针刺法。选穴宜少而精,以1~3个腧穴为宜。为获得更佳疗效,最好选用背腰部、胸腹部或四肢部出现的条索、结节、压痛以及皮肤的凹陷、隆起、色泽变异等阳性反应的穴位或部位进行注射。每日或隔日注射1次,反应强烈的可以间隔2~3日注射1次,所选腧穴可交替使用。6~10次为1个疗程,疗程间休息3~5日。

5.常用药物

凡可用于肌内注射的药液均可供穴位注射用。常用的穴位注射药液有以下三类。

(1)中草药制剂:如丹参注射液、川芎嗪注射液、鱼腥草注射液、银黄注射液、柴胡注射液、威灵仙注射液、徐长卿注射液和清开灵注射液等。

(2)维生素类制剂:如维生素B_1、维生素B_6、维生素B_{12}注射液,维生素C注射液和维丁胶性钙注射液。

(3)其他常用药物:5%~10%葡萄糖注射液、生理盐水、三磷酸腺苷二钠、神经生长因子、胎盘组织液、硫酸阿托品、山莨菪碱、青霉素、泼尼松龙、盐酸普鲁卡因、利多卡因和氯丙嗪等。

(二)适用范围

穴位注射法的适用范围非常广泛,凡是针灸的适应证大部分可以用本法治疗。在临床上可应用于肩周炎、关节炎等运动系统疾病;面神经麻痹、坐骨神经痛等神经系统疾病;胃下垂、腹泻等消化系统疾病;支气管炎、上呼吸道感染等呼吸道疾病。

(三)注意事项

(1)严格无菌操作,防止感染。

(2)穴位注射后局部通常有较明显的酸胀感,随后局部或更大范围有轻度不适感,一般1日后消失。

(3)注意注射用药的有效期、有无沉淀变质等情况,凡能引起过敏反应的药物,如青霉素、链霉素、普鲁卡因等,必须先做皮试。

(4)一般药液不宜注入关节腔、脊髓腔和血管内。还应注意避开神经干,以免损伤神经。

(5)孕妇的下腹部、腰骶部和三阴交、合谷等不宜用穴位注射法,以免引起流产。

(6)儿童、老人、体弱、敏感者,药液剂量应酌减。

八、穴位贴敷法

穴位贴敷法是指在穴位上贴敷药物,通过药物和穴位的共同作用治疗疾病的方法。若采用刺激性的药物(如毛茛、斑蝥、白芥子、甘遂等)捣烂或研粉贴敷穴位,引起局部发疱如"灸疮",则称为"天灸""自灸",现代又称发疱疗法。若将药物贴敷于神阙穴,通过脐部吸收或刺激脐部以治疗疾病时,又称脐疗法。若将药物贴敷于涌泉穴,通过足部吸收或刺激足部以治疗疾病时,又称涌泉疗法、足心疗法。

由于穴位贴敷法既有药物对穴位的刺激作用,又有皮肤组织对药物有效成分的吸收而发挥出的药物效应,具有二者的双重治疗作用。另外药物通过皮肤吸收,不经过消化道,可以避免肝脏及消化酶对药物成分的分解、破坏,使药物保持更多的有效成分,更好地发挥其治疗作用。某些剧毒药物,若口服对消化道刺激太大或对肝、肾的不良反应较大,如巴豆、斑蝥、川乌、草乌、甘遂和马钱子等。如果采用穴位贴敷,则可避免这些不良反应。穴位贴敷法安全、简便易行,对老人、小孩、畏惧药物、药入即吐者尤为适宜。

穴位贴敷法与现代医学的透皮给药系统有很多相似之处,随着现代医学对透皮给药系统的深入研究,中药与经络腧穴相结合的透皮治疗将有广阔的发展前景。

(一)操作方法

1.药物的选择

凡是临床上有效的汤剂、丸剂,均可熬膏或研粉用于穴位敷贴。正如吴师机在《理瀹骈文》中所说:"外治之理即内治之理,外治之药亦即内治之药,所异者,法耳。"与内服药物相比,敷贴药物又有以下特点。

(1)多用通经走窜、开窍活络之品:如麝香、冰片、丁香、肉桂、花椒、白芥子、生姜、葱白、大蒜、细辛、白芷、皂角、乳香、没药、王不留行和牛膝等。

这些药物,不仅本身能治疗相应的病变,还能通经活络、走而不守,能促进其他药物向体内的渗透,以发挥最佳效应。

(2)多选气味俱厚,甚至力猛有毒之品:如生南星、半夏、川乌、草乌、巴豆、斑蝥、甘遂和马前子等。

这些药物口服有毒,对肝、肾等脏器有损害,但气味俱厚,药性猛烈,穿透力强,透皮给药,能通过经络腧穴,直达病所,起到速捷的效果。

(3)补法可选血肉有情之品:如羊肉、鳖甲、龟甲和动物内脏等,在膏剂中用得较多。

(4)选择适当的溶剂调和贴敷药:①酒调能行气通络,消肿止痛;可促进血液循环、促使药物的渗透、吸收;对缓性药还可激活其性,提高疗效;②醋调能解毒化瘀,敛疮;对峻猛药,可缓其性;③油调能润肤生肌,小麻油还能清热解毒;④水调能专取药物性能,只调溶而不增加作用;⑤姜汁调能温经活络,行气活血,能促进药物的渗透与吸收。

常用的溶调剂还有蒜汁、蜂蜜、蛋清和凡士林等。

2.药物的制作

(1)丸剂:将药物研末,用水、蜜、药汁均匀拌和,制成圆形药丸。

(2)散剂:将药物研末,填放脐部进行治疗。

(3)糊剂:将药物研末,用姜汁或其他溶调剂调成糊状。

(4)膏剂:将药物制成膏药或软膏。

(5)饼剂:将药物研末,加适量的水调匀,制成药饼;也可将新鲜中草药的根茎叶等捣碎制成药饼。

3.穴位的选择

穴位贴敷的选穴与针灸选穴总体上是一致的,是以脏腑经络学说为基础,通过辨证选取敷贴的穴位。所选穴位力求少而精,以局部穴位为主,并应结合以下特点。

(1)选病变局部的穴位贴:局部穴位距病所最近,有利于药力直接渗透到病所。如咳嗽,选肺俞、风门。

(2)选阿是穴贴药:若病变局部没有穴位,可以"以痛为腧",选阿是穴贴敷药物,促使药力直达病所。

(3)选经验穴贴药:如吴茱萸贴涌泉穴治小儿流涎、高血压;蒜泥或蒜片贴涌泉治鼻衄;吴茱萸、细辛和大黄贴涌泉治疗咽喉肿痛;威灵仙贴身柱治疗百日咳;五倍子、何首乌研末醋调贴敷中极穴治遗尿;蓖麻子贴百会穴治脱肛、子宫脱垂。

(4)选常用穴贴药:神阙与涌泉为常用贴敷穴位,有脐疗法、足心疗法之称。

4.敷贴方法

(1)体位、定穴与消毒:根据所选穴位,采用适当体位。用拇指、示指掐"十"字定准穴位。用温水将局部洗干净或用75%乙醇棉球擦干净,也可用助渗剂涂擦穴位或将助渗剂与药物调和后再用。

(2)贴敷、固定与换药:将药物研末,用适当溶剂调成糊状或研粉后熬成膏剂;也可直接选用鲜品捣烂备用(如毛茛、墨旱莲)。先将贴敷药固定在穴位上,再用油纸或塑料薄膜覆盖,然后用胶布或绷带固定。

换药前先用消毒干棉球浸水轻轻揩去皮肤上的药物,擦干后按上述方法贴敷药物并固定好。一般隔1~3日换药1次。刺激性较强的药物,应根据患者的反应和发疱程度确定贴敷时间,几分钟至几小时不等,如新鲜毛茛贴敷 1~2 小时便充血、起疱,则可除去。如需再贴药,应等局部皮肤基本恢复正常后再敷贴或另取穴位贴敷。寒证患者,还可在药上热敷或艾灸。

(二)适用范围

本法适用范围很广,无论是外感病还是脏腑病,无论是急性病还是慢性病,均可运用。常用于感冒、急慢性支气管炎、支气管哮喘、面神经炎、神经衰弱、腹泻、子宫脱垂、脱肛、小儿遗尿、流涎、咽喉炎和鼻衄等。治疗的病症以内、妇、儿、五官科杂病为多,并且具有预防保健作用。

(三)注意事项

(1)凡用溶剂调敷药物时,应随调制随贴敷,以防蒸发变干。

(2)若用膏药贴敷,应掌握好温化膏药的温度,以防烫伤或贴不住。

(3)对胶布过敏者,改用绷带或肤疾宁贴膏固定。

(4)对刺激性强、毒性大的药物,如斑蝥、马前子、巴豆,敷贴药量与穴位宜少,面积宜小,时间宜短,防止药物中毒。

(5)对久病体弱消瘦、有严重心、肝、肾脏病者,药量宜小,时间宜短,并注意观察有无不良反应。

(6)对孕妇、幼儿,避免使用刺激性强、毒性大的药物。

(7)对残留在皮肤上的药膏,不可用汽油或肥皂等有刺激性物品擦洗。

(四)处方举例

(1)支气管哮喘:炙白芥子 21g,延胡索 21g,甘遂 12g,细辛 12g,研末,为 1 人 3 次用量。在三伏天的初伏、中伏、末伏各贴 1 次,每次贴 1/3。使用时加姜汁调成糊状,贴肺俞、心俞、膈俞 3 穴左右共 6 个穴点,油纸覆盖,胶布固定,4~6 小时后取下。

(2)尿潴留:甘遂适量研末,温开水调成糊膏状,也可加入面粉适量调成糊状,贴敷中极穴,油纸覆盖,胶布固定。

九、穴位埋线法

穴位埋线法是将羊肠线埋入穴位内,利用羊肠线对穴位的持续刺激作用以治疗疾病的方法。

穴位埋线后,羊肠线在体内软化、分解、液化和吸收时,对穴位产生的生理、物理及化学刺激作用较长,从而对穴位产生一种缓慢、柔和、持久、良性的长效针感效应,从而达到平衡阴阳、调和气血、调整脏腑的目的。

本疗法古籍中并无记载,为现代人在长期临床实践中按照经络原理发展起来的一种现代针灸方法。羊肠线刺激经络穴位后,能提高机体免疫力,增强抗病能力,并能改善血液循环。

(一)操作方法

1.器材与穴位

(1)器材。①一般器材:2%碘酒、75%乙醇、00号铬制羊肠线、剪刀、镊子或血管钳、注射器、一次性手套、消毒敷料、胶布、创可贴等。②埋线针具:一次性埋线针;12号腰椎穿刺针,可将针芯前端磨平,便于推羊肠线;特制埋线针,针尖呈三角形,底部有一缺口,针柄粗而扁平,便于持针,不锈钢制作,长12~15cm;8号或9号普通注射针头,2寸的毫针(0.40mm),剪去针尖。针具在使用前均应高压消毒,一次性埋线针除外。

(2)穴位。选用肌肉较丰富的穴位,取穴宜少而精,每次取1~3穴。如胃溃疡,取胃俞、脾俞、中脘、梁门、足三里和肝俞。慢性肠炎,取关元、天枢、归来、大肠俞和上巨虚。

2.具体操作方法

局部常规消毒后,术者戴一次性无菌手套。剪一段1~2cm的羊肠线,放在一次性埋线针针管前端,接针芯,左手拇、示指绷紧或捏起进针部位皮肤,右手持针刺入所需深度。当出现针感时,边推针芯边退针管,将羊肠线埋在穴位肌层,贴上创可贴或无菌纱布。也可用腰椎穿刺针、注射器针头埋线,方法同上。用特制的埋线针埋线时,穴位标记,局部皮肤常规消毒后做浸润麻醉,剪2~3cm羊肠线套在针尖缺口上,两端用血管钳夹住,右手持针柄,左手持钳,针尖缺口向下,以30°左右的角度刺入,当缺口进入皮内后,左手将血管钳松开;右手继续进针,待线头埋入皮下后再进针0.5cm,将针顺原方向退出,用消毒干棉球压迫针孔片刻,贴创可贴。每周1次。

(二)适用范围

穴位埋线法主要用于慢性顽固性疾病:如胃痛、腹泻、哮喘、癫痫、肩周炎、偏瘫、痿证和腰腿痛等。

(三)注意事项

(1)无菌操作,预防感染。埋线器械必须高压消毒,应戴一次性无菌手套施术,三角针埋线法还必须铺无菌孔巾。

(2)羊肠线最好埋入肌肉层,线头不可暴露于皮肤之外。

(3)掌握好埋线深度,不可伤及内脏、大血管、神经干。

(4)局部皮肤有感染、溃疡者不宜埋线;结核病、心脏病、妊娠期者不宜埋线。

(5)羊肠线用剩后可浸泡在75%乙醇中,临用前再用生理盐水浸泡。

(6)同一穴位多次埋线,应偏离上次埋线部位。

(7)注意术后反应,有异常反应时,应及时处理。异常反应主要有以下3种。

1)感染:治疗后3～4日局部红肿、疼痛加剧,伴全身畏寒发热、白细胞明显升高者,应给予抗感染处理,局部热敷,应用抗生素。

2)过敏:对异性蛋白反应强烈,出现局部红肿、瘙痒、发热和脂肪液化,甚至羊肠线溢出者,应给予抗过敏处理。

3)神经损伤:如坐骨神经损伤、腓神经损伤,可出现足下垂、足大趾不能背屈,甚至下肢不能活动。

发生以上现象,应及时抽出羊肠线,并给予适当处理。

（卢　群）

第三章 针灸治疗内科疾病

第一节 慢性胃炎

慢性胃炎是指不同病因引起的胃黏膜慢性炎症或萎缩性病变,其发病率居各种胃病之首。临床上分慢性浅表性胃炎、慢性萎缩性胃炎和特殊类型胃炎,针灸主要治疗前面两种。慢性胃炎缺乏特异性症状,大多数患者可无症状或有程度不同的消化吸收不良症状,如中上腹部疼痛不适,食欲减退、饭后饱胀嗳气、反酸等。

慢性胃炎,中医学归属于"胃脘痛""痞满"范畴。针灸治疗胃脘痛,早在《阴阳十一脉灸经》中就有记载。至《黄帝内经》记述更详,如《灵枢·邪气藏府病形》指出:"胃病者,腹䐜胀,胃脘当心而痛,上支两胁……取之三里也。"之后,历代针灸典籍,如《脉经》《针灸甲乙经》《针经指南》《针灸大全》《神灸经纶》等,多有载述。

从古今已积累的经验看,针灸对慢性胃炎中的慢性浅表性胃炎可以作为一种主要的治疗方法,而对萎缩性胃炎则是一种重要的辅助治疗之法。

一、病因病机

慢性胃炎的发生除与外邪犯胃、饮食失调有关外,也与精神因素相关,若情志不舒、肝郁气涌、疏泄失职、横逆犯胃,致胃失和降,则发生脘腹胀满、嗳气吞酸或胃脘疼痛、连及两胁;若气滞日久,可致血脉凝涩、瘀血内结,疼痛更甚,并可出现呕血、便血等症。也可因素体脾胃虚弱或劳倦伤脾,以致脾胃虚寒、中阳不运,发生胃脘隐痛、喜暖喜按、时泛清水、纳呆便溏。若因火郁热蕴者,日久耗伤胃阴,胃失濡养,则为阴虚胃病。

二、临床表现

慢性胃炎的症状多不典型,病程缓慢,反复发作。除胃脘部饱胀、嗳气、疼痛之外,较少出现呕吐。各型慢性胃炎临床表现有所不同。浅表性胃炎有饭后上腹部不适、饱胀、压迫或灼热感,嗳气后较舒适,偶有恶心、反酸及一时性胃痛,尤以进食油腻食物之后表现更加明显,服碱性药物可缓解症状;萎缩性胃炎主要表现为食欲缺乏、饭后饱胀、上腹部烧灼痛,但无反酸,病情严重者可见消瘦、体重下降、贫血、头晕、肢体乏力等;肥厚性胃炎以上腹部疼痛不适为主要表现,其疼痛性质和规律与十二指肠溃疡十分相似,进食或服碱性药物可使症情缓解,部分患者可有上消化道反复出血,但出血量较少;糜烂性胃炎除胃脘部疼痛不适外,常伴有上消化道大量出血。

寒凝气滞者,胃痛较剧,畏寒喜暖,得热则痛减,口不渴或渴喜热饮,舌淡苔白,脉弦紧。湿热偏盛者,口气重浊,口苦而干,渴不多饮,舌红苔黄腻,脉滑数。食积停滞者,疼痛拒按,嗳腐酸臭,吐后痛减,大便不爽,苔厚腻,脉弦滑。肝郁气滞者,胃脘疼痛连及两胁,痛无定处,嗳气频作,善太息,舌红苔薄黄,脉弦数。血络瘀阻者,胃脘刺痛,痛处固定且拒按,时有呕血或便血,舌质紫黯或见瘀斑,脉涩不利。脾胃虚寒者,胃痛隐隐,喜暖喜按,形瘦神疲,面色少华,大便稀溏,畏寒肢冷,舌淡而胖,苔薄白而滑,脉细弱无力。胃阴不足者,胃痛无定时,嘈杂善饥,饥不欲食,口干思饮,舌红少苔,脉弦细或细数。

三、治疗

(一)穴位注射

1. 取穴

主穴:肝俞、胃俞、足三里。

配穴:胆囊。

胆囊穴位置:阳陵泉穴下1~2寸,有压痛处。

2. 治法

药液:黄芪注射液,复方当归注射液,胎盘组织液,维生素B_{12}注射液,维生素C注射液,徐长卿注射液。

操作:上述药液任选一种或交替应用。每次一般选2对穴位,以主穴为主,合并胆囊炎者加胆囊穴。用2.5mL注射器及5号齿科针头,吸入药液后,肝俞、胃俞直刺或向脊柱方向斜刺,足三里、胆囊直刺,至得气后,略做提插,使针感增强后,推入药液。其中黄芪注射液、复方当归注射液、维生素C注射液,均为每穴0.5~1.5mL;维生素B_{12}(0.5mg/1mL)每穴1mL;徐长卿注射液每穴2mL。可隔日1次,3个月为1个疗程,疗程间隔7日左右。

(二)体针

1. 取穴

主穴:足三里。

配穴:脾胃不和型见脘腹胀满,痛连两胁、嗳气反酸或有恶心呕吐,睡眠欠佳,苔薄黄,脉沉弦,加期门、内关;脾胃虚弱型见胃脘隐痛,绵绵不已,喜按揉,得食腹胀,纳差乏力,面色苍白,大便先干后稀,苔薄白,舌边有齿痕,脉沉细,加脾俞、胃俞;胃阴不足型见胃脘隐有灼痛,口干欲饮,面色不华,大便干,舌红少苔,脉细数,加幽门、三阴交、章门。

另有脾胃虚寒,症情与脾胃虚弱大致相同,惟得热痛减,喜暖畏寒,取穴亦同。

2.治法

主穴每次必取,配穴据型选用。脾胃不和者,用捻转提插平补平泻法,留针15~20分钟。脾胃虚弱,先施以紧按慢提补法,然后在针柄上插以2cm长的艾条行温针灸,留针约30分钟。脾胃虚寒者,行烧山火补法(即三进一退,徐进疾出,反复多次,直至产生热感,要求插针时重而快,提针时轻而慢),留针15分钟,再隔姜灸3~7壮;胃阴不足,施以平补平泻法,留针30分钟。每日或隔日1次,10次为1个疗程,疗程间隔5~7日。

(三)温针灸

1.取穴

主穴:关元、气海、足三里。

配穴:内关、中脘、膈俞、血海。

2.治法

主穴均取,用温针灸法,萎缩性胃炎酌加配穴。用直径0.30mm、长为25~40mm的毫针。如取背部穴,可先令患者取俯卧位,以40mm长的针具斜向脊柱成45°角刺入,至得气后,用平补平泻手法运针3分钟,不留针;再取俯卧位,继针其余穴位。主穴针刺得气后,将艾条切成20mm长艾段,点燃后插在针柄上。可连续施灸2个艾段。其他配穴,直刺至得气后,用补法或平补平泻法运针1分钟,所有穴位均留针30分钟。每日或隔日治疗1次,连续治疗8周为1个疗程。

(四)药罐法

1.取穴

主穴:中脘、胃俞。

配穴:足三里、三阴交。

2.治法

处方组成及药物炮制:曼陀罗60g,延胡索45g,桂枝50g,高良姜45g,浸泡、水煎、过滤,制成50%灭菌水溶液400mL备用。

物品准备:取大小不同型号的带双孔抽气玻璃罐,20~50mL注射器,止血钳,药液,吸取药液的头皮针导管,覆盖水罐的橡皮帽,2~3寸不锈钢毫针,酒精棉球等,均盛于治疗盘内。

操作方法:每次主穴均取。首先把药液加温至45℃左右。先拔背部,再拔腹部。吸拔时,一手持罐,罐口向下紧扣于穴位,另一手用注射器吸取上述药液20~

40mL,从注入孔中灌注于罐内。在排气孔覆盖橡皮帽,形成负压,然后用止血钳夹紧导管留置 30 分钟,治疗结束后,左手扶压水罐松开止血钳及橡皮帽,用注射器连接头皮针导管,吸尽罐内药液再用注射器抽去空气 30～50mL。留罐 20～40 分钟。配穴用针刺法,行针得气后,留针 30 分钟。每日 1 次,10 次为 1 个疗程,停治 5～7 日后,进行第 2 个疗程治疗。

(五)电热针

1.取穴

主穴:足三里、内关。

配穴:三阴交、合谷。

2.治法

以主穴为主,酌加配穴,双侧均取。选定穴位,常规消毒后,以 6 号电热针直刺足三里 1～1.5 寸,内关 0.5～1 寸,然后接通电热针仪,电流量为 60～80mA,以患者有舒适的温热和酸胀感为度。配穴以毫针行常规刺法,并施提插补法,每隔 10 分钟行针 1 次。均留针 40 分钟。每日治疗 1 次,30 次为 1 个疗程,共 3 个疗程,疗程间休息 3～5 日。

(六)头针法

1.取穴

额旁 2 线(双)顶中线。

2.操作

额旁 2 线(双)、顶中线,皆用泻法,交替行针,行针时患者两手揉按胃部,做腹式呼吸运动。每次行针 3～5 分钟,留针 2～4 小时,留针期间行针 1～3 次。

3.疗程

急性期每日 1 次,5～7 次为 1 个疗程,慢性期隔日 1 次,10～15 次为 1 个疗程。

(刘玉欢)

第二节 呕吐

呕吐是因胃失和降、胃气上逆而出现以胃内容物从口吐出为主要临床表现的病证,可见于多种急、慢性疾病之中。呕与吐在古代文献中有所区别,以有声有物谓之呕;有物无声谓之吐,无物有声谓之干呕。临床上呕与吐常同时发生,故全称呕吐。

西医学中的急性胃肠炎、贲门痉挛、幽门痉挛或梗阻、慢性胃炎、胃黏膜脱垂、食管癌、十二指肠壅积症等以及其他如神经性呕吐、内耳眩晕性呕吐、颅脑病变所致的呕吐等,均可参照此病辨证施治。

一、病因病机

胃主受纳,腐熟水谷,其气以降为顺,若气逆于上则发生呕吐。导致胃气上逆的原因很多,如风、寒、暑、湿之邪和秽浊之气侵犯胃腑,致胃失和降,气逆于上则发生呕吐;或饮食不节,过食生冷肥甘,误食腐败不洁之物,损伤脾胃,导致食滞不化,胃气上逆而呕吐;或因恼怒伤肝,肝失条达,横逆犯胃,胃气上逆,忧思伤脾,脾失健运,致胃失和降而呕吐;或因劳倦内伤,中气被耗,中阳不振,寒浊阻滞,聚而生痰,积于胃中,饮邪上逆,也可发生呕吐。

二、临床表现

(一)寒邪犯胃

呕吐食物残渣,量多如喷,胸脘满闷,可伴有恶寒发热、头身疼痛,苔白腻,脉浮滑。

(二)食滞胃肠

呕吐酸腐食物,吐出为快,大便秘结或秽臭不爽,嗳气厌食,脘痞腹胀,苔厚腻或垢,脉滑或沉实。

(三)痰饮停胃

呕吐清水痰涎,脘闷痞满,口干不欲饮,饮水则吐或头眩心悸,苔白滑或腻,脉弦滑。

(四)肝气犯胃

呕吐反酸,口苦嗳气,胸胁烦闷不适、嘈杂,舌边红,苔薄或微黄,脉弦。

(五)脾胃虚寒

呕吐反复,迁延日久,劳累过度或饮食不慎即发,神疲倦怠,胃脘隐痛,喜暖喜按,畏寒肢冷,面色㿠白,舌淡或胖,苔薄白,脉弱。

(六)胃阴不足

干呕,呕吐少量食物黏液,反复发生,胃脘嘈杂,饥不欲食,口燥咽干,大便干结,舌红少津,脉细数。

三、针灸治疗

(一)刺灸法

1.寒邪犯胃

治法:解表祛寒,和胃止呕。取任脉、足阳明胃经和手厥阴心包经穴为主。

处方:中脘、足三里、内关、合谷、风池。

方义:中脘、足三里疏理气机,和胃降逆。内关是手厥阴心包经的络穴,通阴维脉,手厥阴经下膈历络三焦,阴维脉主一身之里,故有通调上焦、中焦气机的作用,是治疗呕吐之效穴。合谷配风池,可解表祛风寒。

操作:针用泻法,并可加灸。

随症选穴:干呕者灸间使;呕吐黄水者加丘墟。

2.食滞胃肠

治法:消食化滞,和胃降逆。取任脉、足阳明胃经穴为主。

处方:下脘、璇玑、足三里、腹结、内关、内庭。

方义:下脘为任脉与足太阴脾经交会穴,配璇玑能行气导滞而消宿食;足三里、内关和胃降逆;腹结除腹痞胀,亦治便秘;内庭为荥穴,荥主身热,可清泻阳明积热。

操作:针用泻法。

随症选穴:腹胀者加气海。

3.痰饮停胃

治法:逐饮化痰,和胃降逆。取足太阴脾经穴为主。

处方:章门、公孙、中脘、丰隆、内关。

方义:脾之募穴章门配公孙健脾蠲饮;胃之募穴中脘配丰隆和胃化痰,痰饮既除,则胃气降而呕吐止;内关如前述。

操作:针用补泻兼施或加灸。

随症选穴:肠鸣者加脾俞、大肠俞,心悸者加神门。

4.肝气犯胃

治法:疏肝和胃,降逆止呕。取任脉和足厥阴肝经穴为主。

处方:上脘、阳陵泉、太冲、梁丘、神门。

方义:上脘宽膈,配梁丘平胃止呕;太冲、阳陵泉疏肝解郁;神门宁心定志除烦。

操作:针用泻法。

随症选穴:反酸干呕者加内关、公孙。

5.脾胃虚寒

治法:温中健脾,和胃止呕。取任脉和足阳明胃经穴为主。

处方:中脘、内关、足三里、脾俞、胃俞、章门、关元。

方义:中脘、胃俞、章门、脾俞为俞募配穴法,以调补脾胃,振奋中阳,使升降功能恢复正常;内关、足三里宽胸降逆,和胃止呕;关元补元气而温脾阳。

操作:针用补法,加灸。

随症选穴:腹痛者加天枢。

6.胃阴不足

治法:滋养胃阴,降逆止呕。取背俞穴、足阳明胃经穴为主。

处方：脾俞、胃俞、血海、三阴交、足三里、内关。

方义：脾俞、胃俞健脾胃，以促气血生化；血海、三阴交补阴以养血，阴液得复，胃得其濡养；足三里、内关和胃降逆。

操作：针用补法。

随症选穴：胃中灼热者加太溪；干呕甚者加公孙。

（二）穴位注射

选穴：中脘、内关、足三里。

方法：用维生素 B_1 或维生素 B_{12} 注射液，每穴注射 0.5mL，每日 1～2 次，各穴交替应用。

（三）耳针法

选穴：胃、贲门、食管、交感。

方法：毫针刺，每日 1 次，每次留针 30 分钟或用王不留行籽贴压，每 3～5 日更换 1 次。

（李忠明）

第三节　消化性溃疡

消化性溃疡是一种常见的慢性胃与十二指肠球部溃疡病变。消化性溃疡的发生与胃酸和胃蛋白酶密切相关，临床表现有长期发作的周期性、节律性上腹部疼痛，伴有恶心、呕吐、反胃、嗳气、反酸等一系列胃肠道症状。消化性溃疡病疼痛有节律性，胃溃疡疼痛多在食后半小时至 1 小时出现，经 1～2 小时后逐渐缓解，痛位多在剑突下或稍偏左处。十二指肠溃疡疼痛多在食后 3 小时及在两餐之间发生，病位在上腹部偏右处，进食后可获暂时缓解；部分患者由于夜间胃酸较高，尤其在睡前进食者，可发生半夜疼痛。定时发生的半夜疼痛，是十二指肠溃疡的又一特点。本病的发生是由于对胃十二指肠黏膜有损害作用的侵袭因素与黏膜自身防御—修复因素之间失去平衡的结果。这种平衡失调可能由于侵袭因素增强，可能因防御—修复因素减弱或两者兼有。十二指肠溃疡主要由于前者，而胃溃疡主要因自身防御—修复因素减弱所致。

一、病因病机

消化性溃疡属于中医学胃脘痛、吐酸、嘈杂等范畴。若合并幽门梗阻者，属于反胃、呕吐；合并上消化道出血者，属于呕血、便血；合并急性胃穿孔者，则类似结胸。

中医学认为，溃疡病的发生与饮食所伤和情志不畅关系密切。如若饮食不节，饥饱失常,暴饮暴食,损伤脾胃,脾失健运,胃失和降,气机阻滞,则胃脘疼痛。嗜烟酗酒,过食辛辣、干硬、生冷、炙热、油炸等刺激性食物,也可损伤脾胃,导致湿热内生,胃络受损,瘀热搏结,通降失调,则出现胃脘痛、嘈杂、呕吐、吞酸、呕血或便血等。若素体虚寒或劳倦内伤或久病不愈,损及脾阳,致中阳不振,则见胃脘冷痛、喜暖喜按、食少便溏等脾胃虚寒证候。若中气不足,脾不统血,气不摄血,也可发生呕血、便血。

如若忧思恼怒,情志不舒,郁而不解,肝失疏泄,横逆犯胃,肝胃不和,气滞中焦则致胃病连及两胁。若证情迁延日久,肝郁化火,则见胃中灼热、口干而苦,甚至热伤血络,迫血妄行,上逆为呕血,下注为便血。若热伤胃阴,又可见胃脘隐痛、口干少津、舌红少苔、饥不欲食等胃阴不足之证。若肝木克伐脾土,致脾失健运,则湿浊内生,中焦气机失畅,脾胃升降失常,胃气反逆于上而见嗳气、呕逆、反酸、嘈杂、恶心、呕吐等症。若肝郁气滞,久痛入络,脉络受损,气血瘀滞,又可见上腹刺痛拒按,痛点固定不移,呕血逆于上,便血注于下。

综上,本病与饮食失常、情志不遂、素体虚弱有关;病位在胃,与肝脾关系密切。多因中焦气滞不畅,脾胃升降功能失调为发病关键。

二、临床表现

上腹部疼痛是消化性溃疡最主要的表现,疼痛的程度一般不重,疼痛的性质表现不一,如隐痛、胀痛、刺痛、烧灼样痛、饥饿样痛等。但疼痛有节律性的特点,胃溃疡多在食后半小时左右发生疼痛,经1~2小时后逐渐缓解;十二指肠溃疡常在餐后2~3小时发生,持续不减,直至进食或服制酸剂后缓解,疼痛发作还与季节有关,呈明显的周期性,好发于秋末冬初之季,十二指肠溃疡还有半夜定时发作的特点。疼痛的部位,胃溃疡多在上腹正中或剑突之下或稍偏左;十二指肠溃疡多在脐上或上腹偏右;前壁溃疡疼痛可向同侧胸骨附近放射;后壁溃疡疼痛可放射到背部11~12胸椎两侧。少数不典型患者,平时可以没有上腹疼痛的症状,直至溃疡出血后出现了呕血、便血,甚至穿孔时才被发现。

消化性溃疡除上腹部疼痛外,还常兼有脘腹胀满、嗳气反酸、恶心呕吐、便秘或腹泻等消化系统的症状。全身症状有多汗、失眠、烦躁、焦虑等。

肝胃不和者,胃脘胀痛连及两胁,嗳气吐酸,甚至恶心呕吐,每因情绪波动而加重,苔薄黄,脉弦。胃肠积热者,胃中灼热,口干而苦,口臭,尿黄便结,舌红苔黄,脉数。气滞血瘀者,胃脘刺痛,拒按,食则痛剧或见呕血、便血,舌紫黯有瘀点,脉涩。食积伤胃者,胃痛拒按,嗳腐酸臭,恶心呕吐,吐后痛减,苔厚腻,脉弦滑。脾胃虚寒者,胃脘隐痛,喜温喜按,泛吐清水,神疲乏力,面色无华,舌淡苔白,脉细无力。胃阴不足者,心烦少寐,口干少津,大便干结,舌红少苔,脉细数。

幽门梗阻、胃出血、胃穿孔是消化性溃疡最常见的并发症。

三、辨病与辨证

（一）辨病

1. 临床表现

消化性溃疡往往具有典型的临床症状,但要注意特殊类型溃疡症状往往不典型。还有极少数患者无症状,甚至以消化性溃疡的并发症如穿孔、上消化道出血为首发症状。

2. 体征

消化性溃疡除在相应部位有压痛之外,无其他对诊断有意义的体征。但要注意,如患者出现胃型及胃蠕动波揭示有幽门梗阻;如患者出现局限性或弥散性腹膜炎体征,则提示溃疡穿孔。

3. 胃镜检查

胃镜可对消化性溃疡进行最直接的检查,还可以取活体组织做病理和幽门螺杆菌检查。胃镜诊断应包括溃疡的部位、大小、数目以及溃疡的分期,包括活动期、愈合期、瘢痕期。对胃溃疡者应常规取活体组织做病理检查。

4. X线钡餐检查

气钡双重对比造影可以显示X线的直接征象(具有诊断意义的龛影)和间接征象(对诊断有参考价值的局部痉挛、激惹及十二指肠球部变形)。

5. 幽门螺杆菌检查

通过胃镜可以取胃窦黏膜做快速尿素酶试验、组织学检查或者做幽门螺杆菌(Hp)培养。

（二）辨证

1. 脾胃虚寒

胃脘部隐隐作痛,喜暖喜按,空腹或受冷痛甚,得食得暖痛减,泛吐清水,纳少乏力,大便溏薄,面色少华。舌淡有齿印,苔薄白,脉细弱。

2. 肝胃不和

胃脘胀痛,牵及两胁,痛处不定,嗳气则舒或喜叹息,食欲减退,常因郁怒而诱发或因怒而加重。舌苔薄白或薄黄,脉弦。

3. 肝胃郁热

胃脘灼痛,烦躁易怒,反酸嘈杂,口苦口干。舌红,苔黄,脉弦数。

4. 寒热错杂

急性发作性上腹剧痛,嗳气吞酸,胃胀,恶心呕吐,痛时四肢不温,纳少乏力,口干少饮,大便或溏或干。舌红或淡胖,苔黄白相兼或黄腻,脉弦细数。

5.胃阴不足

胃脘隐痛或灼痛,烦渴欲饮,口燥咽干,食少,大便干结。舌红少苔,脉细数。

6.血瘀阻滞

胃脘痛,夜间或食后痛甚,痛有定处而拒按或痛如针刺或见吐血、黑便。舌质紫黯或有瘀斑,脉涩。

四、针灸治疗及选穴原则

(一)治疗原则

本病一般以疏肝理气、和胃止痛为基本治疗原则。

(二)选穴原则

在选穴上可根据肝主疏泄,脾主升,胃主降,脾主运化水湿等理论进行选用,选穴的基本原则如下。

1.局部选穴

根据"腧穴所在,主治所在"的规律从局部选穴,腹部常用上脘、中脘、下脘、梁门、不容、幽门、腹哀等穴。临近部位腰胸部选日月、期门,背部常选脾俞、胃俞、肝俞、胆俞、胸9～12夹脊穴。

2.循经选穴

根据"经脉所过,主治所及"的规律选穴。常选胃经足三里、上巨虚、内庭等;脾经"属脾,络胃",选阴陵泉、三阴交、太白、公孙;肝经"抵小腹,挟胃,属肝",可选期门、行间、太冲。三焦经"循属三焦",经别"下走三焦",可选支沟、外关等。心包经"下膈,历络三焦",故可选内关、大陵等。

3.辨证选穴

脾胃虚寒,选脾俞、胃俞、神阙、关元、气海、命门等;肝胃不和,选肝俞、胃俞、合谷、太冲、内关、三阴交等;肝胃郁热,选期门、中脘、内庭、行间、曲池等;寒热错杂,选合谷、内关、建里、胃俞、太冲、内庭、公孙、太白等;胃阴不足,选胃俞、三阴交、太溪、水泉、照海、血海等;血瘀阻滞,选中脘、下脘、膈俞、期门、内关、血海、合谷、三阴交等。

五、治疗

(一)针灸疗法

治则:疏通经络,和胃止痛。

处方:中脘、梁门、内关、公孙、足三里。

加减：胃肠积热加内庭、前谷；胃寒和脾胃虚弱加脾俞、胃俞；肝气犯胃加太冲、期门；气滞血瘀加合谷、膈俞；食积伤胃加下脘、建里；胃阴不足加太溪、三阴交；痰湿过盛加阴陵泉、丰隆；嗳气反酸、恶心呕吐加天突；胃痛剧烈加梁丘；便秘或腹泻加天枢、下巨虚；呕血或便血去中脘加血海、膈俞；急性穿孔加天枢、梁丘；失血性休克加气海、关元、素髎、百会。

方义：针灸中脘、足三里，可温中散寒，行气止痛；内关、公孙为八脉交会穴，以治胃部病证；梁门健脾和胃，消食导滞。

（二）耳针疗法

取胃、十二指肠、脾、肝、三焦、耳中、交感、神门、皮质下。每次选3~5穴，常规针刺或施行埋针、药丸按压术。隔日1次，两耳交替。10次为1个疗程。

（三）皮肤针疗法

腹部任脉穴、足阳明经穴、第7胸椎至第1腰椎两侧夹脊穴和足太阳经穴。方法：先阳经后阴经，由上至下，循序叩打，各4~5遍，中等刺激，至皮肤潮红为度。每日1次，10次为1个疗程。

（刘玉欢）

第四节 便秘

便秘是指大便秘结，排便周期或时间延长或虽有便意但排便困难的疾病。临床表现排便次数减少，排便困难，大便性状改变。主要病因是结肠动力学方面的异常，精神心理因素、肠道神经的变化、外源性神经毒素作用、激素的异常等直接或间接因素导致神经传导障碍，肌肉收缩力降低或者卡哈尔（Cajal）细胞起搏异常都会影响结肠的蠕动，结肠运动幅度减弱或运动不协调，最终会引发便秘。

中医学认为本病病位在肠，与脾、胃、肺、肝、肾等功能失调有关。若肠胃受病或因燥热内结或因气滞不行或因气虚传送无力或因阴血虚肠道失润以及阴寒凝结等，均能导致便秘。素体阳盛或过食辛辣香燥，少食蔬菜，以致肠腑积热，津液中干，肠道失润，大便干燥而腑气不通。忧思过度，情志不畅，肝气郁滞，疏泄失职或久坐少动，气机郁滞，不能宣达，通降失常，传导失职，糟粕内停，因而大便秘结。劳倦饮食内伤或病后、产后以及年老体虚之人，致脾气受损，化源不足，气血两亏，气虚则转运无力，血虚则肠失润泽，故大便秘结。素体阳虚或年高体衰或劳伤脾肾，致脾肾阳虚，阴寒内结难便或素体阴虚或热病伤阴，而致肠道阴液枯涸，无水行舟，大便干结难下。

一、辨病与辨证

(一)辨病

应用罗马Ⅱ功能性便秘诊断标准。在过去的1年里至少3个月连续或间断出现以下2个或2个以上症状。

(1)>1/4的时间内有排便费力。

(2)>1/4的时间内有粪便干结。

(3)>1/4的时间内有排便不尽感。

(4)>1/4的时间内排便时有肛门阻塞感或肛门直肠梗阻。

(5)>1/4的时间内有排便需用手法协助。

(6)>1/4的时间内有每周排便<3次,不存在稀便,也不符合肠易激综合征的诊断标准。

(7)同时需排除肠道或全身器质性疾病以及药物因素所致的便秘。

(二)辨证

1.热秘

大便干结,腹胀腹痛,面红身热,口干口臭,小便短赤。舌红,苔黄燥,脉滑数。

2.气秘

欲便不得或便而不爽,嗳气频作,腹中胀痛,纳食减少,胸胁痞满。舌苔薄腻,脉弦。

3.冷秘

大便艰涩,腹部拘急冷痛,四肢不温,畏寒喜暖,小便清长。舌淡,苔白,脉弦紧或沉迟。

4.虚秘

虽有便意,但排出不畅,便质不干硬,临厕努挣乏力,面色无华,头晕心悸。舌淡,苔薄,脉细弱。

二、针灸治疗及选穴原则

(一)治疗原则

本病以通调肠腑、通便为基本治疗原则。在治疗上要处理好治标与治本的关系,不论何种证型,都应急则治其标,首先通便,当症状稍缓后针对病因治疗。

(二)选穴原则

在选穴上可根据大肠主传导、以通为顺,肺与大肠相表里,肾主水,脾主运化等理论进行选用。具体选穴原则如下。

1. 局部选穴

在腹部选取穴位可直接通降腑气,常选腹结、天枢、归来、关元、中脘、水道等穴。另外根据临床经验,常在水道、归来外旁开2寸处选阿是穴。

2. 循经选穴

根据"经脉所过,主治所及"的规律从远端选穴,大肠经"下膈,属大肠",选曲池、合谷;胃经"属胃,络脾",其支者"起于胃口,下循腹里",常选足三里、上巨虚、下巨虚、丰隆等;脾经络脉"入络肠胃",选三阴交、太白、阴陵泉等;肝经"抵小腹,挟胃,属肝",选行间、太冲等。

3. 辨证选穴

肠道实热,选合谷、曲池、腹结等穴;肠道气滞,选中脘、阳陵泉、气海、太冲等;脾虚气弱,选气海、脾俞、胃俞、三阴交、足三里、关元等;脾肾阳虚,选神阙、气海、照海、命门、肾俞、脾俞等;阴虚肠燥,选脾俞、大肠俞、三阴交、太溪、足三里、照海等。

三、临床表现

(一)肠道实热

大便干结,腹部胀满,按之作痛,口干或口臭,苔黄燥,脉滑实。

(二)肠道气滞

大便不畅,欲解不得,甚则少腹作胀,嗳气频作,苔白,脉细弦。

(三)脾虚气弱

大便秘结,临厕无力努挣,挣则汗出气短,面色㿠白,神疲气怯,舌淡,苔薄白,脉弱。

(四)脾肾阳虚

大便秘结,面色苍白无华,时作眩晕、心悸,甚则脘腹冷痛、小便清长、畏寒肢冷,舌淡,苔白润,脉沉迟。

(五)阴虚肠燥

大便干结,状如羊屎,口干少津,神疲纳呆,舌红苔少,脉细数。

四、治疗

(一)刺灸法

1. 肠道实热

治法:清热保津,通腑利便。取手阳明大肠经穴为主。

处方:合谷、曲池、腹结、上巨虚。

方义:合谷、曲池泻阳明之热,清热以保津。上巨虚为大肠的下合穴,与腹结相配可疏通大肠腑气。

操作：针用泻法。

随症选穴：烦热口渴者加少府、廉泉；口臭甚者加承浆、劳宫。

2.肠道气滞

治法：调理气机，通腑利便。取任脉和足厥阴肝经穴为主。

处方：中脘、阳陵泉、气海、行间、天枢。

方义：腑会中脘、大肠募穴天枢配气海以疏通腑气；行间配阳陵泉疏肝理气，使疏泄复常。

操作：针刺用泻法。

随症选穴：胸胁胀满疼痛者加期门、支沟；腹胀甚者加大横。

3.脾虚气弱

治法：健脾益气，兼以通便。取背俞穴、足太阴脾经穴为主。

处方：脾俞、胃俞、大肠俞、三阴交、足三里、关元、天枢。

方义：脾俞、三阴交、胃俞、足三里健脾胃益中气，以资生化之源。关元补下焦元气，以益脾气。大肠俞、天枢以助大肠传导之力。

操作：针刺用补法，可加灸。

随症选穴：多汗者加复溜；心悸者加内关。

4.脾肾阳虚

治法：补肾健脾，助阳温通。取足少阴肾经、足太阴脾经穴为主。

处方：气海、照海、石关、肾俞、脾俞、三阴交、天枢。

方义：气海、照海、石关、肾俞补益肾气，助阳驱寒，温煦下焦以散凝结。三阴交、脾俞可温补脾阳，以利健运之功。更配天枢疏调大肠气机。

操作：针刺用补法，并可灸。

随症选穴：脱肛者加长强、百会；腰冷者加委中、命门。

5.阴虚肠燥

治法：滋阴润燥。取背俞穴、足少阴肾经穴为主。

处方：脾俞、三阴交、太溪、足三里、照海、大肠俞、天枢。

方义：照海、太溪以滋肾阴；脾俞、三阴交、足三里益气血之源，滋阴润燥；大肠俞、天枢增强大肠传导功能。

操作：针刺用补法。

随症选穴：口干少津甚者加金津、玉液；心烦少寐者加神门、行间。

(二)耳针法

选穴：脾、胃、大肠、直肠下段。

操作：毫针刺，强刺激，留针1～2小时，间断捻针2次，每日1次，7次为1个疗程，也可用耳穴压豆法。

(三)头针法

取穴:顶中线额旁2线(双)。

操作:顶中线、额旁2线,用泻法,交替行针,行针时患者双手顺时针方向按揉下腹部,做腹式呼吸运动,反复行针1～3分钟。重症患者可在天枢穴各刺1针,与额旁2线同时行针。每次行针3～5分钟,留针2小时,留针期间再行针运动1次。

疗程:每日或隔日1次,10次为1个疗程。产后排便难,可每日1次,7～10次为1个疗程。

(四)皮肤针

选穴:腰骶部、下腹部。

操作:重点叩打腰骶部阳性点,较重度刺激,每日1次,10次为1个疗程。

(五)水针

选穴:孔最、上巨虚、神门。

药液:维生素B_1注射液或生理盐水。

操作:常规操作,用维生素B_1注射液或生理盐水穴位注射,神门每次1mL,孔最、上巨虚每次4mL,每周2～3次。

(六)电针

选穴:大横、下巨虚;石门、支沟。

操作:2组穴交替使用,毫针刺,得气后通电10～20分钟,选用疏密波,隔日1次,7次为1个疗程。

(七)灸法

选穴:实证取大肠俞、天枢、上巨虚、支沟,虚证取大肠俞、脾俞、天枢、足三里。

操作:每穴灸3～5壮或用艾条悬起灸15分钟,每日1～2次,10次为1个疗程。

(崔俊宇)

第五节　感冒

感冒是常见的呼吸道疾病,因病因不同可分为风寒证、风热证和暑湿证。四季均可发生,尤以冬、秋两季多发。

一、病因病机

中医学认为,本病是感受风邪所致,与人的体质强弱密切相关。常因起居失常、冷暖不调、涉水淋雨、过度疲劳、酒后当风等导致机体免疫力下降而发病,患有各种慢性病的体弱者则更易罹患。风邪多与寒、热、暑湿之邪夹杂为患,由皮毛、口鼻侵入,伤及肺卫,出现一系列的肺卫症状。秋冬多风寒,春夏多风热,长夏多暑湿;因患者机体有阴阳偏盛偏衰之别,故感受同一外邪有从寒而化和从热而化之分。若感邪深重或误治失治,体虚无力抗邪,则时邪病毒可由表入里,产生化火动风、逆传心包等变证。

二、临床表现

以鼻塞、流涕、咳嗽、头痛、恶寒发热、全身酸楚等为主症。

(一)风寒感冒

鼻塞,流清涕,咳嗽,痰液清稀,咽喉微痒,喷嚏,恶寒重,发热轻,无汗,头痛,肢体酸重,口不渴或虽渴但喜热饮,舌苔薄白,脉浮或浮紧。

(二)风热感冒

鼻塞而干,少涕或流稠涕,咳嗽声重,咳痰色黄而黏,咽喉肿痛,恶寒轻,发热重,有汗热不解,头痛或昏胀,面红目赤,口干渴欲冷饮,舌苔薄黄,脉多浮数。

(三)暑湿感冒

咳声重浊不扬,咳吐白色黏痰,身热不扬,汗出不畅,肢体酸重,头昏重而胀,胸脘痞闷,纳呆,腹胀,大便溏泻,尿少色黄,舌苔白腻或淡黄腻,脉濡。

三、灸疗取穴

(一)主穴

大椎、肺俞、风门、足三里。

(二)配穴

鼻塞加迎香;发热加曲池;头痛加太阳、印堂;咳嗽配加天突。

四、灸疗方法

(一)温和灸

(1)取艾条施灸,每穴15~30分钟,每日1~2次,3~6次为1个疗程。

(2)取风门、肺俞、足三里,每穴施灸10~15分钟,每日1次,连续7次为1个疗程或3日灸1次,连灸7次。

(3)独取大椎穴,施灸20分钟,相隔6小时按上法再予施灸,直至痊愈。

(二)隔姜灸

取艾炷如花生米大小,每穴施灸5~7壮,每日1~2次,3~6次为1个疗程。

(三)药物灸

(1)风寒感冒:取白芥子100g,研末过筛;再取1~2枚鸡蛋,用蛋清与药末和匀调成糊状,敷于神阙、涌泉、大椎穴处施灸,灸后盖以纱布,外用胶布固定,嘱患者覆被睡卧,出微汗即愈。

(2)风热感冒:取淡豆豉 30g,连翘 15g,薄荷 9g,上药研末过筛和匀,备用。先取药末 20g,加入葱白适量,捣烂成膏,敷灸于风池、大椎穴施灸,灸后,外覆纱布,胶布固定。再取药末 15g,填于神阙穴内,然后取冷水滴于药末上,周围用纱布或面糊围圈,以防滴水外溢,待药气入腹即愈。

(四)艾炷灸

(1)取一侧外关穴,当麦粒大艾炷燃至患者感觉疼痛时,轻拍周围皮肤以缓解疼痛,待艾炷即将燃尽时将艾火压灭,此为1壮。继用第2壮、第3壮,直至灸穴皮肤潮红,轻度烧伤为度,最后1壮保留艾灰,然后以创可贴外敷灸处。第2日灸处皮肤出现水疱为佳,疱大者可刺破,再以创可贴外敷。一般1次即效,效果不佳者可重复施灸。

(2)取双侧风门、肺俞穴,再取厚度约 3mm 姜片,用针在其中央扎 20~30 个小孔,以利于药力透达穴位。做大艾炷置于其上并捏实,点燃后用手背感觉到姜片下面温热时,下垫两层小纱布放置于患者穴位上,当患者感觉发烫时,将姜片轻轻抬起,调节到感觉热气向里透达而且能耐受为度。每穴灸2壮,换穴同时更换新姜片。每日1次,7次为1个疗程。

(五)艾条温和灸或隔姜麦粒灸

主穴:取风池、列缺、风门、外关。配穴:伴身体重浊不爽,口淡腻者配阴陵泉;伴乏力者配足三里;伴周身疼痛者配大杼;伴头痛者配太阴。施以艾条温和灸,一般每穴 10~15 分钟,灸至穴位有温热舒适感为宜或隔姜小麦粒灸至局部皮肤潮红,患者感觉有温热感为度。

(六)热敏灸

按照热敏灸技术要点中十六字技术要诀对施灸部位与施灸剂量进行定位、定量规范操作。对穴位热敏高发部位大椎、至阳、命门、肺俞、神阙等进行穴位热敏探查,并标记热敏穴位。

(1)对流鼻涕,打喷嚏,鼻塞,前额紧痛的风寒感冒,进行上印堂穴(位于印堂穴上1寸处)单点温和灸,可感觉热感或紧压重感扩散至整个前额,灸至热敏灸感消失;继而对太阳穴进行双点温和灸,可感觉热感扩散至两侧颞部,灸至热敏灸感消失为止。

(2)对头项强痛的风寒感冒,进行大椎、双侧风池三角范围温和灸,可感觉热感透至深部并扩散至整个头项背部,灸至热敏灸感消失为止。

(3)对恶风、恶寒发热、全身乏力的风寒感冒,分别按序对风府、大椎、至阳、腰阳关循经往返和接力灸,以振奋督脉阳气,祛寒解表,可感觉热感沿头项背腰部督脉传导,灸至热敏灸感消失为止。每日2次,灸至症状消失。一般1~2日为1个疗程。

(七)灯草灸

(1)风寒证:治宜疏风散寒,宣肺解表。主穴取风池、风门、列缺、合谷、陶道。配穴,头项强痛加外关;鼻塞不通加迎香;发热或高热加大椎、曲池;喉痒咳嗽加肺俞、天突。施以灯草灸,每穴灸1壮,每日1次,连灸3～5日为1个疗程。

(2)风热证:治宜疏风散寒,肃肺解表。主穴取大椎、合谷、风池、外关。配穴,鼻塞不通加迎香;喉痒咳嗽加列缺、天突;头痛加太阳、印堂。施以灯草灸,每穴灸1壮,每日1次,连灸2～3日为1个疗程。

(八)综合疗法

1.针刺、拔罐配合隔物灸

取大椎、风池。先以泻法针风池,轻刺激不留针,再以三棱针点刺大椎3～5下,继之拔火罐5～10分钟。启罐拭去血液,取3mm厚生姜或大蒜片置于大椎点刺处,隔姜(蒜)灸5～7壮,至局部皮肤潮红,患者自觉灼热难忍即予去除。

2.放血配合艾灸

取肺俞、厥阴俞、脾俞、胃俞、膈俞、大椎。患者取俯卧位,暴露背部,常规消毒后,用三棱针分别在肺俞、膈俞、胃俞、脾俞、厥阴俞点刺后挤压出血,每穴挤血8～10滴,然后以干棉球擦净血迹,再将大椎常规消毒,用三棱针点刺放血8～10滴,再将4cm×4cm大小、厚0.2cm的姜片置于大椎穴上,另将直径3cm的艾炷置于姜片上施灸,每次灸6壮,每壮燃烧完毕后再更换另1壮。每日1次,5次为1个疗程。

(刘玉欢)

第六节　哮喘

哮病是宿痰伏肺,因外邪、饮食、情志、劳倦等因素致气滞痰阻,气道挛急、狭窄而发病。以发作性喉中哮鸣有声,呼吸困难,甚则喘息不得平卧为主要表现。金元以前哮病与喘病统属于喘促一门,中医文献多不加区别。但两者性质实有不同,应予以区分。其区别在于:"哮"是呼吸急促,喉间有哮鸣声,哮病有宿根,为一种经常发作性疾病;喘病则多发于各种急、慢性疾病中,喘是呼吸困难,甚则张口抬肩。哮必兼喘,故一般通称为哮喘,而喘未必兼哮。

本病一年四季均可发生,尤以寒冷季节和气候急剧变化时较多,且易复发,男女老幼皆可罹患。西医学中的支气管哮喘、慢性喘息性支气管炎、肺炎、肺气肿、心源性哮喘等均属于中医哮喘范畴。

一、辨病与辨证

(一)辨病

(1)发作时喉中哮鸣有声,呼吸困难,甚则张口抬肩,不能平卧或口唇指甲发绀。

(2)呈反复发作性。常因气候突变、饮食不当、情志失调、劳累等因素诱发。发作前多有鼻痒、喷嚏、咳嗽、胸闷等先兆。

(3)有过敏史或家族史。

(4)两肺可闻及哮鸣音或伴有湿啰音。

(5)外周血嗜酸性粒细胞可增高。

(6)痰液涂片可见嗜酸性粒细胞。

(7)胸部 X 线检查一般无特殊改变,久病可见肺气肿征。

(二)辨证

1.实证

咳喘气急,胸部满闷,痰多清稀色白,恶寒发热,头痛无汗,舌淡,苔薄白,脉浮紧,为风寒外袭;喘促气粗,咳痰黄稠,心胸烦闷,口干而渴,伴发热恶风,舌红,苔薄黄,脉浮数,为风热犯肺;喘急胸闷,厚重哮鸣,声高息涌,痰黄质稠,咳吐不爽或见发热口渴,纳呆,便秘,舌红,苔黄腻,脉滑数,为痰热壅肺。

2.虚证

咳喘气短,动则加剧,咳声低怯,痰液清稀,自汗畏风,神疲倦怠,纳呆,便溏,舌淡,苔薄白,脉濡弱,为肺脾气虚;短气而喘,咳痰黏少,头晕耳鸣,口干咽燥,腰膝酸软,潮热盗汗,舌红,苔少,脉细数,为肺肾阴虚;咳喘气逆,呼多吸少,倚息难以平卧,咳痰稀白,畏寒肢冷,尿少水肿,面唇青紫,舌淡黯,苔白,脉沉细,为心肾阳虚。

二、针灸治疗及选穴原则

(一)治疗原则

本病以利气定喘为基本治疗原则。发时治标,平时治本。急性发作期以控制症状为主,应攻邪治标,祛痰利气。缓解期应培补正气,采用补肺、健脾、益肾三法。因患本病者多有过敏史或家族史,所以应注意对过敏原的预防。

(二)选穴原则

在选穴上可根据肺主皮毛,主宣发肃降,为水之上源,脾主运化水湿,肾主纳气等理论及辨证情况选用。具体选穴原则如下。

1.局部选穴

根据"腧穴所在,主治所在"的规律从局部选穴。颈部选天突、扶突、水突、气舍、人迎等穴；胸部常选中府、云门、气户、华盖、紫宫、膻中等穴；背部常用定喘、大杼、膏肓、肺俞、脾俞、膈俞、风门、大椎等穴。

2.远端选穴

根据"经脉所过,主治所及"的规律从远端选穴。肺经"上膈属肺",常选本经列缺、尺泽、孔最、太渊均可肃肺止哮。大肠经"络肺",远取合谷、曲池、二间能宣肺清热治热哮。肾经"从肺出络心,注胸中",针对肾气亏虚所致肾不纳气的哮病,选用太溪、阴谷等补肾纳气,固本止哮。肝经"上注肺",故常用太冲、中封等穴治喘而兼胸胁胀满者。心经"上肺",心包为心之外卫,代君受邪,故常用神门、内关等穴治疗水气凌心或心肺两虚的喘病。

3.辨证选穴

不论何种类型,可以天突、膻中、肺俞、膏肓、定喘为基本穴位,辨证配穴。哮病发作期以泻肺为法,寒哮加合谷、风门、天突,热哮加合谷、大椎、尺泽。在缓解期虚证为多,脾气亏虚型配以脾俞、足三里、太白、丰隆健脾益气,肾气亏虚型配以肾俞、气海俞、太渊补肾纳气,培本固元。因患本病者多有过敏史,胃肠积热往往是诱发的重要原因,故可选足三里、天枢、曲池等穴治本。另外,常选用血海、三阴交、曲池、内关、膈俞具有活血化瘀作用的穴位。因外邪致喘者,加合谷、风池、大椎、外关;因痰湿致喘者,加丰隆、阴陵泉;因水气凌心或肾不纳气者,加肾俞、气海、关元、内关等。

三、治疗

(一)刺灸法

1.发作期

(1)冷哮。

治法：温肺散寒,豁痰利窍。取手太阴肺经和任脉腧穴为主。

处方：列缺、尺泽、风门、肺俞、天突。

方义：肺俞、列缺、尺泽宣肃手太阴经经气。风门疏风宣肺。天突化痰止哮。

操作：针刺用泻法,背部穴位可加灸。

随症选穴：头痛身痛者,加温溜;寒热者,加外关。

(2)热哮。

治法：宣肺清热,化痰降逆。取手太阴肺经、手阳明大肠经和任脉腧穴为主。

处方：膻中、合谷、大椎、丰隆、中府、孔最、天突。

方义：合谷、大椎疏表散热。中府、孔最肃肺平喘。丰隆化痰。天突、膻中降气止哮。

操作：针刺用泻法。

随症选穴:热甚者,加曲池、二间。

2.缓解期

(1)肺气亏虚。

治法:补益肺气,化痰止哮。取手太阴肺经和背俞穴为主。

处方:定喘、膏肓、肺俞、太渊。

方义:定喘是止哮喘的经验穴。肺俞、膏肓主治虚劳咳嗽哮喘,多用于慢性哮喘。太渊属手太阴经的土,补土生金,以求治本。

操作:针用补法或补泻兼施或用灸法。

随症选穴:鼻塞而痒者,加印堂、迎香。

(2)脾气亏虚。

治法:健脾益气,祛痰止哮。取手太阴肺经、足太阴脾经穴和背俞穴为主。

处方:定喘、膏肓、肺俞、太渊、脾俞、足三里、太白、丰隆。

方义:定喘、膏肓、肺俞、太渊诸穴已如前所述。脾俞、太白、足三里补益脾胃,健运中州。丰隆涤除痰湿。

操作:针刺用补法或用灸法。

随症选穴:恶心者,加内关;眩晕者,加百会、气海;腹胀痛者,加天枢、神阙。

(3)肾气亏虚。

治法:固本培元,纳气止哮。取足少阴肾经穴和背俞穴为主。

处方:定喘、膏肓、肺俞、气海俞、肾俞、太渊、太溪。

方义:定喘、膏肓、肺俞诸穴如前所述。气海俞、肾俞可补肾气。太渊为肺经原穴,太溪为肾经原穴,补之可益肺肾之气,使上有所主而下有所摄,气机得以升降。

操作:针刺用补法或用灸法。

随症选穴:五心烦热、盗汗者,加复溜、阴郄;水肿者,加气海、水分;夜尿者,加关元。

(二)穴位贴敷法

选穴:肺俞、膏肓、膻中、定喘。

方法:用白芥子30g,甘遂15g,细辛15g,共研细末,用生姜汁调药粉成糊状,每穴涂药如蚕豆大,外敷胶布,贴30~60分钟取掉,以局部红晕微痛为度。若起疱,消毒后挑破,涂甲紫溶液。

(三)穴位埋线法

选穴:膻中、定喘、肺俞。

方法:常规消毒后,局部浸润麻醉,用三角缝合针将"0"号羊肠线埋于穴下肌肉层,每10~15日更换1次。

（四）耳针

选穴：下屏尖、肾上腺、气管、皮质下、交感。

方法：每次选 2～3 穴，强刺激，留针 5～10 分钟。

四、针灸疗效及影响因素

支气管哮喘是不可治愈的疾病，急性发作期西医控制疗效可靠，但本病防重于治，在非急性发作期或间歇期采用针灸方法防治本病被大量文献所证实，可缓解其发作频率和严重程度。喘病患者冬季发作较重而夏季则较轻，于是古人提出"冬病夏治"的治喘方法，且临床实践也已证明在夏季针灸确有显著疗效。大量的临床报道也证明了在夏季针刺或艾灸肺俞、大杼、风门等穴位，确可减少哮喘的发病频率。另外，有报道采用在背部刺络拔罐法，对缓解哮喘发作有一定意义。

（一）病情

一般而言，针刺对轻度哮喘患者的疗效好，对中重度哮喘患者的疗效较差。病程短的针灸疗效优于病程长者。

（二）分期

支气管哮喘可分为发作期和缓解期，针刺对支气管哮喘缓解期的疗效较好，对急性发作期的疗效较差，尤其是哮喘持续状态的患者。因此，轻度发作的患者可用针灸治疗，中、重度发作者，针灸只作为辅助治疗。

五、针灸治疗的环节和机制

针灸治疗哮喘的环节，包括与慢性气道炎症有关的病理过程、变态反应、免疫调节及自主神经功能调节等，其作用机制是通过多途径、多环节、多水平及双向调节等途径来完成的。针刺治疗支气管哮喘的关键环节可能包括以下 5 个方面。

（一）对肺功能的影响

支气管哮喘具有气流受限、可逆性较大与气道高反应性的特点，哮喘发作时，呼气流速的全部指标均显著下降。研究表明，针刺后哮喘患者的肺功能出现明显改善，可降低气道高反应性（AHR）。患者深吸气量、补呼气量、肺活量和最大通气量增加，呼气流量加快，1 秒、2 秒和 3 秒用力呼气容积占用力肺活量比值增加。

（二）减轻或抑制气道重塑

支气管哮喘是一种以嗜酸性粒细胞（EOS）浸润为主要特征的慢性炎症性疾病，气道重塑是哮喘发病的一个重要特征，其原因主要是以气道慢性炎症为基础。嗜酸性粒细胞阳离子蛋白（ECP）是嗜酸性粒细胞激活后释放的一种毒性碱性颗粒蛋白，是导致气道炎症的基础，它可使上皮细胞脱落，引起气道上皮损伤，造成气道的自我修复，在组织修复过程中沉积导致了气道重塑，使气道功能改变。针刺能减轻 EOS 在气道的浸润,从而可减少 ECP 的释放,抑制气道重塑。

(三)解除支气管痉挛

细胞中环磷酸鸟苷(cGMP)可加速生物活性物质释放,刺激支气管黏膜下迷走神经感受器,促使支气管收缩,引起哮喘发作。针刺治疗哮喘的机理可能是通过调整患者自主神经功能,增强肾上腺皮质功能,经环核苷酸的第二信使而解除支气管平滑肌膜痉挛;并且通过提高环磷酸腺苷(cAMP)含量,降低 cGMP 含量,从而提高 cAMP/cGMP 含量的比值,抑制炎症介质的释放,减轻哮喘患者的气道局部炎症,达到治疗效果。针刺能明显降低哮喘患者血清嗜酸性粒细胞水平。针刺治疗后白三烯 D4 对白细胞黏附可产生显著的抑制作用,并可降低过敏性哮喘患者的血液组胺量,改善支气管平滑肌的功能。

(四)调节免疫功能

IgE 的合成和分解受到 T 淋巴细胞的调节,在抗原刺激下,T 淋巴细胞合成白介素等功能增加是导致变态反应发生的重要因素。针灸对支气管哮喘血清抗原——特异性 IgE、IgG、IL-4、淋巴细胞转化率,以及对淋巴细胞亚群功能的改变有重要意义。提示针灸对过敏性哮喘患者 IgE 介导肥大细胞脱颗粒引起的速发型变态反应和对过敏性哮喘患者黏膜 SIgA 免疫高反应状态有明显抑制作用。哮喘病患者常伴有干扰素产生或释放能力降低,针刺可提高患者体内干扰素水平。针刺可使患者增高的血清 IL-5 水平明显降低,对 IL-5 的抑制作用,可能是其治疗哮喘的作用机制之一。

(五)整体调节

针刺法治疗哮喘,可能通过对机体的整体调节作用,促进慢性气道炎症病理过程的改善,减少抗哮喘药物的应用剂量,改善肺功能,增加机体抗病能力,减少哮喘的发作。

六、预后

目前哮喘的治疗只是处于对症治疗,尚难根治,西医对哮喘病的慢性气道炎症采取以吸入糖皮质激素为主的治疗措施,患病率和病死率仍未降低。哮喘的预后因人而异,也与正确的治疗有关。儿童哮喘通过积极治疗,临床控制率可达 95%。轻症容易恢复;病情重,气道反应性增高明显或伴有其他过敏性疾病者不易控制。若伴发慢性支气管炎,易于发展成慢性阻塞性肺病、肺源性心脏病,预后不良。因此,对支气管哮喘的预防是非常重要的。患者应注意以下几点。

(一)防寒保暖

可保持人的脏腑组织功能的正常运转,维持其各自的功能活动,预防支气管哮喘的发作。患者要密切注意天气的变化,根据自然界气候的变化情况增减衣被。

春天注意防风,夏天注意防暑,秋天注意防燥,冬天注意防寒。劳动或锻炼出汗后要及时更换内衣。

(二)避免诱因

如避免吸入具有刺激性的气体、冷空气、灰尘;避免接触动物毛屑、螨虫、花粉;避免参加激烈的运动和防止过度疲劳及情感刺激;避免摄入易致过敏的食物(如蟹、虾)和药物。

(三)体育锻炼

有助于增强呼吸肌,改善肺换气功能,预防日后形成肺气肿;其次,有助于减轻支气管和小支气管的痉挛,改善肺部血液循环,使支气管内的黏液稀释,容易排出,从而减轻气喘。若支气管哮喘发作程度较重,应采取西医救治。

(刘玉欢)

第七节 慢性支气管炎

慢性支气管炎是气管、支气管黏膜及其周围组织的慢性非特异性炎症。临床上以咳嗽、咳痰或伴有气喘等反复发作为主要症状。本病为临床多发病和常见病,中老年常见,多发于春季、冬季。

本病属中医"咳嗽""喘证""痰饮"的范畴,多由外邪侵袭肺系或脏腑功能失调,内邪干肺,引起肺失宣肃,肺气上逆所致。疾病的发生发展及转归与肺、脾、肾三脏关系密切。

一、辨病与辨证

(一)辨病

1.症状

咳嗽、咳痰或气喘每年发病累计 3 个月以上,且连续 2 年或以上。

2.体征

早期多无体征,急性发作期多在背部或肺底闻及散在的湿啰音或干啰音,喘息型气管炎可闻及哮鸣音,长期发作有肺气肿的体征。

3.化验检查

急性发作期白细胞总数及中性粒细胞增多,缓解期血象无改变。

4.影像学检查

胸部 X 线检查,单纯慢性支气管炎可为阴性,病变反复发作者肺纹理增多、粗乱、条索状阴影。出现斑点状阴影应考虑并发支气管肺炎;如出现肺不张则有肺不张的典型 X 线改变。

5.呼吸功能检查

早期可有闭合性气管增大,反复发作病情加重可出现最大通气量和第1秒用力呼气量降低等阻塞性通气功能障碍。

(二)辨证

1.风寒袭肺

咳嗽声重,咳痰稀薄色白,恶寒或有发热,无汗。舌苔薄白,脉浮紧。

2.风热犯肺

咳嗽气粗,咳痰黏白或色黄,咽痛或咳声嘶哑或有发热,微恶风寒,口微渴。舌尖红,苔薄白或黄,脉浮数。

3.痰热壅肺

咳嗽气粗,痰多稠黄,烦热口干。舌质红,苔黄腻,脉滑数。

4.痰湿蕴肺

咳声重浊,痰多色白,晨起为甚,胸闷脘痞,纳少。舌苔白腻,脉滑。

5.肺阴亏虚

咳久痰少,咳吐不爽,痰黏或夹血丝,咽干口燥,手足心热。舌红,少苔,脉细数。

6.肺气亏虚

病久咳声低微,咳而伴喘,咳痰清稀色白,食少,气短胸闷,神倦乏力,自汗畏寒。舌淡嫩,苔白,脉弱。

二、针灸治疗及选穴原则

(一)治疗原则

本病以宣肺止咳、降气化痰为基本治疗原则。慢性支气管炎与肺、脾、肾三脏功能失调密切相关,遵循"急则治标,缓则治本"的原则,以肺为标,以肾为本。急性发作期因邪实之争尤以外邪为患居多,故多按标实证候辨治,治疗以祛除外邪为主,也有按标实本虚证候。慢性迁延期多按虚实夹杂辨证,其实证以内邪为患多见,虚证则以肺、脾、肾不足为主,其治法一般以祛邪与补虚相结合。

(二)选穴原则

在选穴上根据肺主皮毛、司一身之表、主宣发肃降,脾主运化水湿,肾主纳气等理论,审证论因进行选穴。具体选穴原则如下。

1.局部选穴

根据"腧穴所在,主治所在"的规律从局部选穴。胸背部选肺俞、大杼、风门、膻中、脾俞、大椎、膏肓、天突。

2.远端选穴

根据"经脉所过,主治所及"的规律从远端选穴。手太阴之脉属肺,选列缺、尺泽,适用于各型咳嗽。手阳明之脉络肺,选合谷、曲池,用于宣肺止咳。足厥阴之脉上注肺,选太冲,用于肝逆犯肺咳嗽。足少阴之脉"直者,入肺中",选照海,用于肺肾阴虚咳嗽。足太阴之脉与手太阴肺经相接,选太白。手少阴之脉上肺,选神门、少海,用于心肺两虚之咳嗽。

3.选用对穴

大椎为诸阳之会穴,有宣通一身阳气之功,理气降逆、肃降调气的作用;束骨为足太阳膀胱之腧穴,有疏风散寒、发汗解表之效;二穴一清一解,宣通上下,调和营卫,对于外感咳嗽较适宜。合谷、曲池相伍,达清理上焦之效。阳陵泉为胆经合穴,太冲为肝经原穴,二穴相合可疏肝利胆,使火不刑金。列缺与足三里相配可宣通肺气,补益脾胃,达培土生金之功。

4.辨证对症选穴

天突、肺俞、风门、鱼际配合有明显的止咳化痰的作用。鱼际的开泻作用较明显,故而多用于实证之咳;天突有较明显的排痰作用,对咳而吐痰不爽者尤宜。根据不同证型配穴,如痰湿咳嗽加阴陵泉、丰隆,外感咳嗽加合谷、大椎,阴虚咳嗽加太溪、肾俞,肝火咳嗽加太冲、支沟,气虚咳嗽加足三里、气海等。

三、治疗

(一)古籍记载(咳喘)

1.取穴

天突、肺俞、身柱、风门、膻中、足三里、肾俞、太渊、列缺、直骨。

直骨穴位置:乳头直下一指。妇人按其乳直向下,乳头所到处。

2.操作

每次取4~5个穴。天突在针刺时,取仰卧位,成15°角平刺,入皮后缓缓送针,至针尖如觉抵触硬物,即为气管。宜略退0.1~0.2寸,改向下横刺,在胸骨柄后缘和气管前缘之间,慢慢进针,刺入1~1.5寸,以得气为度。肺俞、身柱,针后用呼吸补泻法,急性发作期用泻法,慢性迁延期用补法;膻中、肾俞用灸法。肺俞亦可针后加灸。直骨穴为古人治久嗽不愈的验穴,可用赤豆大艾炷灸3壮。四肢穴用针刺,平补平泻,留针15~30分钟。

3.古方选辑

《针灸甲乙经·卷之九》:"咳逆上气,唾喘短气不得息,口不能言,膻中主之。"

《备急千金要方·卷十八》:"上气咳逆,短气胸满,多唾,唾恶冷痰,灸肺俞五十壮。"

《丹溪心法·卷二》:"治嗽灸,天突穴、肺俞穴,大泻肺气。"

《医学纲目·卷之二十六》:"治咳嗽,身柱(三分,泻三吸)、至阳(三分,补三呼)。不已,再取后穴,肺俞(寸一分,沿皮向外一寸半,泻六吸。寒痰红痰,俱是虚补实泻)。又法,风门(一分,沿皮向外一寸半)。"

《针灸大成·卷九》:"久嗽不愈,肺俞、三里、膻中、乳根、风门、缺盆。"

《神灸经纶·卷三》:"咳嗽,丹田、膻中、身柱、列缺、天突、俞府、华盖、乳根、风门、肺俞、至阳。"

久嗽不愈,将本人乳下约离一指许,有低陷之处与乳直对不偏者,名直骨穴。如妇人,即按其乳头直向下,看其乳头所到之处,即是直骨穴位。灸艾三炷,艾炷如赤豆大。男灸左,女灸右,不可差错。

(二)现代方法

1. 电针

(1)取穴。主穴:大椎、陶道。

(2)治法:选用28号毫针,令患者取正坐位,头稍低下,针尖约成45°角,斜向头部方向刺入,深度一般在1.8~2寸,以有酸胀等得气感为度,但不要求出现向躯体放射的针感。当接通电针仪后,患者须感到前胸部有电麻样感,如未达胸部,应适当调整针刺的角度与深度。电针频率为80次/分,电流强度3~20mA,以患者能耐受为宜,用可调波。均留针20分钟,隔日1次。10次为1个疗程,间隔3~5日,继续下一疗程。孕妇及有出血倾向者,忌用此法。

2. 穴位敷贴(之一)

(1)取穴。

1)主穴:分2组。①肺俞、心俞、膈俞、肝俞、脾俞。②天突、神阙、膻中、命门、灵台。

2)配穴:喘息加大椎、定喘;脾虚加足三里、丰隆;肾虚加肾俞、膏肓。

(2)治法:敷药制备。

1)参龙白芥散:白芥子、细辛、甘遂、吴茱萸、苍术、青木香、川芎、雄黄、丁香、肉桂、皂角各等量,红参为1/10量,每10g药用海龙1条。均研细末,密封保存。使用前加适量麝香、冰片。用时以鲜姜汁调成糊状,做成直径1cm的圆饼。

2)白芥子、细辛、白芷、甘遂、轻粉各等量,研细末,用蜂蜜做成蚕豆大药饼。

治疗时,每次取一组穴位,两组穴位交替,据症加穴。药物用参龙白芥散,应先令患者取适当位置,每穴拔罐5~10分钟。然后,贴上药饼,用胶布固定,20小时后取下,个别痒甚者3小时取下。于每年夏天入伏起,头伏的10日中任选一天贴穴,以后每隔10日贴1次,共3次;冬季入九起,头九的9日内任选一天治疗1次,以后每隔9日贴1次,共3次。一年连治6次为1个疗程,连治两个疗程以上。

另外一组药,可于平时贴敷,每次选 1 穴(双侧),先拔罐 5～10 分钟,然后用生姜涂擦穴位,令热,置饼于其上,以胶布固定。每次贴 24～48 小时,3～4 天贴敷 1 次,10 次为 1 个疗程。疗程间隔 7～10 日。

3.穴位敷贴(之二)

(1)取穴。

1)主穴:风门、肺俞、膏肓。

2)配穴:定喘、心俞、肾俞、天突、膻中、足三里。

(2)治法:敷药制备。

1)白芥子、细辛、甘遂、洋金花各等份,人造麝香按 6‰兑入。

2)白芥子 2g,延胡索 2g,生甘遂 1g,生川乌 1g,牙皂 1g,桂枝 1g,公丁香 0.2g。焙干,研细末过筛。上述两药任选其一。使用时将药粉用生姜汁(或麻油)调成泥状。

在每年夏天初、中、末三伏的第一天贴敷。每次选 2～4 对穴位,治疗时取坐位,对选定的穴位常规消毒后,先用毫针直刺穴位,背俞穴向内斜刺,使局部产生酸、麻、胀感,不留针。然后用制备的药膏 2～3g,置于橡皮膏中央,贴在穴位上。也可不经针刺直接贴敷,2 小时后局部有烧灼感或蚁走感时揭去药膏,以局部微红或微微起水疱为佳,若贴敷局部反应不明显,可适当延长贴敷时间,但一般不超过 24 小时。

4.艾灸(之一)——化脓灸

(1)取穴。

1)主穴:分 3 组。①肺俞、灵台、天突。②风门、大椎。③定喘、身柱、膻中。

2)配穴:膏肓。

(2)治法:于小暑至白露之间施灸。每年灸一组,连灸三年。第一年,灸双肺俞各 7 壮,灵台、天突各 4 壮;第二年,灸双风门各 7 壮,大椎 4 壮;第三年灸双定喘各 7 壮,大椎、身柱各 4 壮。体弱者,第三年加灸双膏肓穴各 4 壮。将纯艾制成黄豆大圆锥形艾炷,灸前先以大蒜汁涂灸区以增加黏附性,然后置艾炷以灸之。灸时为了减轻患者疼痛,可在穴周用手掌轻轻拍击。一炷燃完再换一炷,据病情轻重及患者体质,壮数可按规定数增减。灸毕,以消毒敷料或棉球蘸生理盐水轻轻拭去穴区艾灰,然后贴上淡膏药或拔毒膏。约 7 日,可出现局部无菌性坏死,如未出现,则继续着肤灸,直到形成灸疮,再用生理盐水清创,覆盖消毒敷料,约 30 日愈合。

5.艾灸(之二)——隔姜灸

(1)取穴。

1)主穴:分 4 组。①大椎、肺俞、天突。②陶道、定喘、璇玑。③身柱、华盖、风门。④神道、厥阴俞、膻中。

2)配穴:尺泽、丰隆、足三里。

(2)治法:主穴采用隔姜灸法,每次取一组穴,4组穴轮换,配穴用艾条灸,据症酌选。可先在主穴拔罐(天突不拔)5~10分钟,以鲜老生姜切成0.3cm厚薄片,上置麦粒大艾炷,点燃后放在穴位上。待艾火燃尽另换1炷,灸4~5壮。配穴,用艾条灸,每穴雀啄灸10~15分钟,至局部有红晕为度。隔2日灸治1次,4次一疗程,间隔5~7日续灸。

6.艾灸(之三)——铺灸

(1)取穴。主穴:督脉(大椎至腰俞段)。

(2)治法:患者俯卧,充分暴露脊柱,取督脉自大椎至腰俞段经线。常规消毒经线及两侧皮肤,在经线上撒上薄薄一层督灸粉(肉桂、川芎等适量,研磨成粉)后,铺上一层桑皮纸,然后在上面放一条宽6cm、厚4cm搅碎的生姜泥,再于生姜泥上铺宽3cm、厚3cm的艾条施灸,以艾绒条燃完为1壮,以施灸3壮为1次,每次须灸2小时。每个月灸治1次,3次为1个疗程。

7.穴位埋线

(1)取穴。

1)主穴:膻中、肺俞、天突。

2)配穴:定喘、丰隆、足三里、身柱。

(2)治法:每次2~4个穴,选定穴位,常规消毒后。术者戴消毒手套,将0~2号羊肠线放入腰穿针针套内(长度1~2cm)或埋线针,右手持埋线针,左手固定穴位,以90°角将针快速刺入皮下,然后向下慢慢进针,深度基本同针刺深度,得气后,将套管向外慢慢退出,同时针芯向下推动羊肠线至穴位内,针眼处放置无菌纱布块,用胶布固定即可。注意勿使线头露出,针眼用消毒敷料包扎。可20日左右埋线1次,3次为1个疗程。

8.耳针

(1)取穴。

1)主穴:咽喉、气管、肺、大肠、肾、内分泌、肾上腺。

2)配穴:急性发作加听宫透内鼻;咳重加迷根、缘中;喘重加对屏尖;痰多加脾。

(2)治法:主穴每次取4~5个穴,配穴据症而取。除听宫透内鼻外,均以王不留行籽或磁珠(300~400Gs磁场强度)贴敷压丸。取0.7cm×0.7cm之小方块胶布,中置王不留行籽或磁珠1粒,探索到敏感点后贴上,并按压至耳部发红发热,耳背部对称点如能加贴更佳,可加强刺激。每日令患者自行按压2~3次,每次每穴3~5分钟(磁珠贴敷者,可不按压)。每次一侧耳,两耳交替。听宫透内鼻为针刺法,以1寸长毫针,从听宫进针。方法为:拇指、示指提取耳屏并以示指尖压耳屏后部弧形沟之中央部,致耳根发痛,耳中发胀,有似鼓膜向外鼓胀的感觉。从此点进针 2～3 分后，转向斜下，刺入耳屏肾上腺穴下方之软骨膜上的内鼻内，使之产生持续针刺样疼痛，以患者可耐受为度。留针 10～15 分钟。每次只针一侧。耳穴贴压及针刺，为每周 2～3 次。10 次为 1 个疗程。

9.穴位注射

(1)取穴。

1)主穴：风门、肺俞、大杼、膻中、中府。

2)配穴：大椎、内关、足三里。

(2)治法：当归注射液、鱼腥草注射液、核酪注射液、丙酸睾酮注射液、混合注射液（为维生素 B_1 100mg/2mL、维生素 B_{12} 100μg/1mL 与 10%葡萄糖注射液 5mL 三药混合而成。注射时，临时混合）。

鱼腥草注射液用于慢性支气管炎急性发作时，混合注射液用于慢性喘息型支气管炎。余药任选一种，用于各种类型慢性支气管炎。每次选主穴 1～2 个，酌加配穴。选用胸背部穴时，可先寻找阳性结节，以肺俞及中府附近多见，为结节状或条索状物。注射时，宜将针头刺中阳性物或压之有酸麻感的阳性反应点。得气后注入药液。如为急性发作，推药速度可稍快，一般宜缓缓注药。当归注射液，每穴 2mL，核酪注射液每穴 1mL，鱼腥草注射液每穴 0.5～1mL，混合注射液每穴 2mL。应用上药，均为隔日穴注 1 次，5～10 次为 1 个疗程。疗程间隔 3～5 天。丙酸睾酮注射液每次每穴 12.5mg，仅用于膻中穴，每周注射 1 次，10 次为 1 个疗程，冬季和夏季各注射 1 个疗程。

10.穴位敷贴加体针

(1)取穴。

1)主穴：肺俞、心俞、膈俞、璇玑、膻中。

2)配穴：肾俞。

(2)治法：1 号方，白芥子、地龙、细辛各 30g，延胡索、甘遂各 20g，冰片、樟脑各 10g，人工麝香 1g，附子 60g；2 号方，上方加天竺黄 60g，去附子。共研细末，同时用姜汁调成糊状备用。

主穴为主，每次选 3～4 对穴。年老体弱加肾俞。先针刺，得气后出针，然后将药糊 2g 用胶布贴于各穴。其中属寒型用 1 号方，热型用 2 号方。混合型者，璇玑、膻中贴 2 号方，余穴贴 1 号方。24 小时后取下，如有疼痛或痒痛者可提前取下。每年入伏开始治疗，每伏贴 1 次，共 3 次，连贴 3 年。

四、针灸疗效及影响因素

慢性支气管炎的主要临床表现为咳嗽、咳痰、气喘及反复呼吸道感染，发病缓慢，病程较长，反复发作逐渐加重。急性发作期应用西药控制症状。针灸在缓解期可发挥主要治疗作用,能起到防病治病的目的。大量文献证实,针灸可减少本病的发作频率;减轻本病的严重程度。

(一)年龄

临床发现,对于年龄小于50岁的患者,针刺疗效好,治愈率高;而对于年龄在50岁以上的患者,针刺效果较差,应早发现、早治疗。

(二)病程

病程越短,疗效越好,尤其是5年以下者总有效率可达100%,5~20年总有效率可达80%以上,20年以上者效果较差。提示越早治疗,疗效越好,对发作期或初发期疗效较满意,久病患者可配合其他疗法治疗。

五、针灸治疗的环节和机制

慢性支气管炎在急性发作时常有支气管黏膜纤毛上皮细胞的损伤和脱落,黏膜上皮和黏膜下层有炎症细胞的浸润。腺体分泌功能亢进,黏液腺明显增多。由于黏膜上皮和再生修复能力较强,故损伤不严重时尚易复原,但如反复发作,可引起黏膜上皮的局灶性增生和鳞状上皮化生,纤毛上皮细胞有同等程度损坏,纤毛变短,参差不齐或稀疏脱落。针灸治疗本病的机制包括以下两方面。

(一)调节免疫功能

针刺疗法对异常机体的免疫功能亦具有双向调节作用。一方面能改善机体细胞免疫水平。针刺后机体白细胞增高,特别是多形核中性白细胞的数目增多,白细胞的吞噬作用增强,对机体防卫有极大意义;同时能提高T细胞及其亚群在外周血的比率,还能增强它的活性。另一方面,针灸能够影响人体体液免疫机制。在非特异性免疫物质方面,针灸能提高白细胞介素-2(IL-2)的含量及活性,升高补体效价,并使白细胞释放更多的溶菌酶,使白细胞更好地杀灭病原菌。同时针灸还有明显诱生干扰素(IFN)的作用,提高人体非特异性免疫功能。在特异性免疫物质方面,针灸对免疫球蛋白含量具有良性调节作用,并能促使血中凝集素、间接血球凝集素、沉淀素和溶血素含量增加,提早产生抗体或延长在血液中的维持时间。针灸的这一作用可能是通过激活下丘脑—垂体—肾上腺轴与经过交感神经系统调节免疫功能而实现的。

(二)改善缺氧

缺氧是慢性支气管炎患者的主要临床表现,随着缺氧程度的加重,最终可导致脑、心、肾等重要脏器功能的损害,危及生命。针刺对患者的气道功能具有明显的调整作用,能显著提高血液物理溶解氧分子的压力和降低血液物理溶解二氧化碳分子的压力,即提高血液中的含氧量,降低二氧化碳含量,减轻机体的缺氧状态,显著改善慢性支气管炎患者肺的通气和换气功能,促进气体交换,使呼吸频率和心率接近正常状态,但对于缺氧而导致的血液酸碱平衡失调尚缺乏足够的纠正能力。

六、预后

本病只要及时正确治疗,预后良好。本病病程较长,易反复发作,应坚持长期治疗,急性发作时应标本兼顾,缓解期应重在治其本。同时应注意感冒流行期间减少外出,避免因感冒诱发本病。咳嗽发作时应注意休息,谨防病情加重。平时注意锻炼身体,增强体质,提高机体防御疾病的能力及对寒冷环境的适应能力。忌食辛辣厚味,戒烟对本病的恢复有重要的意义。

（吕　佳）

第八节　心悸

心悸又名惊悸、怔忡,是指患者自觉心中悸动,惊慌不安,甚则不能自主的一种病证。病情较轻,名惊悸,病情较重,名怔忡。本病可在多种疾病中出现,常与失眠、健忘、眩晕、耳鸣等并存。心悸多与体虚劳倦、七情所伤、感受外邪、药食不当等因素有关。本病病位在心,与肝、脾、肾功能失调密切相关。七情刺激、素体胆怯及脏腑功能失常均可内犯于心,进而导致心神失养或心神受扰而发病。

西医学的某些器质性或功能性疾病如冠心病、风湿性心脏病、高血压性心脏病、肺源性心脏病、各种心律失常以及贫血、低钾血症、心脏神经官能症等出现心悸属于本病的范畴。

一、病因病机

心主血脉、主神志,心神不宁是本病的基本病机。导致心神不宁虽有突受惊恐或劳倦过度等外部因素,但必有内因存在,其内因常与心虚胆怯、心脾两虚、阴虚火旺、心血瘀阻、水气凌心、心阳虚弱等有关。其病变常虚实兼夹,但以虚证为主。

（一）心虚胆怯

平素心虚胆怯之人,突受惊恐,如耳闻巨响,目睹异物或遇险临危,使心惊神摇不能自主,渐致稍惊则心惊不已。

（二）心脾两虚

久病体虚,失血过多或思虑过度,劳伤心脾,使气血化生不足。心血耗伤,渐致心失所养,发为心悸。

（三）阴虚火旺

久病体虚或房事过度或遗泄频繁,伤及肾阴或肾水素亏,水不济火,虚火妄动,发为心悸。

(四)心血瘀阻

(1)由于心阳不振,血行不畅。

(2)由痹证发展而来,风寒湿邪痹于血脉,内犯于心,则心脉痹阻、血行不畅,发为心悸。

(五)水气凌心

素体虚弱,久病失调,肾阳虚衰,不能温煦水液,水气凌心,致心阳受阻,发为心悸。

(六)心阳虚弱

大病久病之后,阳气衰弱,不能温养心脉而发为心悸。

二、临床表现

(一)心虚胆怯

心悸由惊恐而发,悸动不安,气短自汗,神疲乏力,少寐多梦,舌淡,苔薄白,脉细弦。

(二)心脾两虚

心悸不安,失眠健忘,面色㿠白,头晕乏力,气短易汗,纳少胸闷,舌淡红,苔薄白,脉弱。

(三)阴虚火旺

心悸不宁,思虑劳心尤甚,心中烦热,少寐多梦,头晕目眩,耳鸣,口干,面颊烘热,舌红,苔薄黄,脉细弦数。

(四)心血瘀阻

心悸怔忡,胸闷,心痛阵发或面唇紫黯,舌紫黯或有瘀斑,脉细涩或结代。

(五)水气凌心

心悸、怔忡不已,胸闷气喘,咳吐大量泡沫痰涎,面浮足肿,不能平卧,目眩,尿少,苔白腻或白滑,脉弦滑数疾。

(六)心阳虚弱

心悸,动则为甚,胸闷气短,形寒肢冷,头晕,面色苍白,舌胖苔白,脉沉细迟或结代。

三、治疗

(一)刺灸法

1.心虚胆怯

治法:益气安神。取手少阴心经、手厥阴心包经穴为主。

处方:心俞、巨阙、间使、神门、胆俞。

方义:心俞、巨阙为俞募配穴,功在调补心气、定悸安神。胆俞可壮胆气而定志。间使、神门宁心安神。

操作:针刺用补法。

随症选穴:善惊者加大陵;自汗、气短甚者加足三里、复溜。

2.心脾两虚

治法:养血益气,定惊安神。取足阳明胃经穴及背俞穴为主。

处方:心俞、巨阙、膈俞、脾俞、足三里。

方义:心俞、巨阙为俞募配穴,调补心气。血会膈俞,可补血养心。气血的生成赖水谷精微所化,故取脾俞、足三里健中焦以助气血生化。

操作:针刺用补法。

随症选穴:腹胀便溏者加上巨虚、天枢。

3.阴虚火旺

治法:滋阴降火,养心安神。取足少阴肾经和手少阴心经穴为主。

处方:肾俞、太溪、阴郄、神门。

方义:本证源于肾阴不足,水不济火,故取肾俞、太溪滋阴而上济心火,以治其本。阴郄、神门养心安神定悸。

操作:针刺用平补平泻法或肾俞、太溪、阴郄用补法。

随症选穴:手足心热者加劳宫、涌泉。

4.心血瘀阻

治法:活血化瘀,理气通络。取任脉、手厥阴心包经和足太阳膀胱经穴为主。

处方:内关、膻中、心俞、气海、膈俞、血海。

方义:内关、膻中、心俞可强心止痛;灸气海助阳益气,气推血行;血海、膈俞活血化瘀。

操作:针刺用平补平泻法。

随症选穴:失眠健忘者加神门;气短自汗者加复溜。

5.水气凌心

治法:振奋阳气,化气行水。取手少阴心经和任脉经穴为主。

处方:关元、肾俞、内关、神门、阴陵泉。

方义:关元、肾俞壮肾阳以行水气;内关、神门宁心定悸;阴陵泉健脾以化水饮。

操作:针刺用平补平泻法。

随症选穴:伴有胸闷气喘甚而不能平卧者加膻中。

6.心阳虚弱

治法:温补心阳,安神定悸。取手少阴心经、手厥阴心包经穴为主。

处方:心俞、厥阴俞、内关、神门、关元。

方义：心俞、厥阴俞相配可助心阳、益心气；内关、神门安神定悸；关元针刺后加灸，以振奋阳气。

（二）穴位注射

选穴：心俞、内关。

方法：用地西泮注射液 2mg 加入 5% 葡萄糖注射液 4mL 中，分注 2 穴，每日 1 次。

（三）皮肤针

选穴：后颈、骶部、气管两侧、颌下部、内关、三阴交、膻中、人迎。

方法：中等强度刺激至局部出现红晕略有出血点为度。发作时可每日治疗 2 次。

（四）耳针

选穴：心、神门、胸肺、皮质下、肾。

方法：每次选 2～3 穴，常规消毒，毫针进针约 1 分，旋捻转手法 1 分钟，留针 20 分钟，每日或隔日治疗 1 次。

四、注意事项

(1)针灸对治疗各种原因所致的心悸，不仅能控制症状，而且对疾病本身也有治疗作用，并且能改善心功能。但对器质性心脏病出现心衰倾向时，应及时采取综合治疗措施。

(2)患者平时应注意调和情志，回避忧思、恼怒、惊恐等刺激。

（卢　群）

第九节　高血压

高血压分为原发性和继发性两类。原发性高血压是指病因尚未十分明确的高血压，又称高血压病，约占高血压患者的 90%，由其他已知疾病所致的血压升高，则称为继发性或症状性高血压，不属本病范围。本病属中医学"眩晕""头痛"范畴。

一、诊断

（一）诊断原则

不同状态下高血压的诊断标准也不同，主要根据诊室测量的血压值，通常需在 1～4 周内进行 2～3 次测量血压，诊室血压≥140/90mmHg 才可诊断为高血压。在诊断过程中，医生需与白大衣高血压、体位性高血压病等疾病相鉴别。

(二)诊断依据

(1)在家自测血压≥135/85mmHg。

(2)测量动态血压,24小时血压平均值≥130/80mmHg。

(3)白天(或清醒状态)的平均值≥135/85mmHg。

(4)夜晚(或睡眠状态)的平均值≥120/70mmHg。

(三)高血压的分期

1.根据高血压严重程度分类

(1)1级高血压:收缩压140～159mmHg和(或)舒张压90～99mmHg。

(2)2级高血压:收缩压160～179mmHg和(或)舒张压100～109mmHg。

(3)3级高血压:收缩压≥180mmHg和(或)舒张压≥110mmHg。

2.根据收缩压与舒张压有无异常分类

(1)单纯收缩期高血压:收缩压高于140mmHg,但舒张压正常(低于90mmHg)。

(2)单纯舒张期高血压:收缩压正常(低于140mmHg),但舒张压高于90mmHg。

二、治疗

(一)古籍记载(眩晕、头风)

1.取穴

人迎、百会、风池、脑空、足三里。

2.操作

每次取3～4个穴。人迎穴,以1.5寸针避开动脉,斜刺进针1寸,针尾动摇如脉搏动样,得气后上提2分。百会与脑空均平刺,风池向鼻尖方向针刺,足三里直刺,均以得气为度。平补平泻,留针15～30分钟。

(二)现代方法

1.体针

(1)取穴。

1)主穴:①人迎、曲池、太冲、合谷、足三里。②百会、风池、悬钟、束骨、关元。

2)配穴:头痛、眩晕加行间、阳辅;心悸、气短加内关、大陵;失眠、健忘加涌泉、神门;便秘、肢麻加二间、商丘。

(2)治法:主穴每次仅取一组,可单用一组,也可轮用。配穴据症而加。每一主穴操作如下。每次主穴均取,酌加1～2个配穴。治疗时患者最好取仰卧位,枕头略高,使颈部悬空,四肢舒展。

人迎:患者平卧,双侧均选。取准穴位,避开动脉,用28号2寸毫针,刺入1～1.5寸,针柄动摇如脉搏样,得气后略做小幅度提插捻转1分钟左右,留针。曲池:取双侧。用28号3寸毫针向小海穴方向直刺,根据患者胖瘦确定进针深度,一般为 2～2.5 寸,得气后施捻转提插手法,使针感上传至肩,下行于腕,运针 1～2 分钟后留针。合谷、太冲,直刺进针 1 寸。足三里,直刺使针感往足部放散。百会穴用 2 寸毫针刺入 1.5 寸,捻转 200 次/分,持续 3 分钟后静留。风池穴针尖向鼻尖斜刺,深度为 0.8～1 寸。

束骨:取双侧。向小趾端斜刺 0.5 寸,得气后,施提插捻转泻法,留针。悬钟:取双侧,针刺前先静卧 10 分钟。以 1.5 寸毫针刺入穴内 1.2 寸左右,针刺得气后用平补平泻手法,留针。关元:针刺前嘱患者排尿,以免刺伤膀胱。取 30 号 2 寸毫针,根据患者身体胖瘦,针尖稍向下,垂直刺入 1～1.5 寸,行小幅度反复提插,促使针感传至外生殖器,并继续行针半分钟左右留针。手法上,除头部穴位施以捻转法外,余穴均施以提插捻转泻法,中等刺激,手法轻捻转加震颤,以患者有明显酸胀感,但可忍受为宜。尽可能激发感传向近心端放散,每次留针 20～30 分钟,留针期间每隔 5～10 分钟行针 1 次,持续 30 秒钟。隔日 1 次或每周 2 次。配穴可按常规针刺。留针时间 30～40 分钟,每 10 分钟行针 1 次。隔日 1 次或每周 2 次。

2.艾灸

(1)取穴。

1)主穴:百会、涌泉、曲池。

2)配穴:心、神门、肝、肾、内分泌(均为耳穴)。

(2)治法:以主穴为主,可独用其中一穴,也可三穴轮用。主穴效不显时可加用或改用配穴。每次只选 1～2 个穴,双侧穴两侧均取。灸百会时取坐位,行雀啄灸法:艾条点燃后,从远处向穴区接近,当患者感觉烫为 1 壮,然后将艾条提起,再从远端向百会穴接近,如此反复操作 10 次即可停,壮与壮之间应间隔片刻,以免起疱。其余穴位均为温和灸,可双侧同时进行。令患者取仰卧位,将点燃艾条置于距穴 2～3cm 处施灸,以患者感温热而不灼烫为度。每次灸 15～20 分钟。上述灸法,均为每日 1 次,7～10 次为 1 个疗程。效不显者可加用配穴,以王不留行籽贴压,每 4 小时自行每穴按压 1 分钟,每次一侧耳,双耳交替,每周换贴 1 次。

3.拔罐

(1)取穴。

1)主穴:①大椎;②督脉,膀胱经在背、腰、骶部全部穴位;③肩井、风池、膈俞、膻中、肝俞、筋缩、肾俞。

2)配穴:神道、心俞、中极、中府、章门、期门。

(2)治法:每次任选一组。三组可单独用,也可轮用。配穴酌加。配穴一般采用闪火拔罐法,主穴操作如下。

第一组用针罐法:患者正坐垂头,以 28 号 2 寸毫针针尖向下直刺大椎穴,进针约 1～1.5 寸,略做提插,至出现下窜针感时,在针柄上放一蘸有 95% 乙醇棉球,点燃扣上一大号玻璃罐,吸拔15~20分钟。

第二组穴用走罐法或排罐法。患者取俯卧位。如用走罐法,应先在患者背部涂上润滑液或凡士林,并用玻璃罐罐口将其涂匀。以闪火法将大号或中号罐吸于所选穴处,右手推罐沿督脉和膀胱经的走向,上下行走,一般每条经脉往复行走10~30次。至所吸拔范围明显潮红为度。取罐后,以消毒敷料擦净背部。如采用排罐法,可用玻璃罐或真空抽吸罐,每次可拔罐10~25个不等。每罐吸着时间3~5分钟,其中抽吸罐吸着的罐内压力以控制在400~600真空度为佳。以吸拔部位潮红或瘀紫为度。

第三组穴用刺络拔罐法:患者取卧位或坐位,充分暴露穴区。每次主穴,少则取3~5个,多者全取,酌量加2~3个配穴。在所选穴位上以一次性七星针中度或重度叩刺数分钟,直到皮肤有明显出血点,出血面积略小于罐口,再以抽吸罐或玻璃罐(用闪火法或投火法)吸拔火罐。每次5~10分钟。出血量少则3~5mL,多则10~20mL。拔罐的数目和每罐的出血量,一般根据患者的病情和体质而定。有毛发的部位如风池穴,则要剃除毛发。少数患者开始治疗时罐中出血量较少,甚至不出血,随着叩刺次数的增加,出血量渐多,随着病情的好转,出血量又会渐渐减少。

上述三种拔罐法,前二法,可隔日1次或每周2次,刺络拔罐法可5~7日1次。均以7~10次为1个疗程。

4.穴位敷贴

(1)取穴。主穴:神阙、涌泉。

(2)治法。敷药制备有以下5种。①脐疗粉:吴茱萸、川芎各等份,研成极细末,备用。②脐疗膏:取附子、川芎、三棱等药适量,研末,制成膏药备用。③吴茱萸研细末,备用。④桃仁、杏仁各12g,栀子3g,胡椒7粒,糯米14粒,捣烂,备用。⑤吴茱萸、川芎、牛膝各等份,混合研末,密贮备用。

每次选取一主穴。神阙穴,一般用第一、第二敷方,其中,脐疗粉每次取5~10g,纳入脐中,外用消毒敷料包扎;脐疗膏取适量,敷于脐中,以桑皮纸和医用胶布固定。上法,均为每周敷贴2次。涌泉穴,用第三、第四、第五敷方。均于每晚临睡前先用温水洗净足底部,再行敷贴,每次用一侧穴区,两足轮用。第三方,每次取15g,用醋调后贴敷。第四方,取所述剂量,加入鸡蛋清1个,调成糊状后敷贴。第五方,取药粉5g,加入适量白酒及米醋和匀,均用消毒敷料及医用胶布固定,至次日晨取下,每日1次。穴位敷贴,可以10~15次为1个疗程。一般要求3~5个疗程。

5.耳穴贴压加刺血

(1)取穴。

1)主穴:降压沟、交感、缘中、心、神门、肝、肾上腺。

2)配穴:耳尖。

(2)治法:主穴每次选4~5穴。取一侧耳,先用耳穴探测仪探寻敏感点,以75%乙醇消毒耳郭,并反复按摩。再将医用胶布或镇痛膏剪成0.6cm×0.6cm,王不留行籽或磁珠1粒放在胶布中央贴于耳穴上,反复按压3~5分钟,患者觉耳郭发热发麻。嘱患者每日自行按压耳穴3~5次,每次每穴(可数穴同按)1分钟。

耳尖刺血法:先用手指按摩耳郭使其充血,取患者单侧耳轮顶端的耳尖穴,经碘伏消毒后,左手固定耳郭,右手持一次性采血针对准施术部位迅速刺入1~2mm深,随即出针,轻按针孔周围,使其自然出血,然后用消毒干棉球按压针孔。双耳交替放血。临床上刺血治病的出血量,一般根据病情、体质而定,每侧穴位放血5~10滴,每滴如黄豆般大小。

降压沟刺血法:患者取卧位,对耳后降压沟之皮肤常规消毒后,左手固定耳郭,右手持消毒三棱针对准穴区可见之静脉快速点刺,让血自然流出或用手指挤压以助出血,边挤边用酒精棉球拭之,待血色由黯红变清淡或挤不出血时方止,以干棉球按压针孔。上法均为每次一侧耳穴,双耳交替施治。

上法,双耳交替治疗。1周治疗3次,12次(1月)为1个疗程,疗程间隔1周。

6.割治

(1)取穴。

1)主穴:胸3~5夹脊穴、心俞、肺俞、厥阴俞。

2)配穴:天宗、肩髃、曲池、足三里、合谷、太冲。

(2)治法:先取主穴,由上而下取。如治2个疗程无效,取配穴,自上往下取穴。常规消毒后,每穴皮内注射2%普鲁卡因0.1mL,然后用6号针头刺入皮下0.2mm,转向上沿皮刺入0.5cm,再把针尖挑出皮外,看到针尖后挑起皮肤,用手术刀沿针尖切开,不缝合,常规包扎。每次选穴宜少于10个,穴位交替轮用。隔日1次,4次为1个疗程,疗程间隔10~30日,一般治疗3~10个疗程。

7.平衡针法

(1)取穴。

1)主穴:降压穴。

2)降压穴位置:内踝最高点直下4cm左右。

(2)治法:患者取仰卧位,暴露双足,局部常规消毒。选定穴位,双侧同时取穴。针具采用3寸无菌性针灸针。直刺进针,针刺深度1~1.5寸,行提插针刺手法,宜刺及足底内侧神经,使有触电式针感。每日针刺1次,连续治疗21日为1个疗程。

(李 海)

第十节 三叉神经痛

三叉神经痛是面部疼痛常见的疾病，是一种在三叉神经分布区出现的反复发作的面部阵发性剧痛，为神经性疼痛疾患中最常见者。本病多于中年后起病，男性多于女性（国外报道相反），疼痛大多位于单侧，以右侧（60%）多见。根据三叉神经的分布情况，临床可将三叉神经痛分为第一支（眼支）痛、第二支（上颌支）痛和第三支（下颌支）痛，疼痛以第二、第三支分布区最常见，双侧痛仅占1.4%~4.2%。

临床上通常将三叉神经痛分为原发性和继发性两种。原发性三叉神经痛是指临床上未发现有神经系统阳性体征，检查又无器质性病变；继发性三叉神经痛一般指可发现与疼痛发作有关的明确的器质性病变，如肿瘤、炎症等，继发性三叉神经痛常表现有神经系统阳性体征。

关于原发性三叉神经痛的发病原因目前尚无明确的结论，一种观点认为病因在中枢部，而另一种观点认为在周围部。中枢部病因观点包括癫痫学说（癫痫样神经痛），有学者认为是三叉神经脊束核病变，至少发作性症状有中枢机制参与。周围部病因观点包括神经变性学说和微血管压迫学说。神经变性学说认为，原发性三叉神经痛是神经变性引起，包括脱髓鞘及髓鞘增厚、轴索蛇行等改变。微血管压迫学说认为，三叉神经根或背根传入区附近的血管机械性压迫是大部分三叉神经痛的主要致病因素或影响因素。

三叉神经痛属于中医学的"面痛""面颊痛""面风痛"等，中医认为本病系外邪侵袭面部筋脉或血气痹阻而致。风寒之邪袭于阳明筋脉，寒性收引，凝滞筋脉，血气痹阻，发为面痛；风热邪毒浸淫面部筋脉，气血不畅，而致面痛；血气痹阻，久病入络或因外伤，致气滞血瘀而发面痛。

一、辨病与辨经

（一）辨病

1.原发性三叉神经痛

(1)面部或额部持续数秒到2分钟以内的发作性疼痛。

(2)疼痛有下面4个特点：疼痛位于三叉神经的一支或一支以上的分布区；疼痛具有突然、剧烈、表浅、刀割样或烧灼的性质；由触发区域开始或者由某些日常活动如进食、说话、洗脸、刷牙引起；在两次发作期间患者完全正常。

(3)没有神经系统的任何缺损所见。

(4)每个患者的发作具有刻板性。

(5)需要时应由病史、体检和特殊检查排除其他引起面部疼痛的原因。

2.继发性三叉神经痛

继发性三叉神经痛是三叉神经根或神经节受压所致,疼痛性质与原发性三叉神经痛难以区别,是由于明显的结构性损害引起。

(1)疼痛性质如上述原发性三叉神经痛的特点,在发作间歇期可能有持续性钝痛,在相应的三叉神经分支支配区内有感觉障碍。

(2)特殊检查或后颅窝探查发现有引起疼痛的病损。

(二)辨经

1.足太阳经证

眉棱骨部位呈电灼样或针刺样疼痛,为三叉神经第一支即眼支痛。

2.手足阳明及手太阳经证

上颌、下颌部呈电击样疼痛,为三叉神经第二、第三支痛。

二、针灸治疗及选穴原则

(一)治疗原则

本病以通络止痛为基本治疗原则。本病初起多为实证,宜针用泻法或可配合点刺出血。久病耗伤气血者,针宜"静以久留"以扶正祛邪。

(二)选穴原则

在选穴上可局部与远端配合,结合经脉循行特点及不同病因选用穴位。具体选穴原则如下。

1.局部选穴

根据"腧穴所在,主治所在"的规律从局部选穴,面部常用四白、颧髎、攒竹、颊车、上关、下关、阳白、夹承浆等穴。局部选穴应注意痛在哪支三叉神经分支上,就在哪支的分布范围内选穴。如第一支常选阳白、四白、攒竹;第二支常选颧髎、上关、迎香;第三支常选夹承浆、下关、颊车等。

2.循经选穴

根据"经脉所过,主治所及"的规律从远端选穴,如选取手阳明大肠经合谷、三间、曲池;足阳明胃经解溪、内庭;手太阳小肠经后溪、腕骨;足太阳膀胱经昆仑;手少阳三焦经外关、支沟;足少阳胆经丘墟、足临泣。

3.根据三叉神经在面部出颅的部位选穴

如眼支的分支眶上神经从眶上孔出颅,可选该部攒竹;上颌支分支从眶下孔分出,可选该部位的四白;下颌支的分支颏神经从颏孔分出,可选该部的夹承浆。

4.辨证选穴

除选用上述腧穴外,还须辨证选穴。病程较久,气血亏虚者,可选足三里、关元等以扶正祛邪;气滞血瘀者,加太冲、内关;风寒或风热者,加风池等。

三、推荐针灸处方

(一)推荐处方1

治法:疏通经络,祛风止痛。

主穴:四白、下关、地仓、攒竹、合谷、太冲、内庭。

配穴:眼支痛,加丝竹空、阳白;上颌支痛,加颧髎、迎香;下颌支痛,加承浆、颊车、翳风。风寒证,加列缺;风热证,加曲池、外关;气血瘀滞证,加内关、三阴交。

操作:针刺时宜先取远端穴。面部诸穴均宜深刺、透刺,但刺激强度不宜大,应柔和、适中;余穴用泻法。风寒证,并加灸法;气血瘀滞者,可刺络拔罐出血。适应于轻中度的三叉神经痛。

(二)推荐处方2

治法:疏通经络,导气止痛。

主穴:下关。

配穴:第一支配患侧鱼腰;第二支配患侧四白;第三支配患侧夹承浆。

操作:下关针尖以85°向下、向后朝对侧乳突方向深刺2~2.5寸,当有触电感传至下颌或舌根时,提插20~50次,立即出针。鱼腰针以30°角向内下方刺入,有触电感传至前额时,提插20~50次,出针。四白针以45°角斜向后上方刺入,有触电感传至上唇时,提插20~50次,出针。夹承浆针以30°角斜向前下方刺入,有触电感传至下唇时,提插20~50次,出针。适用于重度的三叉神经痛。上述穴位均用泻法。

(三)推荐处方3

治法:活血化瘀,通经止痛。

穴位:太阳、攒竹、颧髎、地仓、颊车。

操作:先取太阳透地仓、攒竹,行捻转泻法1分钟后,用三棱针点刺太阳、颧髎、颊车,拔罐,每穴出血量为5mL。适用于中重度的三叉神经痛。

(四)推荐处方4

治法:疏通经络,活血止痛。

主穴:①眼支痛:攒竹、丝竹空、阳白;②上颌支痛:颧髎、迎香、下关;③下颌支痛:承浆、地仓、颊车;④非典型面痛:阳白、四白、颧髎、下关、地仓、颊车、合谷、内庭、太冲。

配穴:眼支痛,加昆仑、后溪;上颌支、下颌支痛,加合谷、内庭;非典型面痛波及头、肩、上肢部,加角孙、肩髃、曲池。

操作:面部诸穴可透刺,但刺激强度不宜过大。余穴常规操作。

四、针灸疗效及影响因素

三叉神经痛表现为阵发性反复发作,自愈可能性较小。本病是临床难治的顽疾,治疗的目的是减轻发作症状和减少发作频率,针灸可起到一定的治疗作用,但疗效也十分有限。由于本病发生的机制并不十分清楚,因此,西医也没有特效性的治疗方法,一般在保守治疗无效的情况下采用手术治疗,常用的方法包括药物治疗、神经阻滞疗法、手术疗法等。目前西医认为,X线刀、伽玛刀是治疗本病的最有效方法。手术治疗可产生许多并发症,其他治疗也有不良反应和较高的复发率,因此,针灸疗法目前仍然有意义。

(一)病性

三叉神经痛根据其是否由器质性病变所引起分为原发性和继发性两类,相对而言针刺对原发性三叉神经痛的疗效要优于继发性。有学者通过对104例患者的针灸治疗观察,针刺对继发性三叉神经痛患者都有效,对原发性三叉神经痛的疗效受先前接受过的疗法和病程长短的影响。首选针刺的患者有最好的疗效,而先前接受过其他疗法或手术疗法治疗的患者,针灸的疗效较差。

(二)病位

原发性三叉神经痛的病位可分为中枢部和周围部,有学者通过82例患者的研究发现,针刺只对外周性原因引起的患者有效。

(三)病程

如果三叉神经痛发病只有数月而不超过1年,针灸的效果较好;如果病程超过1年,就不容易治疗。

五、针灸治疗的环节和机制

三叉神经痛的发生机制并不十分清楚,目前有癫痫学说、神经变性学说和微血管压迫学说,因此针灸治疗本病的环节和机制可概括为以下四方面。

(一)止痛作用

针灸可通过促进人体释放内源性镇痛物质,提高痛阈以及促进局部循环有利于致痛的代谢产物的输散,产生一定的镇痛作用。

(二)抑制神经兴奋性

面部是神经、血管分布比较丰富的部位,疼痛的发生形式和传导方式非常复杂。三叉神经痛发生机制之一是癫痫学说,针刺可通过神经反射对三叉神经的异常放电产生抑制作用,从而减轻疼痛程度及发作频率等。

(三)解除血管痉挛

针刺可通过神经—血管反射,舒张血管,增加循环血量,为受损的三叉神经提供营养,有利于消除水肿,改善代谢,从而促进神经修复。

(四)穴位的作用

西医解剖学研究表明,三叉神经第一支出于眶上孔,第二支出于眶下孔,第三支出于颏孔,呈放射状分布于面部,支配面部和前额的感觉。这三个部位正当鱼腰、四白和夹承浆穴所在。下关针尖以85°向下、向后朝对侧乳突方向深刺2~2.5寸时,正是三叉神经第三支的主干,因此,这是本方治疗三叉神经痛的西医学基础。在操作中强调长时间强刺激,有科学道理,因为这样可使三叉神经异常兴奋后转为抑制,从而使其敏感性降低,亦可调节其本身的病理代谢状态,达到治疗目的。

(李 海)

第十一节 癫痫

癫痫(EP)是指多种原因导致的脑部神经元高度同步异化异常放电的临床综合征,临床表现具有发作性、短暂性、重复性和刻板性的特点,常呈反复发作,而脑缺氧、低血糖、脑血管病等与诱发脑神经元异常放电密切相关。由于异常放电神经元的位置不同及其波及的范围差异,因而导致患者的发作形式不一,可表现为感觉、运动、意识、精神、行为、自主神经功能障碍或兼有之,临床上每次发作或每种发作过程称为痫性发作。癫痫的病因非常复杂,总体上可分为三大类。①症状性癫痫:由各种明确的中枢神经系统结构损伤或功能异常所致,如脑血管病、脑外伤、神经系统变性疾病、药物或毒物等;②特发性癫痫:病因不明,未发现脑部足以引起癫痫发作的结构性损害或功能异常,与遗传因素密切相关,常在特定年龄段发病,具有特征性临床及脑电图表现,如家族性颞叶癫痫等;③隐源性癫痫:临床表现提示为症状癫痫,但目前的检查手段不能发现明确的病因,占全部癫痫的60%~70%。癫痫的分类复杂,一般根据其发作类型、病因等进行详细的分类。

本病中医称"痫病""痫证",俗称"羊痫风",认为多与先天因素、精神因素、脑部外伤及六淫之邪、饮食失调等有关。母孕受惊或高热、服药不慎或胎儿头部受损;情志刺激,肝郁不舒,肝、脾、肾等脏气机失调,骤然阳升风动,痰气上壅。上述因素可导致机体气机逆乱,痰浊壅阻经络,扰乱清窍神明,神失所司,脉络失和,产生痫证。

一、临床表现

(一)痫性发作的表现

1.部分性发作

最初的临床和脑电图变化提示开始的神经元群活动于一侧大脑半球的某个

部分。

(1)单纯部分性发作:不伴意识障碍。脑电图变化在症状对侧相应的皮质区域。表现为某一局部或一侧肢体的强直性、阵挛性发作或感觉异常发作,历时多数短暂。若发作范围扩及其他肢体称杰克逊发作。发作后患肢可有暂时性瘫痪,称托德(Todd)瘫痪。

(2)复杂部分性发作:伴有意识障碍,即对别人言语不起反应,事后不能回忆。脑电图有单侧或双侧异常,多在颞部或额颞部,也称精神运动性发作。表现为可先有单纯部分性发作,继有意识障碍或开始即有意识障碍,如嗜睡状态。自动症是指患者往往先瞪眼不动,然后做出无意识动作,机械地重复原来的动作或出现其他动作如吸吮、咀嚼、清喉、搓手、抚面、解扣,甚至游走、奔跑或自言自语、歌唱等。

部分性发作继发为全面性强直—阵挛发作,脑电图变化快速发展成全面性异常。

2.全面性发作

临床变化提示两侧大脑半球自开始即同时受累。意识障碍可以是最早现象。运动症状和脑电图变化均属双侧性。

(1)失神发作:以意识障碍为主,也称小发作。脑电图见规律和对称的3周/秒棘—慢波组合;背景活动正常。表现为突然发生的意识障碍和突然中断正在进行的动作,1次持续5~30秒,事后清醒,对发作并无记忆。也可伴有肌阵挛或无肌张力、肌强直、自主神经症状、自动症状等。而不典型发作则发生和休止缓慢,肌张力改变明显,脑电图示较慢而不规则的棘—慢波或尖—慢波,背景活动异常。

(2)肌阵挛发作:突然、短暂、快速的肌收缩,可能遍及全身,也可能限于面部、躯干或肢体。可能单个发生,但常见快速重复。脑电图示多棘—慢波或尖—慢波。

(3)阵挛性发作:全身重复性阵挛发作。恢复多较强直—阵挛发作为快。脑电图见快活动、慢波,偶有棘—慢波。

(4)强直性发作:全身进入强烈强直性痉挛。肢体伸直,头、眼偏向一侧;常伴有自主神经症状如苍白、潮红、瞳孔扩大等。躯干的强直性发作造成角弓反张。脑电图见低电位10周/秒波,振幅逐渐增高。

(5)强直—阵挛发作:在原发性癫痫中也称大发作,以意识丧失和全身抽搐为特征。发作分为三期。①强直期:所有骨骼肌呈现持续性收缩。上睑抬起,眼球上窜。喉部痉挛,发出叫声。口部先强张而后突闭,可能咬破舌头。上肢内收、前旋,下肢强直,10~20秒。②阵挛期:全身肌肉有节律地收缩与弛缓相交替地抽动,约持续1~2分钟。③发作后期:阵挛期以后,尚有短暂的强直痉挛,造成牙关紧闭和二便失禁,口鼻喷出泡沫或血沫,肌张力松弛,意识逐渐苏醒。自发作开始至意识清醒约5~10分钟。不少患者在意识障碍减轻后进入昏睡。在强直期,脑电图为振幅逐渐增强的弥散性10周/秒波。阵挛期表现为逐渐变慢的弥散性慢波,伴有间歇发生的成群棘波。惊厥后期呈低平记录。

强直—阵挛发作在短期内反复频繁发作,以致发作间隙中意识持续昏迷者,称为癫痫持续状态。常伴有高热、脱水、血白细胞增多和酸中毒。

(6)无张力性发作:部分肌肉或全身肌肉的张力突然降低,造成颈重、张口、肢体下垂或全身跌倒。脑电图示多棘—慢波或低电位快活动。

(二)癫痫症的表现

临床上尚有未能分类的发作,称作癫痫症。例如婴儿痉挛症、间脑癫痫、良性新生儿惊厥、反射性癫痫、高热惊厥等。

1.婴儿痉挛症

发病皆在出生后一年内,以 3~7 个月婴儿为多。多数为继发性,即在发病以前已呈发育迟缓和神经体征。病因包括先天、围产、代谢疾病以及结节性硬化、脂肪沉积等。少数病例为原发性,发病前并无异常。发作表现为短促的强直性痉挛,以屈肌为较显著,常呈突然的屈颈、弯腰动作,也可涉及四肢。每次痉挛 1~5 秒,连续发作数次至数十次,以睡前和醒后最为密集。脑电图显示弥散性高电位不规则慢活动,杂有棘波和尖波;痉挛时则出现短中低平电位。这种发作一般在 2~5 岁间消失,但继发性者和治疗无效的原发者,渐有明显的智力障碍,半数以上且转化为强直—阵挛发作、不典型失神发作或精神运动性发作。

2.间脑癫痫

除大发作和晕厥外,常有头痛、眩晕、麻木感等感觉症状,暴怒、恐惧等情感症状,寒战、发热、瞳孔改变以及胃肠道、呼吸道与心血管系统等自主神经症状,作为先兆或单独的发作性症状。疼痛发作多在头部或腹部。病者多为儿童或青少年,少数有颅脑损伤或脑炎病史,一部分有持久精神症状。除典型病例外,诊断较难。脑电图示 14 或 6c/s 正棘波,但并非特异或见颞部痫性灶等。由于抗癫痫药物对大多数病例有效,怀疑时可做诊断性治疗。

(三)癫痫的分类

原发性癫痫是指未能找到明显病因者,多为全面性发作,神经系统检查多无异常,有明显的家族史,脑电图显示为两侧对称性同步放电。继发性癫痫指由颅内病变或全身代谢和中毒性疾病引起的癫痫,多为部分性发作,可有神经系统体征,多无家族史,脑电图呈局限性异常。颅脑CT、核磁共振、免疫学、脑脊液、脑血管造影等有利于诊断病因。

二、针灸治疗及选穴原则

(一)治疗原则

本病以醒神开窍、豁痰息风为基本治疗原则。

(二)选穴原则

在选穴上本着"急则治其标,缓则治其本"的原则,发作时以选择醒神息风穴位为主,根据诸风掉眩皆属于肝,脑为元神之府,督脉为病、脊强反折,心主神明等理论选取相关穴位,再配合辨证选穴。具体选穴原则如下。

1.急性发作的选穴

在急性发作时,首先选择醒神开窍、息风止痉的穴位,可选督脉的水沟、素髎、上星、神庭、风府,心经通里、灵道,心包经的内关、大陵等以及十二井穴,调神开窍;也可选合谷、太冲、阳陵泉等息风止痉的穴位。

2.选择部分治疗癫痫的效穴

如筋会阳陵泉、筋缩具有舒筋通络、息风止搐的作用;督脉的大椎、长强,任脉的鸠尾,可调理任督,协调阴阳。

3.辨证配穴

痰火扰神,选曲池、商阳、中脘、丰隆、阴陵泉、神门、内庭等;血虚风动,选风池、肝俞、脾俞、膈俞、血海、三阴交、足三里等;风痰闭窍,选天突、合谷、太冲、内关、丰隆、阴陵泉、中脘等;瘀阻脑络,选阿是穴、百会、头维、风池、膈俞、血海、内关、太冲等;心脾两虚,选心俞、脾俞、三阴交、足三里、太白、公孙等;肝肾阴虚,选肝俞、肾俞、三阴交、太溪、照海、水泉等穴。

三、推荐针灸处方

(一)推荐处方1

治法:豁痰开窍,息风止痫。

穴位:水沟、长强、鸠尾、阳陵泉、丰隆。

配穴:痰火扰神,加行间、内关、合谷;风痰闭窍,加本神、风池、太冲;血瘀阻络,加百会、太阳、膈俞;血虚风动,加血海、三阴交;心脾两虚,加心俞、脾俞;肝肾阴虚,加肝俞、肾俞、太溪;病在夜间发作,加照海;病在白昼发作,加申脉;眩晕,加合谷、百会。

操作:水沟向鼻中隔刺,雀啄泻法。余穴常规操作。

(二)推荐处方2

治法:醒神开窍。

穴位:水沟、内关、百会、后溪、涌泉。

操作:水沟用雀啄手法,以患者苏醒或有反应为度。余穴常规操作。本方适宜于急性发作期。

(三)推荐处方3

治法:化痰息风。

穴位：印堂、鸠尾、间使、太冲、丰隆。

配穴：痰火扰神，加曲池、神门、内庭；风痰闭阻，加合谷、阴陵泉、风池；心脾两虚，加心俞、脾俞、足三里；肝肾阴虚，加肝俞、肾俞、太溪；瘀阻脑络，加膈俞、内关。

操作：上述穴位均用泻法。本方适宜于缓解期。

四、针灸疗效及影响因素

癫痫按病因可分为原发性和继发性，临床以原发性多见。发作类型关系着预后，按照国际分类包括部分性发作、全身性发作和不能分类的发作，每一型中又有非常复杂的分类。不管何种类型的癫痫，目前以抗癫痫药治疗为主，部分患者需终身服药。早期治疗预后好，发病5年后治疗者预后不良，单一药物常规剂量能控制发作者预后好。

大量的文献报道认为，针灸在癫痫发作时有促醒作用，在间歇期有降低癫痫发作次数和严重程度的作用。在发作期一般强调应用醒脑开窍、镇肝息风法，多选人中、太冲、合谷或井穴；在缓解期多辨证选穴，如选用具有滋补肝肾、化痰通络、健脾除湿等作用的穴位。

（一）年龄和病程

儿童癫痫起病越早，针灸疗效越差，1岁前起病者发作很难控制，针灸疗效亦差；起病较晚者，针灸疗效较好。

（二）脑电图特点

脑电图正常或近于正常者，针灸疗效好；异常脑电图，双侧同步放电者，预后较好；一侧半球异常、局限性异常或弥散性异常者，预后较差；尖慢波或局限性棘波针灸疗效差。脑电图异常位于顶、枕和中央区针灸疗效较好，颞、额区疗效较差，儿童中央区棘波预后疗效较好。

（三）癫痫的类型

特发性癫痫较症状性癫痫针灸疗效好。典型失神发作在各型癫痫中针灸疗效最好。外伤性癫痫较器质性脑损伤或有神经系统体征的大发作针灸疗效好。病程较长，发作频繁，伴精神症状者针灸疗效差。

五、针灸治疗的环节和机制

目前认为癫痫的产生可能是由于抑制性氨基酸递质如γ-氨基丁酸（GABA）介导的抑制作用减弱，从而引起兴奋性神经元异常高水平突触传递所致。针刺止痫作用的机理可能与抑制性递质或兴奋性递质的变化相关。有研究发现，针刺患者的人中穴，终止了癫痫发作的出现，脑电图亦恢复正常，脑内局部葡萄糖代谢增加或产生一种内源性脑电信号。而这种内源性的脑电信号可能作为干预癫痫发作的一个"扰动",进而消除癫痫发作。针刺对腧穴产生一种刺激冲动,经脊髓后角上传丘脑及大脑皮层,在皮层中产生一种强烈而持久的良性兴奋灶,使相应病灶的脑神经元放电被削弱,乃至解除,大脑血液循环改善。

六、预后

大约有25%的患者为难治性癫痫,75%的患者通过治疗可获得满意的疗效,其中50%以上患者终身不再发病。国内有学者对癫痫的预后进行了全面的总结,认为有癫痫家族史者可增加复发,尤其是特发性癫痫复发的风险。有家族史的热性惊厥患儿,子代各类癫痫发生率明显较高。头皮脑电图可作为癫痫,尤其是特发性癫痫复发的重要预测因素。66%的患者临床好转与脑电图改变一致,30%的患者临床好转优于脑电图,4%的患者脑电图好转优于临床,脑电图异常患者临床可发作停止,但不意味预后良好。

癫痫发作的类型关系着预后,特发性癫痫自行缓解率较高,较症状性癫痫预后好,症状性癫痫患者发病较早,病程较长,发作频繁,发作类型多样伴精神症状及脑电图长期明显异常的患者预后较差。绝大部分症状性或隐源性癫痫患者需药物治疗,部分患者需终身服药。典型失神发作在各型癫痫中预后最好,儿童期失神癫痫药物治疗两年可望停止发作,青年期失神癫痫易发展为全面性发作,需更长时间的治疗。外伤性癫痫预后相对较好,器质性脑损伤或有神经系统体征的大发作预后差,病程较长、发作频繁伴精神症状者预后差,肌阵挛性癫痫伴脑部病变常难以控制,全面性强直—阵挛发作无定位先兆、脑电图正常或改变轻微者预后较好,大多数病例发作可完全或基本控制。局灶性发作较典型失神发作和全面性强直—阵挛发作预后差,非典型小发作预后差,常合并大发作及严重精神发育迟滞;精神运动性发作预后更差,有颞叶痫性灶者仅20%可被控制。婴儿痉挛症预后最差,伴精神发育迟滞者病死率高。几种类型混合性发作预后不佳,颞叶发作合并大发作尤差。脑病变、起病年龄、治疗时间也关系着预后,脑器质性病变如脑肿瘤、脑穿通畸形、脑萎缩等伴癫痫预后差;儿童癫痫起病越早,预后越差,1岁前起病者发作很难控制,预后亦差;起病较晚者预后较好。早期治疗预后好,发病5年后治疗者预后不良,单一药物常规剂量能控制发作者预后好。

(李 海)

第十二节 中风

中风是以突然晕倒,不省人事,伴口眼㖞斜,语言不利,半身不遂或不经昏仆仅以口歪、半身不遂为临床主症的疾病。因发病急骤,症见多端,病情变化迅速,与风之善行数变特点相似,故名中风。本病发病率和病死率较高,常留有后遗症。中风近年来发病率不断增高,发病年龄也趋向年轻化,因此是威胁人类生命和生活质量的重大疾病。

西医学的急性脑血管病,如脑梗死、脑出血、脑栓塞、蛛网膜下腔出血等属本病范畴。

一、病因病机

中风的发生是多种因素所导致的复杂的病理过程,风、火、痰、瘀是其主要的病因,脑府为其病位。肝肾阴虚,水不涵木,肝风妄动;五志过极,肝阳上亢,引动心火,风火相煽,气血上冲;饮食不节,恣食厚味,痰浊内生;气机失调,气滞而血运不畅或气虚推动无力,日久血瘀。当风、火、痰浊、瘀血等病邪,上扰清窍,导致"窍闭神匿,神不导气"时,则发生中风。其中"窍"指脑窍、清窍;"闭"指闭阻、闭塞;"神"指脑神;"匿"为藏而不现;"导"指主导,引申为支配;"气"指脑神所主的功能活动,如语言、肢体运动、吞咽功能等。

二、临床表现

(一)中风先兆

多因气血上逆而病,症见眩晕、心悸、肢体麻木、手足乏力、舌强等症。

(二)中经络

病位浅者,病情轻,多无神志改变。若脉络空虚,风邪入中,则症见手足麻木,口眼㖞斜,语言不利,甚或半身不遂,苔薄白,脉弦滑或弦数。若因肝肾阴虚,风阳上扰,则症见头晕头痛,耳鸣目眩,突然口眼㖞斜,舌强语謇,肢体麻木,半身不遂,舌红苔黄,脉弦细而数或弦滑。

(三)中脏腑

病位较深,病情危急,根据病因病机不同,可分为闭证和脱证。闭证症见突然昏仆,不省人事,口㖞,半身不遂,牙关紧闭,两手握固,面赤气粗,喉中痰鸣,二便不通,脉弦滑而数。脱证症见突然昏仆,不省人事,目合口张,鼻鼾息微,手撒肢冷,二便失禁,脉细弱;如见汗出如油,瞳孔散大或两侧不对称,脉微欲绝或浮大无根,为真阳外越之危候。

三、辨证要点

(一)中经络

主症:半身不遂,舌强语謇,口眼㖞斜而无神志不清。

风痰阻络:兼见肢体麻木或手足拘急,头晕目眩,苔白腻,脉弦滑。

风阳上扰：兼见面红目赤，眩晕头痛，心烦易怒，口苦咽干，尿黄便秘，舌红或绛，苔黄或燥，脉弦有力。

痰热腑实：兼见口黏痰多，腹胀便秘，舌红，苔黄腻或灰黑，脉弦滑大。

气虚络瘀：兼见肢体软弱，偏身麻木，手足肿胀，面色淡白，气短乏力，心悸自汗，舌暗苔白腻，脉细涩。

阴虚风动：兼见肢体麻木，心烦失眠，眩晕耳鸣，手足拘挛或蠕动，舌红，少苔，脉细数。

（二）中脏腑

主症：神志恍惚、迷蒙，嗜睡或昏睡，甚至昏迷，半身不遂。

闭证：兼见神昏面赤，呼吸急促，喉中痰鸣，牙关紧闭，口噤不开，肢体强痉，两手握固，二便不通，舌苔黄腻，脉洪大而数。

脱证：兼见面色苍白，瞳神散大，气息微弱，手撒口开，汗出肢冷，二便失禁，舌痿，脉细弱或脉微欲绝。

四、治疗

（一）刺灸法

1. 中经络

（1）半身不遂。

治法：疏通经络，调和气血。取手足阳明经穴为主，辅以太阳、少阳经穴。一般初病单刺患侧，久病则刺灸双侧；也可先刺健侧，后刺患侧，即"补健侧，泻患侧"的治法。

处方：上肢取肩髃，曲池，手三里，外关，合谷。

下肢取环跳，阳陵泉，足三里，解溪，昆仑。

方义：阳主动，肢体运动障碍，其病在阳，故本方取手足阳明经的腧穴。阳明为多气多血之经，阳明经气血通畅，正气旺盛，则运动功能易于恢复，故在三阳经中又以阳明为主。半身不遂迁延日久，患肢往往发生广泛性的筋肉萎缩或强直拘挛，故根据上下肢经脉循行路线，分别选取手足三阳经的要穴，目的在于加强疏通经脉、调和气血的作用，促进康复。

操作：毫针刺，补虚泻实，每日1次，每次留针20～30分钟，10次为1个疗程。

随症选穴：除上述腧穴外，半身不遂还可以取患侧井穴，点刺出血；上肢还可以取肩髎、阳池、后溪等，下肢还可以取风市、悬钟等；病久，上肢瘫可配大椎、肩外俞，下肢瘫可配腰阳关、白环俞等；如患侧经筋屈曲拘挛者，肘部配取曲泽，腕部配取大陵，膝部配取曲泉，踝部配取太溪；如语言謇涩，配哑门、廉泉、通里；肌肤不仁，可用皮肤针叩刺患部。

(2)口眼㖞斜。

治法:疏调阳明,通经活络。取手足阳明经、太阳经穴,初起单取患侧,久病可取双侧,先针后灸。

处方:地仓,颊车,合谷,内庭,太冲。

方义:口面部为手足阳明经脉的分野,足太阳经筋其支者为目上纲,足阳明经筋其支者为目下纲,口眼㖞斜是经脉瘀滞、筋肉失养所致。取地仓、颊车穴疏调局部经气,远取合谷、内庭、太冲乃循经取穴,以调本经经气。

操作:毫针刺,平补平泻,每日1次,每次留针20~30分钟,10次为1个疗程。

随症选穴:按病位酌配牵正、水沟、下关等穴。

2.中脏腑

(1)闭证。

治法:平肝息风,清心豁痰,醒脑开窍。取督脉、十二井穴为主,辅以手足厥阴经、足阳明经穴。

处方:人中,十二井,太冲,丰隆,劳宫。

方义:闭证的病机乃肝阳化风,心火暴盛,血随气升,上犯脑髓,痰浊瘀血壅闭经隧,蒙蔽神明。速取十二经井穴放血,以决壅开闭,接通三阴三阳经气,协调阴阳使之平衡,此即《黄帝内经》所谓"血实者宜决之"之意。督脉连贯脑髓,人中是督脉的要穴,泻之能改善督脉气血的运行,可收醒脑开窍之效。肝脉上达巅顶,泻肝经的原穴太冲,以镇肝降逆,潜阳熄风。"荥主身热",泻手厥阴的荥穴劳宫,降心火而安神。痰浊内生,咎在中焦运化输布失职,故取足阳明经的络穴丰隆,振奋脾胃气机,蠲浊化痰。

操作:十二井穴点刺放血,人中向上斜刺用泻法,太冲、丰隆、劳宫用泻法,每日1次,每次留针30分钟。

随症选穴:如神志渐醒,则减十二井穴、人中,酌加百会、印堂、风市、三阴交等穴。牙关紧闭者,加地仓、颊车;失语者,加通里、哑门;吞咽困难者,加照海、天突。

(2)脱证。

治法:回阳固脱。取任脉穴为主。

处方:关元,神阙。

方义:任脉为阴脉之海。根据阴阳互根的原理,如元阳外脱,必从阴救阳。关元为任脉与足三阴经的交会穴,为三焦元气所出,联系命门真阳,是阴中有阳的穴位。脐为生命之根蒂,神阙位于脐中,为真气所系,故用大艾炷同时重灸二穴,以挽回将绝之阳气而救虚脱。

操作:关元大艾炷灸,神阙隔盐艾灸,直至四肢转温为止。

随症选穴:汗出不止配阴郄、复溜,小便失禁配三阴交。

(二)头针法

选穴：顶颞前斜线、顶旁1线、顶旁2线。

方法：选用28～30号长1.5～2.0寸毫针，针与头皮成30°夹角快速刺入头皮下，快速捻转2～3分钟。每次留针30分钟，留针期间反复捻转2～3次。治疗时让患者活动肢体，一般隔日1次。

(三)耳针法

选穴：脑点、皮质下、肝、三焦。

方法：毫针刺，中等刺激强度，每日1次，后遗症期隔日刺1次，每次留针30分钟，亦可用王不留行籽贴压。

五、注意事项

(1)针灸治疗中风疗效较满意，对中风急性期应采取综合治疗措施。

(2)后遗症期应配合功能锻炼。

(3)凡老年形盛气虚或有中风预兆者，宜保持心情平静，饮食清淡，起居有常，并可针灸风市、足三里等穴预防中风。

（李　海）

第十三节　痴呆

痴呆，多由髓减脑消，神机失用而致，是以呆傻愚笨、智能低下、善忘为主要临床表现的一种疾病。轻者可见神情淡漠，寡言少语，反应迟钝，善忘等症；重则表现为终日不语或闭门独居或口中喃喃，言辞颠倒或举动异常，忽笑忽哭或不欲食，数日不知饥饿等。

本篇讨论的内容以成人痴呆为主，多发于老年人，相当于西医的血管性痴呆和早老性痴呆，但不包括老年抑郁症、老年性精神病。中医古代文献中并无老年痴呆这一病名，相关论述散见于"呆病""善忘""神呆""郁症"等病证中。

一、病因病机

本病是一种全身性疾病，病位在脑，与心、肝、脾、肾功能失调密切相关。病因以内因为主，其发病由于七情内伤，久病耗损，年迈体虚，导致气滞、血瘀、痰浊等病邪为患，渐使脑髓空虚或气血不足，肾精亏耗，痰瘀互阻，脑髓失养。基本病机为髓减脑消，神机失用，证候特征以虚为本，以实为标，临床多见虚实夹杂证。

若髓海空虚，则心无所虑，神无所依则记性减退。阴阳失司则迷惑愚钝，动作笨拙；若气血不足，则神明失养，而致神情涣散，呆滞善忘；若痰瘀阻滞，则蒙蔽清窍或瘀血内阻,脑脉不通,脑气不得与脏气相接,日久生热化火,神明被扰,则性情烦乱,忽哭忽笑,变化无常。

二、辨病与辨证

(一)辨病

1.阿尔茨海默病

常隐匿起病,病程为持续进展性,无缓解。以认知功能减退及其伴随的生活能力减退症状和非认知性神经精神症状为主要表现。

(1)轻度:以记忆障碍为主,先出现近期记忆减退,随着病情发展出现远期记忆减退,面对生疏和复杂事情易疲劳、焦虑和有消极情绪,还会出现如自私、多疑、易怒、暴躁等人格改变。

(2)中度:除记忆障碍加重外,可出现思维和判定力障碍、性格改变和情感障碍,工作和学习能力下降,后天获得的知识衰退,抽象、理解及推理能力以及计算力下降,常外出不能找回家。

(3)重度:除上述症状逐渐加重外,还有情感淡漠,哭笑无常,言语能力丧失,不能完成日常生活事项,终日无语卧床,与外界丧失接触能力,四肢可出现强直或瘫痪,括约肌功能障碍等。典型的组织病理改变以神经炎性斑(嗜银神经轴索突起包绕β淀粉样变性而成)、神经原纤维缠结、神经元缺失和胶质增生为特点。

2.血管性痴呆

患者常有高血压或脑动脉硬化史,并伴有中风发作史,起病相对较急,常发生在脑血管病后3~6个月以内,病程呈波动性或阶梯性进展,其认知障碍主要表现为执行功能受损,如制订目标、计划和抽象思维及解决冲突的能力下降,常有近记忆力和计算能力减低,可伴有表情淡漠、少语、焦虑、抑郁或欣快感等精神症状,人格相对保持完整。

(二)辨证

1.实证

表情呆板,行动迟缓,终日寡言,坐卧不起,记忆力丧失,二便失禁,舌胖嫩而淡、边有齿印,苔白厚而腻,脉滑,为痰浊闭窍;神情淡漠,反应迟钝,常默默无语或离奇幻想,健忘易惊,舌质紫黯、有瘀点或瘀斑,脉细涩,为瘀血阻络。

2.虚证

记忆力减退,暴发性哭笑,易怒,易狂,伴有头昏眩晕、手足发麻、震颤、失眠,重者发作癫病,舌质红,苔薄黄,脉沉细或弦数,为肝肾亏虚;行为表情失常,终日不言不语或忽笑忽歌,喜怒无常,记忆力减退甚至丧失,步态不稳,面色淡白,气短乏力,舌淡,苔白,脉细弱无力,为气血不足。

三、针灸治疗及选穴原则

(一)治疗原则

本病以健脑益智、补肾填精为基本治疗原则。应结合体育锻炼以及语言、智力的训练。

(二)选穴原则

根据脑为元神之府,督脉入络脑,心主神明、主血脉,肾主骨生髓,脑为髓海,脑肾相通等理论选取相关穴位。具体选穴原则如下。

1. 选取健脑益智穴

选督脉的百会、水沟、神庭、上星、风府及奇穴印堂、四神聪等;选心经、心包经的神门、大陵、通里、内关等;头项部的风池、完骨、天柱以及肾经的太溪,髓会穴悬钟等。

2. 辨证选穴

气血不足,选气海、肾俞、关元、三阴交、足三里;肝肾亏虚,选肝俞、肾俞、三阴交、太溪、照海等;痰浊阻窍,选风池、合谷、外关、中脘、丰隆、阴陵泉等;瘀血阻络,选膈俞、内关、血海、三阴交、太冲等。

四、辨证治疗

(一)髓海空虚

表情呆滞,沉默寡言,记忆减退,失认失算,口齿含糊,伴腰膝酸软,头晕耳鸣,懒惰思卧,齿枯发焦,舌质淡,苔薄白,脉沉细弱。

治法:补益肝肾。取督脉、足少阴经及背俞穴为主。针用补法。

针灸处方:四神聪、百会、风府、肾俞、太溪、大钟、悬钟。

方义:足少阴肾经从足上行股内后缘,通向脊柱,与督脉交会于长强穴,督脉行于身后脊柱内部,上达项后风府,进入脑内,上行巅顶,故本方以督脉穴百会、风府为主穴,配巅顶部奇穴四神聪补肾益髓,填精养神;肾俞为肾之背俞穴,可补益肾气,扶正固本;太溪为肾经原穴,可滋养肾精,使脑髓得充。大钟可补肾养髓,健脑益智,如《标幽赋》所说"大钟治心内之呆痴"。悬钟为髓之会穴,能填精益髓充脑。

随症选穴:腰酸膝软加命门、志室、阳陵泉;耳鸣耳聋加完骨、听会;眩晕加风池、太阳。

中药处方:熟地黄、山药、山茱萸、菟丝子、枸杞子、川牛膝、鹿角胶、龟甲胶。

方义:方中重用熟地黄滋肾以填肾精,枸杞子益精明目,山茱萸涩精补肾,龟甲胶、鹿角胶为血肉有情之品,前者偏于补阳,后者偏于滋阴,鹿角胶与龟甲胶合力沟通任督二脉,益精填髓,有阳中求阴之意。菟丝子、川牛膝补肾而强腰膝,山药健脾而补后天。临床还可加用阿胶、紫河车、何首乌益肾填精,石菖蒲、郁金等开窍醒神。

随症选药:便秘加火麻仁、肉苁蓉;失眠加酸枣仁、五味子。

(二)气血不足

行为表情失常,终日不言不语或忽笑忽歌,喜怒无常,记忆力减退甚至丧失,步态不稳,面色淡白,气短乏力,舌淡红、苔薄白,脉细弱。

治法:健脾益气生精。取督脉、足太阴经穴及背俞穴为主。针用补法,并可用灸。

针灸处方:四神聪、风府、印堂、脾俞、胃俞、足三里、三阴交。

方义:用督脉的风府为主穴,配巅顶部奇穴四神聪及前额印堂补肾益髓,填精养神;用脾俞、胃俞健运脾胃,用足阳明下合穴足三里与三阴交相配,可益气血而安心神。

随症选穴:失眠加神门;食欲缺乏加中脘,胸闷气短加气海。

中药处方:人参、白术、茯苓、黄芪、龙眼肉、酸枣仁、木香、甘草、当归、远志、生姜、大枣。

方义:本方用人参、白术、黄芪、甘草之甘温,以补脾气,当归滋阴而养血。木香行气而舒脾,既以行血中之滞,又以助参、芪而补气。茯苓、远志、酸枣仁、龙眼之甘温酸苦补心。姜、枣调和诸药,本方诸药共起益气补血、健脾养心作用。

随症选药:失眠加五味子、夜交藤、合欢皮、柏子仁;脘闷纳呆苔腻加半夏、陈皮、厚朴。

(三)痰瘀阻络

表情呆板,行动迟缓,终日寡言,健忘易惊,常默默无语或离奇幻想,舌质紫黯、胖嫩边有齿痕、苔白腻,脉细涩。

治法:豁痰开窍,活血通络。取督脉、手足阳明经穴为主。针用泻法,可用刺血法。

针灸处方:四神聪、风府、大椎、膈俞、中脘、合谷、丰隆、太冲。

方义:督脉从脊柱上行至风府而入络于脑,方用督脉风府、大椎配奇穴四神聪,行督脉之阳气,以通脑络,祛除脑腑之痰瘀。血会膈俞行血活血,胃之募穴中脘,配足阳明络穴丰隆行胃气而化痰浊,合谷配太冲,加强全身气血运行而化脑络之痰瘀。

随症选穴:胸闷气短加膻中;健忘严重、表情淡漠加水沟;大便困难加天枢、大横。

中药处方:半夏、陈皮、茯苓、薏苡仁、苍术、石菖蒲、郁金、制天南星、地龙、僵蚕、天麻、全蝎、钩藤、川芎、红花、水蛭。

方义：本方用半夏除痰，用苍术甘苦而温，可以除痰，并用茯苓、薏苡仁利水化湿，用陈皮调气，气行则痰瘀可化。方中用石菖蒲、郁金、制天南星化风痰而通心窍，用地龙、僵蚕、全蝎、水蛭等虫类药搜风通络，用川芎行气解郁，用天麻平息肝风。

随症选药：脘痞纳呆加麦芽、神曲、砂仁健脾行气；头痛呕恶加钩藤、菊花、夏枯草、竹茹以清肝和胃。

头针取穴：顶中线、额中线、颞前线、颞后线。刺法：每次取 2～3 穴，除毫针刺外还可配合使用电针，疏密波。

耳针取穴：脑点、神门、心、肝、肾、枕、肾上腺。刺法：每次选用 3～5 穴，毫针浅刺，留针 30 分钟。也可用王不留行贴压，2～3 日更换 1 次。

（李 海）

第十四节 偏瘫

一侧上下肢的运动障碍称为偏瘫，是瘫痪疾病中最常见的一种症候。导致偏瘫的原因甚多，但以大脑和脑干血管性病居首位；其次为脑外伤、脑肿瘤、脑炎等。按其损伤部位可分为皮质与皮质下性偏瘫、内囊性偏瘫、脑干性偏瘫、脊髓性偏瘫之分。

中医学称为"偏枯""半身不遂"，是由于脏腑阴阳严重失调、气血运行失常，加上阴亏于下，肝阳亢盛于上；血随气逆，夹痰夹火而形成瘀血上冲于脑，蒙蔽心神、横蹿经脉所造。本证因正气亏虚而瘀血阻滞肢体脉络，脉络失养，出现半身不遂。

一、临床表现

（一）肌张力异常

肌张力又称肌紧张度。正常肌张力的维持，是通过高级中枢的皮质脊髓束、锥体外系的抑制性指令和脑干脊髓束的易化指令，对脊髓反射环路进行调控，使骨骼肌纤维经常轮流交替收缩而形成肌肉在完全松弛时具有的张力来实现的。当脑血管病发生在某些特定部位如皮质、内囊时，皮质对运动的下行抑制作用丧失，而脑干脊髓束是完整的，它对运动的下行易化性指令可能异常活跃，导致脊髓反射亢进，肌张力异常增高而出现肌痉挛。此外脊髓颈段横断性损伤时，下运动神经元对外周刺激的敏感性增高也可引起。肌痉挛的严重程度主要取决于脑血管病变的部位，常在病后 1～3 周内出现，有些患者不明显，且很快恢复，而有些终身存在。在肌痉挛期间，如果治疗中不注意抑制痉挛，又采用过强的刺激或情绪、温度波动过大，会使肌痉挛加重。在临床上，肌张力的大小，是以被动运动机体的某部分时，所感到的抗阻力量大小来表示的。正常的肌张力是人体维持自主性活动所必须的。

轻度肌张力增高时,被动运动稍延迟;重度肌张力增高时,移动肢体需花费很大力气,自觉身体有沉重感,当放松患肢时,肢体被拉向张力增高的一侧。肌群的肌张力增高叫痉挛。相对恢复期后逐渐减轻,较长时间的肌肉痉挛可使患侧肢体挛缩畸形,甚至造成终生残废。

(二)反射亢进

脑损伤后,高级与低级中枢之间的相互调节、制约受损,损伤平面以下的各级中枢失去了上一级中枢的控制,正常反射活动丧失,原始的、异常的反射活动被释放,夸张地出现,引起反射性肌张力异常,表现为平衡反射、调整反射能力减弱,出现病理反射、脊髓反射、肌紧张反射(姿势反射)亢进,造成躯体整体和局部平衡功能的失调,影响了正常功能活动的进行。

(三)痉挛状态

痉挛状态是指肌群持续的不随意收缩。偏瘫患者表现为一种肌张力增高、肌协调异常的特定模式。表现为头向患侧倾斜,面部向健侧转动,躯干向患侧后方转动并向患侧侧屈,上肢呈屈曲模式(肩胛骨回缩,肩带下降,肩关节内收、内旋,肘关节屈曲伴前臂旋前或前臂旋后,腕关节屈曲并向尺侧偏斜,手指屈曲、内收,拇指屈曲、内收),下肢呈伸展模式(患侧骨盆旋后、上提,髋关节伸展、内收、内旋,膝关节伸展,足跖屈、内翻,足趾伸、内收)或屈曲模式,这种情况叫偏瘫痉挛状态。多数偏瘫患者自我感觉偏瘫侧肢体无力,因此,偏瘫患者患肢的肌无力与痉挛状态相关。

(四)联合反应

联合反应是指偏瘫患者健侧上下肢紧张性随意收缩时,患侧上下肢也发生肌肉紧张引起的关节活动。联合反应是本来潜在存在着的被上位中枢抑制的脊髓水平的运动整合,因偏瘫而解除上位中枢抑制后所表现出来的阳性症候。联合反应由健侧的用力活动诱发,由患侧的非自主活动所致,当肌张力增高时变得尤为明显。由于联合反应是由下运动神经元反射而使肌张力增高引起的一种姿势反应。当患肢随意分离运动日趋完善,患肢各部分可各自独立运动时,联带运动可消失。

(五)协同运动

协同运动是指偏瘫患者肢体在做随意运动时不能做单关节的分离运动,只能做多个关节的同时活动。协同运动的起动可由意志支配,是随意的。但其运动的形式是固定的多个关节同时运动的模式,又是不随意的。因此,协同运动是较为低级、原始的运动形式,是脊髓水平的运动。协同运动的本质是脊髓中支配屈肌的神经元之间和支配伸肌的神经元之间交互抑制关系失衡的表现。一般出现在联带运动之后。相对恢复期内随着分离运动的完善,协同运动恢复至正常。

二、偏瘫恢复过程与针刺治疗方法的创新

（一）偏瘫典型患者运动功能的恢复过程，Brunnstrom 分为 6 个阶段

1.弛缓阶段

发病初期，患肢肌张力低下，呈弛缓性瘫痪，腱反射消失或低下，无随意运动，即休克期，时间约 2～8 周左右。休克期长期不解除，则长期瘫痪在床。

2.痉挛阶段

肌张力开始增高，腱反射出现或稍活跃，出现联合反应、协同运动，呈现轻度痉挛，即痉挛期开始。

3.联带运动阶段

让患者健侧肢体运动，检查者对其予以抵抗，则引起患侧肢体相应的运动，如治疗者手握住患者健侧腕关节，使其屈曲，并用力下压，让患者伸展肘关节与治疗者对抗，治疗者另一手触摸患侧胸大肌，如出现收缩，即为上肢联合反应出现，协同运动（如患侧上肢向前伸平，肩关节屈曲时，肘关节随之屈曲）明显阶段。肌张力增高，痉挛加重，此阶段是患者出现随意运动的初期阶段。

4.出现部分分离运动阶段

如肩关节屈曲时，肘关节仅稍屈曲或伸展，肩关节外展，肘关节屈曲，手背能触摸脊柱；仰卧位时膝关节伸直时，髋关节可以屈曲，即直腿抬高试验。即协同运动减轻，痉挛减弱，一般在病后 5 周～3 个月，开始进入恢复期。

5.进一步分离运动阶段

运动进一步协调精细，自主运动建立。此时可做肘关节伸展，肩关节外展动作，即侧平举。坐位时膝关节伸直时，踝关节可以背屈。

6.运动模式及其运动速度接近正常阶段

能进行单个小关节自主运动。

也就是说中枢性偏瘫的恢复过程经历了肌张力低下、反射减弱到肌张力增强，以至于反射亢进、痉挛的过程，经历了低级运动中枢控制的联合反应、协同运动的释放到半分离、分离运动的出现，以至于协调运动的出现。恢复初期肌张力的快速增高是有意义的，而到痉挛期后，肌张力的进一步增高则限制了病情的恢复。这个理论是临床治疗的基础，也是评价患者恢复的依据。因此，肌力训练及针灸治疗中枢性瘫痪时，如果肌张力开始恢复时，所有会引起痉挛加重的方法，则都是错误的，应当予以纠正。

临床上可将患者分为 3 类，只有典型的偏瘫患者，经过康复治疗，才有上述过程。非常轻的患者不出现上述 3 期，只是轻度出现肌无力，腱反射活跃。经过治疗很快即可以恢复，重患者中大部分患者到一定阶段，其运动功能的恢复即行停止。

康复治疗的目的,即在于促进患者的运动能按上述顺序尽快恢复。在康复治疗初期,对其运动功能能恢复到什么程度,要尽可能做出预测。如果患者发病后5～7日仍不出现腱反射,则其肢体运动功能的恢复几乎达不到接近正常的程度。一般说来,发病2周左右患者即应出现腱反射亢进和肌张力增高,与此同时多伴有随意运动出现(随意运动此时为协同运动)。如果在腱反射亢进的同时不出现随意运动,其患肢运动功能恢复到具有实用的可能性不大。如果在第8周左右这段时间内,其肌张力仍然低下,则预后不佳。

一般运动功能的恢复在发病后3～6个月内比较明显,发病后14个月内仍可见到其恢复。14个月后,多数患者运动功能的恢复基本停止,但个别患者发病3年后仍可见到其运动功能的恢复。如病情相同,一般60岁以下的患者较70岁以上的患者易恢复。越年轻越易于恢复。偏瘫患者下肢实用性功能,较上肢及手的精细运动功能恢复得早。

(二)偏瘫患者的异常姿势及其纠正

1.中风后的异常姿势

中风后瘫痪肢体功能恢复过程中必然出现痉挛,上肢为屈肌痉挛,下肢为伸肌痉挛,由于肢体的痉挛便产生了异常的姿势,常称为痉挛性偏瘫(图3-1)。

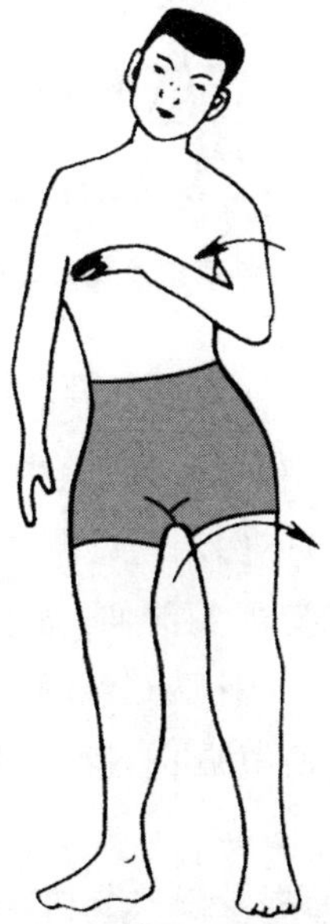

图3-1 中风后异常运动姿势

(1)上肢姿势:肩关节内收、下垂、后缩,上臂内旋,肘关节屈曲,前臂旋前。腕关节下垂,手指屈曲、握拳。

(2)下肢姿势:骨盆上提,下肢外旋,髋关节伸展,膝关节伸展,踝关节下垂,足内翻,步行时足掌外侧落地。

2.哪种姿势可以对抗中风后的异常姿势

(1)上肢姿势:肩上抬、前伸,上臂外旋稍离开躯干,肘关节伸展,前臂旋后。腕关节伸展,掌心向上。手指分开、伸展,拇指外展。

(2)下肢姿势:骨盆前挺,髋关节轻度屈曲,大腿内旋,膝关节轻度屈曲,踝关节背伸,站立时全足掌落地支撑(图3-2)。

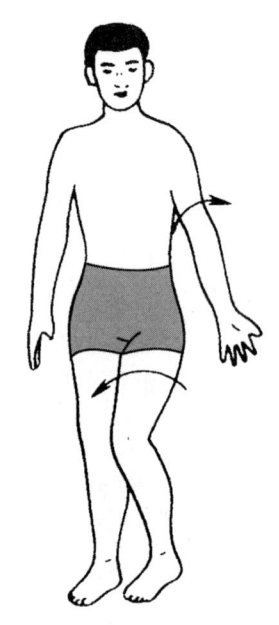

图3-2 对抗中风后异常姿势

3.预防中风后的异常姿势

中风后卧床时采取良好的肢体位置的目的是预防患肢痉挛,即预防异常姿势的出现。中风后卧床可取仰卧位、健侧卧位、患侧卧位3种姿势轮换,多向健侧卧位为主,不应长期向患侧卧位。以下图示均以左侧偏瘫为例。

(1)仰卧位:头正中位。患侧肩尽量前伸,肩下垫一软枕。肩关节外展、外旋,腕关节背伸。手指伸展略分开,拇指外展。髋、腰部下方放置软枕,髋关节及大腿稍内旋。膝关节下放一个枕头,使其屈曲,踝关节略呈背屈,防止足下垂和内翻(图3-3)。

(2)健侧卧位:患侧肩向前伸,肘及腕关节均保持伸展位,腋下的胸侧壁置一软枕,使肩及上肢保持外展位。髋略屈,屈膝,踝略背伸。健侧肢体可以自然放置。

(3)患侧卧位:患侧肩向前伸,肘伸直,前臂旋后,腕伸展,手掌向上,手指伸开。健肢在前,患肢在后,膝屈曲,踝背伸,足掌与小腿尽量保持垂直。

(4)中风的早期为什么要经常变换体位:中风患者急性期要经常变换体位,每

2小时翻身1次,体位变换可以防止出现压疮及预防肺部感染。偏瘫患者多愿意向患侧卧位,因脑卒中早期瘫痪肢体多有感觉障碍,患肢长时间受压,不感痛苦,实则因为患侧肩关节与髋关节的长时间压迫,极易产生患肢肩、髋关节的痉痛与挛缩,为日后功能恢复带来隐患。因此,应仰卧位、健侧卧位、患侧卧位3种体位经常变换为佳。

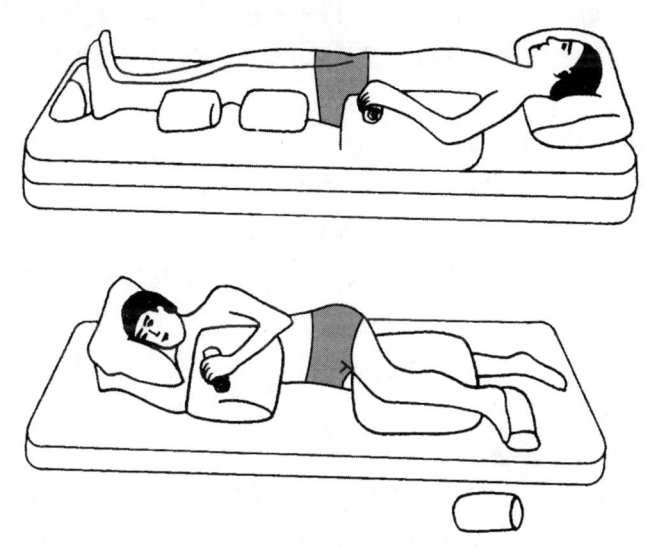

图3-3 正确卧位姿势

(三)针刺治疗偏瘫时有关的几个问题探讨

1.理论依据

以往认为中枢性瘫是痉挛性瘫,周围性瘫是弛缓性瘫,但这种认识并未揭示两者的本质区别。Brunnstrom完整地描述了中枢性瘫与周围性瘫的本质区别,即中枢性瘫是运动模式质的改变,周围性瘫是肌力量的改变。这一认识对针灸治疗偏瘫具有指导意义。这个理论是我们临床和科研工作,必须遵循的原则,只有这样,才能正确认识和把握疾病的治疗规律,使患者早日康复。

2.取穴依据

中医理论一贯认为"治痿独取阳明",偏瘫不是痿证,因此不宜独取阳明经穴。偏瘫患者下肢小腿阳明经循行于优势肌的伸肌上,上肢阳明经有时循行在上肢内旋肌肌群上,若长时间"独取",势必诱发下肢伸肌张力和上肢内旋肌的张力增加,加剧痉挛状态,因此在痉挛期不主张独取手足阳明经穴。临床上最主要的是应以腧穴解剖为基础,以针刺所及的神经肌肉的功能为依据来取穴。

3.患者的体位

针灸体位主要依据患者舒适、能耐受及医者操作方便为主。脑卒中后偏瘫患者"舒适"的体位表现为上肢屈曲,横放胸前,下肢伸直,胯外展外旋的痉挛模式。

如果就势针刺,在针刺促进肌张力增强的作用下,可能出现加剧痉挛的后果。所以应提倡在康复体位下针刺,一般应是患者仰卧位,患侧上肢尽量取伸展位,上肢痉挛重者可取胸前屈肘位,掌心向下,下肢取屈髋屈膝位,小腿下垫一小棉被,根据病情和治疗需要亦可取健侧卧位。

4.电针的运用

运用电针,采用疏波,使电流作用于瘫痪的拮抗肌上,兴奋拮抗肌,使拮抗肌收缩产生运动,进而增强拮抗肌的肌力及肌张力,有助于缓解瘫痪肌的肌张力,纠正异常姿势。

5.电针治疗时效果的判定

针刺入腧穴后,以是否得气,即患者是否有酸、麻、胀、重感为针刺是否有效的标准。这个标准对一般性疾病,特别是对感觉障碍性疾病进行针刺疗效的判定较好。对于中枢性瘫痪,电针后是否有效,应以是否纠正其异常运动姿势为标准,如上肢是否出现向外旋,手指是否出现屈伸活动,下肢是否出现足外翻,如果没有出现或使上肢内旋、下肢内翻加重,则应重新调整针刺的角度或深度,再重新刺入,直至获得满意的效果为止。

6.肢体训练及评价方法

患者在体针、电针治疗后或头针治疗时常配合肢体训练,以往的训练方法以提高肌力为重点,结果强化了协同运动、联合反应而导致"误用综合征"的出现。目前尚有不少人缺乏正常运动模式的概念,因而常将异常运动模式(如误用综合征等)误认为好转、改善,这是应当予以纠正的。针灸医师应学习康复评定知识,研究Brunstrom偏瘫恢复6阶段理论及其偏瘫运动功能评价法,以判定治疗方法是否正确,以便及时调整治疗方案。运用这些方法将对针灸治疗中风偏瘫的疗效有较大提高,是对传统针灸医学治疗中风偏瘫理论上的有力补充。

(四)针刺治疗方法的选择

根据现代康复医学理论和Brunnstrom的分期理论,最基本的治疗方法是早期充分利用一切方法引出肢体的运动反应,并利用各种运动模式,如联合反应、协同运动,再从异常的模式中引导、分离出正常的运动模式,最终脱离异常的运动模式,逐渐向正常功能模式过渡。

针刺与康复法治疗中枢性瘫痪不应是简单的两种方法的相加,而应是有机的结合,即以Brunnstrom的6阶段的理论来指导不同阶段采用不同的针刺方法,以纠正可能产生的足内翻、足下垂、肩手综合征、误用综合征等,提高各阶段偏瘫患者的康复水平。根据Brunnstrom偏瘫恢复原理,采用分期电针针刺法治疗。

偏瘫休克期的主要矛盾为肌张力的减低或丧失,此时利用针刺来刺激瘫痪的主动肌,一般上肢屈肌先恢复,下肢伸肌先恢复。通过电针兴奋周围神经,并将刺激反馈到中枢,促进中枢与周围神经的联系,缩短休克期,力图诱发偏瘫侧上肢屈肌,下肢伸肌肌张力增加,促发协同运动,而肌张力的增强是肌肉运动产生肌力的前提。

在脑休克期连最低层次的运动都消失或减弱的情况下,先促进低层次的运动是非常必要的。临床上可以采取3种治法以达到尽早恢复运动功能。①采用电针疗法,由于上肢屈肌收缩占优势,屈肌的协同运动出现早,下肢伸肌收缩占优势,伸肌的协同运动出现的比较明显,选穴时下肢选伸肌部位的穴,上肢选屈肌部位的穴,选用疏波使肌肉出现节律性收缩,可以尽快解除休克期。②刺激涌泉附近的足底,与外周感觉反馈性促通技术中的利用逃避反射的诱发作用相类似,刺激后出现明显的屈曲反应,既可直接兴奋下肢屈肌,又可预防与减轻伸肌的痉挛,为今后正确步态的建立奠定基础,同时还能增强患者的信心。③采用巨刺法,针刺健侧穴,利用联合反应,使之健侧出现运动,也可以尽早解除休克期。

在痉挛期,运用电针,采用疏波,兴奋患者瘫痪的拮抗肌,使拮抗肌产生运动,来纠正异常的姿势是最佳的治疗方法。当瘫痪的主动肌肌张力恢复并增强后,应立即转为兴奋其拮抗肌,选拮抗肌上的穴位,电针拮抗肌以提高拮抗肌的肌张力和肌力,能抑制瘫痪的主动肌过高的肌张力,注意协调及平衡主动肌与拮抗肌的肌张力,促进协同运动向分离运动转化,抑制和纠正异常运动模式。此时,选用电针来针刺拮抗肌,上肢主要取天井、手三里或纠内旋,选用疏波,通电后可以使上肢向后外方向旋转,使主动肌张力逐渐减弱,痉挛消失;手部屈曲时,选用外关、内八邪(中渚、合谷、后溪)通电后,可以使手产生屈伸动作。下肢取髀关、血海、阳陵泉、侠溪或纠内翻,选用疏波,通电后,可使足向外翻,而足内翻肌组的肌张力下降,痉挛减轻。电针治疗即是通过向肌肉和关节输入正常的运动模式来打破脑卒中引起的肢体异常运动模式,同时,向中枢神经系统输入大量的本体运动及皮肤感觉的冲动,从而发挥易化作用,促使正常功能模式的形成,促进大脑细胞"功能重组",使大脑皮质运动区"运动定型"完成,以实现对低位中枢的调控。

恢复期开始,协同运动减少,分离运动增多,针刺治疗仍以电针拮抗肌为主,渐渐地肢体以分离运动为主,协同运动基本消除,正常的运动模式开始建立。也有学者主张,根据偏瘫恢复的规律,脑休克期即可用电针直接兴奋其瘫痪的拮抗肌,以防止痉挛期的出现或加重,并可直接进入恢复期。此时,还可以并用头针、项针并配合强化正常运动模式训练,直至接近正常。选取头针疗法可以使患者的注意力集中,积极主动配合医师锻炼的意识明显增强,医师可获得理想的训练效果。选用项针可以改善脑部血液循环,活化脑细胞,增强脑的功能。这些针刺疗法对现代康复医学是一个极好的补充。使患者在康复治疗过程中协调性得到训练,有效地避免肢体痉挛和防止废用综合征的产生,使患者的运动尽可能地达到协调和随意,提高生活质量和自理程度。

(五)头针、项针的治疗作用及机制

偏瘫患者大脑皮质的运动功能减弱,皮质下的运动功能亢进,中枢神经运动整合水平降低。偏瘫功能的恢复应是通过运动整合水平的提高,来抑制下位层次的运动功能亢进。项针可以改善脑部血液循环,改善脑部血液循环是治疗脑病的基础。头针可以直接活化脑细胞,促进脑功能的恢复。研究发现对头部穴区的刺激,可以通过头这一容积导体产生一种"生物电电场和磁场",其透过颅骨,将生物电效应传送到大脑皮层,与脑神经细胞自发电位变化传递到大脑皮层一样,无疑对大脑皮质有刺激作用。以下的临床研究可以说明这一原理。

(1)在临床进行运动诱发电位研究发现,除用诱发电位的刺激器刺激侧头部,可在大鱼际处收到 MEP 波形外,针刺头部相应部位后,经捻转,在大鱼际也可收到 MEP 波形。诱发电位的刺激器,是用电或磁而产生的作用,即电场或磁场作用于皮层的结果,说明毫针捻转后能产生运动诱发电位,是"生物电电场和磁场"的作用。

(2)超声波治疗中风偏瘫,是超声波穿透颅骨,直接作用于大脑皮层。据此认为,针刺产生的电场和磁场可以直接穿透颅骨,作用大于脑皮层。"场说"的提出补充了传统针灸治疗理论上的不足,为针刺研究治疗脑卒中提供一种新的有效的方法和理论,随着科学技术的提高,"场说"的科学性、客观性还将进一步证明。

头针针场的这种作用可能改变脑皮层神经细胞的兴奋性,纠正抑制性泛化,使可逆性神经细胞复活或被抑制的神经细胞觉醒,使缺血性半暗带的局部神经元的低氧超极化状态改善,神经功能尽快恢复,另外也可能加强了皮层功能区之间的协调和代偿作用,促进了功能重组,相应的临床障碍得到改善。也就是说,头针可以通过对大脑皮质的刺激作用使神经功能得到恢复,从而促进肢体恢复。

(六)针刺治疗偏瘫的开始时间及安全性问题

关于偏瘫早期针刺及康复训练的开始时间问题,目前争论较多。一般认为脑卒中发病以后1个月以内开始针刺及康复即为早期康复,WTO 推荐的康复训练开始时间为生命体征稳定、神经系统症状不在发展以后48小时。早期康复的安全性是每个医生都非常关心的问题,也为患者和家庭所关注。在针刺和康复训练过程中应积极处理各种危险因素,根据病情变化及时调整康复治疗的内容,针刺及康复受患者的精神状态、理解能力、神经功能缺损程度及医嘱执行能力等因素影响。

大多数观点认为,脑梗死后的针刺及康复治疗应该尽早开始。脑梗死偏瘫恢复从发病后数天开始,1~3个月为最佳时期,3个月后,因各种继发性障碍而恢复减慢,故针刺治疗应该早期介入。对血压无明显影响时,病后马上就可以开始,但以不影响临床抢救为前提。主动运动需患者主动完成或配合,因对血压和脉搏有

一定影响,应以患者神志清醒、生命体征平稳,临床症状不再发展后 48 小时开始为宜。

脑出血的患者,一般应在病后 3 周左右,生命体征平稳,特别是血压稳定后,再出血的可能性很小时,先用轻度刺激量,以使患者适应,再逐渐加大刺激量。也有主张对神志不清者,针刺人中、风池、内关等穴,达到醒脑开窍的目的。此法有可能诱发再出血,适应证应当严格掌握。

(吕　佳)

第十五节　失眠

失眠指原发性失眠,表现为持续相当长时间的对睡眠质和量的不满意,患者因此而忧虑或恐惧,并在心理上产生恶性循环而使本症持续存在。西医学认为,本病与睡眠—觉醒调节机制紊乱,及心理、社会因素有关,病因尚不明确。临床上可表现为夜间入睡困难、易醒、早醒、睡眠时间明显减少,白天工作、学习、记忆及其他功能低下。

中医称失眠为"不寐""不得眠",多因情志所伤,饮食不节,久病、年迈体虚,禀赋不足,心虚胆怯所致。其主要病机为脏腑阴阳失调,气血失和,以致心神失养或心神不安,阳不入阴,阴不含阳,神不守舍或跷脉功能失调,阳跷脉亢盛,阴跷脉失于对其制约,阴不制阳,而致失眠。

一、辨病与辨证

(一)辨病

(1)以睡眠障碍为主要症状,其他症状均继发于失眠,包括难以入睡、睡眠不深、易醒、多梦、早醒、醒后不易再睡,醒后感不适、疲乏或白天困倦。

(2)上述睡眠障碍每周至少发生 3 次,并持续 1 个月以上。

(3)失眠引起显著的苦恼或为精神障碍症状的一部分,活动效率下降或妨碍社会功能。

(4)排除躯体疾病或精神疾病导致的继发性失眠。

(二)辨证

1.肝郁化火

心烦不能入睡,烦躁易怒,胸闷胁痛,头痛面红,目赤,口苦,便秘,尿黄。舌红,苔黄,脉弦数。

2.痰热内扰

睡眠不安,心烦懊恼,胸闷脘痞,口苦痰多,头晕目眩。舌红,苔黄腻,脉滑或滑数。

3.阴虚火旺

心烦不寐或时寐时醒,手足心热,头晕耳鸣,心悸,健忘,颧红潮热,口干少津。舌红,苔少,脉细数。

4.心脾两虚

多梦易醒或蒙眬不实,心悸,健忘,头晕目眩,神疲乏力,面色不华。舌淡,苔薄,脉细弱。

5.心虚胆怯

夜寐多梦易惊,心悸胆怯。舌淡,苔薄,脉弦细。

(三)辨经

阳跷脉亢盛,阴跷脉失于对其制约,阴不制阳而失眠,为阳跷脉证。

二、治疗

(一)体针

1.取穴

(1)主穴:①百会、神庭、四神聪;②丝竹空透率谷,风池。

(2)配穴:①神门、足三里、三阴交;②大陵、失眠;③照海、申脉;④缘中、神门(耳穴)。

(3)失眠穴位置:第2掌骨桡侧反应点,轻按即有酸麻胀或痛感处即是,如反应点不明显则取第2掌指关节后1寸,第2掌骨桡侧缘。

2.治法

每次取一组主穴,二组可单用,也可轮用。配穴也取一组,可单用或轮用。患者取安静仰卧位,穴位常规消毒,先取百会,医者立于患者头前,拇、示指持1.5寸毫针以15°夹角,逆督脉循行方向,沿头皮与颅骨骨膜间快速进针,深度要求在1寸左右。也可将针快速刺入帽状腱膜下,然后再将针向前顶穴方向平行刺入1.2寸左右。然后用爆发力向外速提,提时针体最好不动,至多提出1分,连续3次后再缓慢地将针进至原处行针2分钟,使患者头皮产生沉、麻、胀痛感并向前额部传导。神庭穴,选用1寸毫针逆督脉循行方向刺入0.3~0.5寸,四神聪穴与百会穴进针方向及深度均相同,以快速捻转手法,局部有胀感后留针,留针期间嘱患者闭眼深呼吸。留针30分钟,每隔10分钟行针一次,以捻转手法为主。如患者当时能入睡,可适当延长留针时间,以不超过2小时为限。第二组主穴,患者取仰卧位,用3寸毫针,从丝竹空浅针横刺,向率谷穴方向水平透刺,小幅度捻转,使局部产生较强的重胀感。其余穴位按常规刺法,均取得较强针感后,留针60分钟。配穴针法:第一组配穴,针刺得气后,施平补平泻法;第2组配穴,大陵穴取1寸毫针直刺0.4~0.6

寸,得气后行平补平泻法,留针 30 分钟;失眠穴取 2 寸毫针,先垂直向下进针至针尖平掌骨前缘后,针尖转为沿掌骨前缘向掌心方向平刺进针 1~1.5 寸,患者有强烈麻胀感后,顺时针转针 3 圈,留针 30 分钟。第三组配穴,均采用呼吸补泻法,照海用补法进针 13mm,申脉用泻法进针 13mm,配穴进针 0.4~0.7 寸,留针 30 分钟。第四组配穴,用王不留行籽贴压一侧耳穴,每 3 日换贴 1 次。并让患者每天自行按压 2~3 次,每次 10~15 分钟,以其能够忍受,耳部发热、发红、发胀为度,左右耳交替贴压。上述针刺法均为每日 1 次,一般 12 次为 1 个疗程,疗程间停针 3~5 日。针刺期间逐步停用安眠药。

(二)电针

1. 取穴

(1)主穴:①四神聪、印堂;②安眠、太阳穴。

(2)配穴:风池、百会、神庭。

(3)安眠穴位置:风池与翳风连线中点。

2. 治法

一般仅取一组主穴,二组单用或轮用均可,如效不显可改用配穴。第一组穴针法:令患者取仰卧位或坐位,先选定四神聪穴,皮肤常规消毒。医者立于患者头前,拇示指持 1.5 寸的毫针以 15°夹角,逆督脉循行方向,沿头皮与颅骨骨膜间快速进针,平刺 10mm 左右,再取印堂穴向鼻尖方向平刺进针,得气后持续捻转施平补平泻手法,中等刺激强度,5 分钟后,将电针导线正极连接印堂,负极连接前神聪,选用连续波,频率 6Hz,强度以患者能耐受为度。第二组针法:双侧同时取穴。太阳穴先刺入皮下,然后沿皮下向耳部平行推进 0.5~1 寸。太阳、安眠穴都在提插捻转得气后,接电针仪,选择连续波(频率 0.8~1.6Hz),强度以患者能忍受为度。配穴针法:取双侧风池穴,向鼻尖方向刺入 1~1.2 寸,手法宜轻柔和缓,百会、神庭穴逆督脉循行方向,向后平刺 1 寸,三穴均以得气为度。风池穴连接电针仪,用连续波,频率 15~18Hz,强度以头颈部微微振动,患者自觉舒适为宜。上述针法留针 25~30 分钟。每日 1 次,7 天为 1 个疗程,疗程间停针 2 日,一般连续治疗 3 个疗程。

(三)耳穴贴压

1. 取穴

(1)主穴:心、缘中、神门、皮质下。

(2)配穴:肾、枕、阳性反应点、内分泌、脾。

2. 治法

一般仅取主穴,效不显时加选配穴。可选下面二法之一。

(1)压丸法:压物可用大小均匀,硬度适中,表面光滑王不留行籽、绿豆或预先制备成米粒大颗粒之冰片,置于剪好的方形小胶布中央,贴压于双侧所选穴区上。然后按压1分钟,使耳郭充血发热。令患者每日自行按压耳穴3~5次,睡前必须按压1次,时间约1~2分钟。隔日换贴1次,5次为1个疗程,疗程间隔4日。待出现疗效后,可改为贴压一侧穴,二侧交替。方法同上。

(2)埋针法:严格消毒耳穴后,将揿钉形皮内针埋入,上以胶布固定,令患者每日自行按压3~4次,以感到轻微疼痛、胀、发热为佳。每次一侧耳,双耳交替。5~7日换埋针1次,2次为1个疗程。亦可在耳郭严密消毒后,以0.5寸毫针快速垂直刺入,进皮后快速捻针(免提插),因人而异,给予一定强度的刺激量,至穴区发红或患者觉耳郭发热为度。每隔20分钟行针1次,留针1小时。每日1次,每次取单侧耳穴治疗,两侧耳穴交替使用,10次为1个疗程。

(四)穴位注射

1.取穴

(1)主穴:安眠、三阴交。

(2)配穴:风池、神门。

2.治法

药液:甲钴胺注射液、当归注射液、清开灵注射液。

主穴为主,如效不显,可改用配穴或与配穴轮用,均取双侧。上述药液任选一种。患者取坐位,医者用一次性2mL或5mL注射器,吸取药液。取两侧安眠穴,穴位常规消毒后,迅速刺入皮下,缓慢进针至一定深度,轻轻提插,有针感后,回抽无血,缓慢推药。如为甲钴胺注射液,吸取1mL(0.5mg/1mL),多用于双侧安眠穴,每侧穴注射药液0.5mL。如为当归注射液,安眠、风池、神门三穴各侧可注入0.5mL,三阴交穴可每侧注入1mL。如为清开灵注射液,在风池或安眠穴注入1~2mL。

一般隔日1次,10次为1个疗程。不愈者停针7日后继续下1个疗程。

(五)艾灸

1.取穴

(1)主穴:百会。

(2)配穴:涌泉。

2.治法

可仅选主穴。效不显时加用配穴。取质量好的清艾条一支,用温和灸法灸百会穴,以患者觉头顶部温热为宜,灸15~20分钟。疗效不满意时,可嘱患者于每晚临睡前,自己用艾条温和灸百会穴15分钟,涌泉穴15分钟。每日1次,10日为1个疗程,停针2天后进行第2个疗程。

（六）刺血

1.取穴

(1)主穴:阿是穴、大椎。

(2)配穴:内中魁。

(3)阿是穴位置:多位于耳根的上半部。

(4)内中魁穴位置:手中指掌侧正中线,近指侧节横纹中点1个穴,前后1分各1穴,左右共6穴。

2.治法

主穴每次仅用一穴。如用阿是穴,可先以耳穴探测仪或探测棒在耳根部仔细测出敏感点,做好标记。常规消毒后,用消毒弹簧刺针或三棱针迅速点刺,出血如绿豆大。每次只刺一侧,两耳交替。治疗时间以上午或下午为佳,夜晚进行者效果较差。如用大椎时,先在穴区周围常规消毒,用三棱针在大椎穴前后左右迅速地刺中血络,使之出血。用闪火法,将大号广口玻璃罐迅速扣在穴上,置留10~15分钟（视其出血量多少而定,一般不要超过10mL）,然后将罐起下,擦干血迹,盖上敷料。疗效不明显者可加刺另一侧之内中魁穴。阿是穴,每日或隔日1次,5~7次为1个疗程。大椎穴每周治疗2次,4次为1个疗程。

（七）穴位敷贴

1.取穴

(1)主穴:膻中、风池、涌泉。

(2)配穴:①百会、四神聪;②三阴交、内关穴。

2.治法

敷药制备如下。①取珍珠粉、朱砂粉、大黄粉、五味子粉适量混匀。每次取3g,用鲜竹沥调成糊状,均分两份,集中涂于5cm×5cm大小的医用胶布上备用。②失眠散:朱砂6g,龙骨180g,琥珀18g,肉桂6g,磁石180g。用粉碎机把药物制成粉末,用醋和凡士林调和成稠糊状,放入容器中备用,每次取6g左右。③夜交藤、珍珠母、合欢花、远志、何首乌、女贞子、黄连各等份,研末,取4g药物,加蜂蜜少许调匀呈膏状备用。

主穴可仅取涌泉一穴,疗效不明显时加其他主穴或配穴。入睡前,用加入适量醋的热水泡脚30分钟,擦干足部并晾干,任取上述三个处方之一（第一方为首选）分贴于左右涌泉或(和)其他主穴或配穴第二组的穴区。贴后短时间内即有局部瘙痒、热痛等感觉,严重者应马上取下,若无不适可至次日睡醒后取下,取下后应清洁皮肤,为防止皮肤起疱及皮肤感染,可在清洁皮肤后于在穴位处涂抹70%乙醇。如贴敷后,效果不明显或重症失眠者,可加用配穴第一组,采用针刺之法:先针百会,向前横刺1寸,施快速均匀左右捻转手法,持续2分钟,间隔10分钟,再行前法,反复3次,令患者带针48小时。百会起针后,继针四神聪,均向前横刺1寸,以提插手法,轻、快、匀运针2分钟,间隔10分钟,再行前法,反复3次,令患者带针24小时。出针后,再针百会如前法。

上述方法,连续9日为1个疗程,疗程间隔3日。

(八)皮肤针

1.取穴

(1)主穴:肩胛部、膀胱经在背腰部的第一侧线、督脉背部段。

(2)配穴:百会、风府、风池、神门、足三里、三阴交。

2.治法

可用以下二法:一为皮肤针法。主穴前二部位,酌加配穴。以皮肤针肩胛冈由外向内叩击至膀胱经的第一侧(相当于肺俞穴)叩一条线,再沿膀胱经的第一侧线由上向下(相当于由肺俞至肾俞)叩击,每一叩击之间的距离为1~2cm,反复叩击5分钟,以皮肤潮红为度。重点叩击第一侧线上的敏感点、结节和条索状物,即阳性反应点或阳性反应物,可叩至皮肤微出血。配穴叩刺法:在穴位表面0.5~1.5cm范围内按常规叩刺50~60下。手法同前。上法每日或隔日1次,12次为1个疗程,疗程间隔一周。二为滚针法:取主穴后二部位。采用滚针器械针具,从背部足太阳膀胱经第一线肺俞至肾俞,由上而下顺经脉循行滚动;第二线从大杼至志室,由上而下滚动(循经方向滚动刺激);督脉从命门至大椎由下而上顺经脉循行滚动;以较慢速度循经滚动10次左右,用力大小因人而异,以患者感到舒适、皮肤红润为度。每次治疗滚动15~20分钟。每周治疗5日,停治2日。

(九)腹针

1.取穴

(1)主穴:中脘、下脘、气海、关元、滑肉门。

(2)配穴:心脾亏损型加天枢;心肾不交型加阴都、气旁;心胆气虚型加右上风湿点;肝阳上扰型加右上风湿点、气旁、气穴;脾胃不和型加天枢、大横。

(3)上风湿点位置:滑肉门旁开5分上5分处。

(4)气旁穴位置:气海穴旁开5分处。

2.治法

主穴均取,配穴据证而加。采用1.5寸毫针,避开毛孔进针,只捻转不提插,不要求得气,每隔10分钟行针1次,留针30分钟。留针期间心脾亏损型、心肾不交型、心胆气虚型患者加用TDP照射腹部。隔日1次,治疗8次为1个疗程。

(李 鑫)

第四章 针灸治疗外科疾病

第一节 落枕

落枕是由睡眠时颈部位置不当或因负重颈部扭转或因风寒侵袭项背,局部脉络受损,经气不调所致。以单纯性颈项强痛、活动受限为主要临床表现。本病为常见的颈部伤筋,一年四季均可发生。多见于成年人,儿童患者极少,中、老年患者往往是颈椎病变的反映,并有反复发作的特点。

一、病因病机

落枕多因睡眠姿势不良或感受风寒后所致。①气滞血瘀,主要是睡眠姿势不当,枕头高低不适,颈部骨节筋肉遭受长时间的过分牵拉而发生痉挛或因颈部扭伤,局部经脉气血不通。②风寒外袭,颈项部感受风寒,局部经脉为风寒之邪所滞,气血运行受阻。

二、临床表现

(一)气滞血瘀
晨起颈项疼痛,活动不利,活动时患侧疼痛加剧,局部有明显压痛点,有时可见筋结,舌紫黯,脉弦紧。

(二)风寒外袭
颈项部强痛,拘紧麻木,兼有恶风、微发热、头痛等表证,舌淡,苔薄白,脉弦紧。

三、针灸治疗及选穴原则

(一)治疗原则
本病以祛风散寒、疏调经筋、活血止痛为基本治疗原则。

(二)选穴原则
在选穴上以局部阿是穴和远端选穴相结合,具体选穴原则如下。

1.局部选穴

按照《黄帝内经》"在筋守筋"的原则从局部选穴,如选局部阿是穴。一般落枕最多发生于$C_{2\sim3}$,因为该段椎体间有椎间盘组织结构的开始节段,其上方是属于颅椎关节组合结构,其下方直接联结与之结构相同的颈椎群体,因此它就成为两者之间的过渡地带,为首先具有椎间盘结构的活动关节。因此,通常在$C_{2\sim3}$部位有明显的压痛点。在局部选取经穴,督脉"入络脑,还出别下项""并于脊里,上至风府,入属于脑",督之络"挟膂上项,散头上",故可选大椎疏通头项部位的经气以治疗落枕。膀胱经"从巅入络脑,还出别下项,循肩膊内",经别"从膂上出于项",因此,天柱穴可疏通经气治疗落枕。也常在局部或临近选择风池、肩井等经穴。

2.循经选穴

根据"经脉所过,主治所及"的规律循经从远端选穴。小肠经"从缺盆循颈,上颊",经筋"上绕肩胛,循颈出走太阳之前,结于耳后完骨",因此,可选后溪、支正、肩外俞从远端疏导颈项部的经气。胆经"下耳后,循颈行手少阳之前,至肩上",故选悬钟从远端疏导项背部的经气。另外,尽管落枕穴为经外奇穴,但其与手阳经关系密切,是远端选穴治疗落枕的特效穴。

四、推荐针灸处方

(一)推荐处方1

操作:调气活血,舒筋通络。

主穴:外劳宫、阿是穴、肩井、后溪、悬钟。

配穴:风寒外袭,加风池、合谷;气滞血瘀,加内关;肩痛,加肩髃、外关;背痛,加天宗。

操作:毫针泻法。先刺远端穴外劳宫、后溪、悬钟,持续捻转,嘱患者慢慢活动颈项,一般疼痛可立即缓解。再针局部的腧穴,阿是穴风寒外袭证加灸法,气滞血瘀证可加拔罐。

(二)推荐处方2

操作:舒筋活血,通络止痛。

主穴:天柱、阿是穴、外劳宫。

配穴:督脉、足太阳经证,加后溪、昆仑;手足少阳经证,加肩井、外关。

操作:先刺远端穴外劳宫,持续捻转行针,同时嘱患者慢慢活动颈项,一般疼痛即可缓解。再针局部腧穴。若有感受风寒史,颈部穴位可加艾灸;若由颈项部过度扭转所致者,可点刺出血,加拔罐。

五、针灸疗效及影响因素

本病因头颈过度屈曲或过度伸展而致关节肌肉受损,颈部肌肉紧张、僵硬,活动受限。大量的临床报道证实,针灸治疗落枕有非常好的疗效,一般1~2次可治愈,是目前治疗本病的首选方法。

(一)病因

如果落枕是由单纯的风寒所致,颈项部肌肉的损伤较轻,由此导致的肌肉反射性挛缩也比较轻,针灸治疗的效果就比较好。如果由睡眠的姿势(如枕头过高)所致,颈项部肌肉长时间的处于不正确的牵拉状态,肌肉的损伤相对于风寒所致的要重些,由此所致的肌肉反射性挛缩较重,针灸治疗的时间要稍长些。如果患者有颈椎病的基础,尤其是颈型颈椎病,属韧带关节囊型颈椎病,由于椎间盘退行性改变,椎体的松动与不稳而引起颈椎局部的内外平衡失调及颈肌防御性痉挛,急性发作时也被称为"落枕",但这种落枕针灸治疗的疗程相对要长,针刺也只是暂时消除疼痛的症状而已,常会反复发作。

(二)病情的严重程度

如果落枕时颈项部肌肉僵硬严重,即肌肉挛缩较重,有明显的条索或块状,并有向肩背臂部的放射性痛,表明病情较严重,针灸的疗效需要稍长的时间。

(三)刺灸手法

针灸治疗疾病,针刺的操作手法是影响疗效非常重要的环节。有经验的针灸师在治疗本病时,首先远端选穴,采用强烈的泻法使患者把注意力集中到针刺部位,而把其对颈项部痛的注意力移开,即中医的"移神止痛"法,同时嘱患者正常活动颈项,可使痉挛的肌肉松解。然后再选局部的穴位进行针刺治疗,操作的手法要适当地重些,使局部产生较强的酸麻感,并可配合刺络拔罐等,这样效果就会很好,否则,尽管有疗效,但效果会差。

六、针灸治疗的环节和机制

(一)止痛作用

针灸可通过促进人体分泌内源性镇痛物质或对疼痛部位的痛觉传入进行减弱或拮抗,提高人体痛阈等达到止痛作用。

(二)松弛肌肉痉挛

针灸可通过神经—肌肉反射性调节,使颈项局部长时间的处于不正确的牵拉或风寒所致的肌肉痉挛得到缓解,这也是改善落枕症状的最主要机理之一,同时也是止痛的重要原因。肌肉痉挛后对局部的血管形成压力,对微循环产生不良影响,微循环的不良又加重了局部肌肉的损伤和水肿,因此,松弛肌肉可解除局部血管的受压,改善微循环状态。

(三)改善局部微循环

针灸可调节微血管的功能,促进局部的血液循环,增加血流量,一方面有利于输送局部堆积的代谢产物和致痛物质,另一方面可改善受损肌肉水肿的消散和吸收,提供营养,促进代谢和肌肉的修复。

七、预后

落枕的预后良好,轻者不经治疗,4～5日可自愈,重者可延至数周不愈。如果频繁发作,尤其是中老年人反复出现落枕时,应考虑颈椎病。如果单纯由感受风寒、睡眠姿势不正引起的落枕,一般治疗1次,2～3日可痊愈。如果以颈椎病为基础病,针刺也可起到良好的治疗作用,但治疗的疗程较长,常需要1～3周才能消除症状且反复发作。如果局部筋结明显,肌肉僵硬严重,治疗时间也会延长。睡眠时应注意枕头的高低要适度,避免风寒。

(李 海)

第二节 颈椎病

颈椎病是由于颈椎间盘的退行性变引起颈椎失稳,进行性骨赘形成和压迫邻近组织,如颈脊神经根、颈脊髓、椎动脉、椎旁交感神经而引起的一系列症状体征。由于颈部活动较多,前屈以 $C_{4\sim5}$ 及 $C_{5\sim6}$ 为中心,后伸以 $C_{4\sim5}$ 为中心,所以常发于这些部位。

中医学称本病为"颈痹",认为感受外邪、跌仆损伤、动作失度,可使项部经络气血运行不畅,故颈部疼痛、僵硬、酸胀;肝肾不足,气血亏损,督脉空虚,筋骨失养,气血不能养益脑窍,而出现头痛、头晕、耳鸣、耳聋;经络受阻,气血运行不畅,导致上肢疼痛麻木等症状。颈椎病主要与督脉和手足太阳经及手阳明经密切相关。

一、辨病与辨经

(一)辨病

(1)有慢性劳损或外伤史或有颈椎先天性畸形、颈椎退行性病变。

(2)多发于40岁以上中年人,长期低头工作者或习惯于长时间看电视等,常呈慢性发病。

(3)颈、肩背疼痛,头痛头晕,颈部板硬,上肢麻木。

(4)颈部活动功能受限,病变颈椎棘突和患侧肩胛骨内上角常有压痛,可摸到条索状硬结,可有上肢肌力减弱和肌肉萎缩,臂丛牵拉试验阳性,压头试验阳性。

(5)正位X线摄片显示钩椎关节增生,张口位可有齿状突偏歪。侧位X线摄片显示颈椎曲度变直,椎间隙变窄,有骨质增生或韧带钙化。斜位X线摄片可见椎间孔变小。CT及MRI检查对定性、定位诊断有意义。

(6)病理分型。

1)颈型:枕颈部痛,颈活动受限,颈肌僵硬,有相应压痛点。X线摄片显示颈椎生理弧度在病变节段改变。

2)神经根型:颈痛伴上肢放射痛,颈后伸时加重,受压神经根节段分布区皮肤感觉减弱,腱反射异常,肌萎缩,肌力减退,颈活动受限,牵拉试验、压头试验阳性。颈椎X线摄片显示椎体增生,钩椎关节增生明显,椎间隙变窄,椎间孔变小。CT检查可见椎体后赘生物及神经根管变窄。

3)脊髓型:早期下肢发紧,行走不稳,如履沙滩,晚期一侧下肢或四肢瘫痪,二便失禁或尿潴留。受压脊髓节段以下感觉障碍,肌张力增高,反射亢进,锥体束征阳性。X线摄片显示椎间隙狭窄,椎体后缘增生较严重并突入椎管。CT、MRI检查显示椎管变窄,椎体后缘增生物或椎间盘膨出压迫脊髓。

4)椎动脉型:头痛,眩晕,耳鸣,耳聋,视物不清,有体位性猝倒,颈椎侧弯后伸时,症状加重。X线摄片显示横突间距变小,钩椎关节增生。CT检查可显示左右横突孔大小不对称,一侧相对狭窄。椎动脉造影见椎动脉迂曲、变细或完全梗阻。

5)交感神经型:眼睑无力,视物模糊,瞳孔扩大,眼窝胀痛,流泪,头痛,偏头痛,头晕,枕颈痛,心动过速或过缓,心前区痛,血压增高,四肢凉或手指发红、发热,一侧肢体多汗或少汗等。X线摄片见钩椎增生,椎间孔变狭窄,颈椎生理弧度改变或有不同程度错位。椎动脉造影有受压现象。

(二)辨经

1.督脉、足太阳经证

颈项、后枕部疼痛,项部僵紧不舒(病变在$C_{3\sim4}$椎间隙以上),多见于颈型颈椎病。

2.手太阳经证

颈项部不舒,压痛明显,疼痛可沿前臂尺侧放射,第4、第5指麻木,为病变在$C_7 \sim T_1$椎间隙,损害C_8神经根的表现,见于神经根型颈椎病。

3.手阳明经证

颈、肩、臂(上臂的外侧和前臂桡侧)的放射性疼痛、麻木,为$C_{4\sim5}$椎间隙病变损害C_5神经根的表现或疼痛沿患肢桡侧放射至拇指,可伴拇指麻木,为$C_{5\sim6}$椎间隙病变损害C_6神经根的表现或疼痛扩散至示指和中指,可伴两指麻木,为$C_{6\sim7}$椎间隙病变损害C_7神经根的表现;见于神经根型颈椎病。

二、针灸治疗及选穴原则

(一)治疗原则

本病以活血通经、舒筋活络为基本治疗原则。

(二)选穴原则

选穴上根据"经脉所过,主治所及"的原则,以督脉、足太阳经、手太阳经、手阳明经穴和夹脊穴为主。具体选穴原则如下。

1. 局部选穴

根据《黄帝内经》中"在骨守骨,在筋守筋"的局部治疗原则,颈椎病属于筋病和骨病,因此,不管何种类型的颈椎病均可在颈椎局部选穴位,如颈夹脊、大椎、天柱等。

2. 循经选穴

督脉证可循经选大椎、身柱、脊中、腰阳关以及相关的夹脊穴;足太阳经证可选天柱、大杼、委中、昆仑等;手太阳经证可选后溪、阳谷、小海;手阳明经证可选合谷、曲池、臂臑、肩髃等。另外,由于督脉行于项中线贯脊,手太阳小肠经之后溪通督脉,手阳明大肠经"上出于柱骨之会上",因此,不管何种颈椎病均可选用后溪和合谷作为循经远端选穴位。

3. 辨证选穴

可根据证候进行选穴,如风寒表证明显者,可根据督脉主一身之阳而选风府、大椎;根据肺主表选用列缺,肺与大肠相表里选大肠经的合谷;根据阳维为病苦寒热而选用足少阳与之交会穴风池;根据六经辨证太阳主表而选足太阳经风门、大杼等;根据颈椎病属骨病,骨会大杼而选用大杼穴。

三、治疗

(一)上部颈椎病变的针灸治疗

1. 体针疗法

采用俯卧位为主,心肺功能欠佳者可采用侧卧位。

(1)处方:主要取上颈部脊髓节段支配区的穴位。选穴分为两组,第一组取头后部的穴位,如络却、玉枕、脑空等;第二组取颈后部的穴位,如风池、天柱、上部颈($C_{1\sim4}$)夹脊穴、阿是穴等。两组穴位可交替使用。根据不同的临床类型,这两组穴位还可与内关、合谷、列缺、后溪或下肢的穴位配合使用。

(2)操作方法:常规消毒后,选用28~30号1.5寸毫针,平刺络却、玉枕、脑空0.6~1寸,向鼻尖方向斜刺风池0.8~1.2寸,直刺$C_{1\sim3}$夹脊穴、天柱0.6±0.2寸。每天针刺1~2次,每次留针30分钟,留针期间行针3~5次。用强刺激手法针刺,捻转的幅度为3~4圈,捻转的频率为每秒3~5个往复,每次行针5~10秒。待症状明显减轻后,改用中等强度的刺激手法行针为主,捻转幅度为2~3圈,捻转频率为每秒2~4个往复,每次行针3~10秒。

2.电针体穴疗法

(1)处方:选穴分为三组,第一组取头后部的穴位,如络却、玉枕、脑空等;第二组取颈后部的穴位,如风池、天柱、上部颈($C_{1\sim4}$)夹脊穴、阿是穴等;第三组取合谷、后溪。第一组穴位与第三组穴位同时取用,第二组穴位与第三组穴位同时取用,两种处方交替使用。

(2)操作方法:分为两步,第一步,进针操作与体针疗法一样;第二步为电针疗法操作方法。第一步操作完毕后,在第一组穴位与第三组穴位之间、在第二组穴位与第三组穴位之间,分别连接电针治疗仪的两极导线,采用疏密波,刺激量的大小以出现明显的局部肌肉颤动或患者能够耐受为宜。每日治疗1～2次。

每次电针治疗20分钟,每次电针患侧1组穴位即可。没有接电疗仪的穴位,按普通体针疗法进行操作。

3.梅花针疗法

(1)处方:选穴分为两组,第一组取头后部的穴位,如后顶、强间、络却、玉枕、脑空等;第二组取颈后部的穴位,如风池、天柱、上部颈($C_{1\sim4}$)夹脊穴、阿是穴等。两组穴位同时使用或两组穴位交替使用。

(2)操作方法:常规消毒后,用较强的刺激手法叩打,每个穴区每次叩打3～5分钟,以局部皮肤潮红起丘疹、不出血为度。每日治疗1～2次。

4.耳针疗法

(1)处方:主穴、配穴同时取用,两侧交替。

1)主穴:取一侧的颈椎区。

2)配穴:取另一侧脑干、皮质下区。

(2)操作方法:常规消毒后,用28号0.5～1.0寸毫针斜刺或平刺耳穴。每天针刺1～2次,每次留针20分钟,留针期间行针2～3次。用强刺激手法针刺,捻转的幅度为3～4圈,捻转的频率为每秒3～5个往复,每次行针5～10秒。待症状明显减轻后,改用中等强度捻转手法,捻转的幅度为2～3圈,捻转的频率为每秒2～4个往复,每次行针5～10秒。

5.电针耳穴疗法

(1)处方:主穴、配穴同时取用,两侧交替。

1)主穴:取一侧的颈椎区。

2)配穴:取另一侧脑干、皮质下区。

在上述耳针疗法处方的基础上,选取单侧的前谷、颈部阿是穴(双侧交替使用)。

(2)操作方法:常规消毒后,用28号0.5～1.0寸毫针斜刺或平刺耳穴。用28～30号1.5寸毫针,直刺前谷1.2±0.2寸,直刺颈部阿是穴0.8±0.2寸。然后在耳穴与前谷、枕部阿是穴之间分别连接电针治疗仪的两极导线,采用疏密波,刺激量的大小以出现明显的局部肌肉颤动或患者能够耐受为宜。

每次电针 2 组穴位(交替使用),每次电针 20 分钟,每日治疗 1~2 次。没有接电疗仪的耳穴,按普通耳针疗法进行操作。

6.耳穴贴压疗法

多与其他疗法配合使用。

(1)处方:主穴、配穴同时取用,两侧交替。

1)主穴:取一侧的颈椎区。

2)配穴:取另一侧脑干、皮质下区。

(2)操作方法:用王不留行籽进行贴压。常规消毒后,用 5mm×5mm 的医用胶布将王不留行籽固定于选用的耳穴,每穴固定 1 粒。让患者每日自行按压 3~5 次,每个穴位每次按压 2~3 分钟,按压的力量以有明显的痛感但又不过分强烈为度。隔 2~3 日更换 1 次,双侧耳穴交替使用。

(二)下部颈椎病变的针灸治疗

1.体针疗法

采用俯卧位,心肺功能欠佳者可采用侧卧位。

(1)处方:选穴分为两组,第一组取颈及肩胛区内的穴位,如 C_4~T_1 夹脊穴、肩中俞、肩外俞、天宗、秉风等;第二组取上肢的穴位,如臂臑、曲池、内关、合谷、中渚、后溪。两组穴位同时取用或交替取用。根据不同的临床类型,可与风池或下肢的穴位配合使用。

(2)操作方法:常规消毒后,选用 28~30 号 1.5 寸毫针,向脊柱方向 45°角斜刺 C_4~T_1 夹脊穴 0.4~0.8 寸,向脊柱方向 15°角斜刺肩中俞、肩外俞 0.6~1 寸,向外 30°角斜刺秉风 0.6~1 寸,向下 30°角斜刺天宗 0.6~1 寸。选用 2 寸毫针向上斜刺臂臑 1~1.5 寸,直刺曲池 1~1.4 寸,直刺合谷 0.8~1 寸,直刺内关 0.8~1 寸,直刺中渚 0.3~0.5 寸,直刺后溪 0.5~0.8 寸。

每日治疗 1~2 次,每次留针 20 分钟,留针期间行针 2~3 次。用强刺激手法针刺,捻转的幅度为 3~4 圈,捻转的频率为每秒 3~5 个往复,每次行针 5~10 秒。待症状明显减轻后,改用中等强度的刺激手法行针为主,捻转幅度为 2~3 圈,捻转频率为每秒 2~4 个往复,每穴行针 5~10 秒。

2.电针体穴疗法

(1)处方:与体针疗法的选穴相同。选穴分为两组,第一组取颈及肩胛区内的穴位,如 C_4~T_1 夹脊穴、肩中俞、肩外俞、天宗、曲垣等;第二组取上肢的穴位,如臂臑、曲池、内关、合谷、中渚、后溪。两组穴位同时选取。

(2)操作方法:分为两步,第一步,进针操作与体针疗法一样;第二步为电针疗法操作方法。第一步操作完毕后,在第一组穴位与第二组穴位之间,连接电针治疗仪的两极导线,采用疏密波,刺激量的大小以出现明显的局部肌肉颤动或患者能够耐受为宜。每次电针治疗20分钟,每日治疗1~2次。

每次电针患侧2组穴位即可。没有接电疗仪的穴位,按普通体针疗法进行操作。

3.耳针疗法

(1)处方:主穴、配穴同时取用,两侧交替。

1)主穴:取一侧的颈区、肩区、上臂。

2)配穴:取另一侧的前臂、腕、手部的对应区。

(2)操作方法:常规消毒后,用28号0.5~1.0寸毫针斜刺或平刺耳穴。每日针刺1~2次,每次留针20分钟,留针期间行针2~3次,强刺激手法针刺,捻转的幅度为3~4圈,捻转的频率为每秒3~5个往复,每次行针5~10秒。待症状明显减轻后,改用中等强度捻转手法,捻转的幅度为2~3圈,捻转的频率为每秒2~4个往复,每次行针5~10秒。

4.电针耳穴疗法

(1)处方:主穴、配穴同时取用,两侧交替。

1)主穴:取一侧的颈区、肩区、上臂。

2)配穴:取另一侧的前臂、腕、手部的对应区。

在上述耳针疗法处方的基础上,选取单侧的后溪或前谷、合谷(双侧交替使用)。

(2)操作方法:常规消毒后,用28号0.5~1.0寸毫针斜刺或平刺耳穴。用28~30号1.5寸毫针,直刺后溪0.5~0.8寸,直刺合谷0.8~1寸。然后在耳穴与后溪或前谷、合谷之间分别连接电针治疗仪的两极导线,采用疏密波,刺激量的大小以出现明显的局部肌肉颤动或患者能够耐受为宜。

每次电针取1~2组穴位(交替使用),每次电针20分钟。每日治疗1~2次。没有接电疗仪的耳穴,按普通耳针疗法进行操作。

5.耳穴贴压疗法

多与其他疗法配合使用。

(1)处方:主穴、配穴同时取用,两侧交替。

1)主穴:取一侧的颈区、肩区、上臂。

2)配穴:取另一侧的前臂、腕、手部的对应区。

(2)操作方法:用王不留行籽进行贴压。常规消毒后,用5mm×5mm的医用胶布将王不留行籽固定于选用的耳穴,每穴固定1粒。让患者每日自行按压3~5次,每个穴位每次按压2~3分钟,按压的力量以有明显的痛感但又不过分强烈为度。隔2~3日更换1次，双侧耳穴交替使用。

四、针灸疗效及影响因素

(一)病变的类型

颈椎病的类型较多,病变的类型直接关系着针灸的疗效。一般而言,颈型颈椎病是颈椎病中最轻的一型,是颈椎病的最初表现形式,以枕颈部疼痛、颈部活动受限、颈肌僵硬、有相应压痛点为特征,仅有颈椎生理弧度在病变节段的改变,有学者认为是颈椎病的前期阶段,还有部分学者认为属于颈肌筋膜炎,为单纯的软组织痉挛或炎症病变。总之,颈型是椎体不稳引起颈椎局部的内外平衡失调及颈肌的防御性痉挛,同时直接刺激分布于后纵韧带及两侧根袖处的神经末梢出现的颈部症状,又被称为韧带关节囊型颈椎病,通过针灸、拔罐可以获得临床治愈或临床控制。针灸对本型的疗效最好,疗程短。

神经根型颈椎病以颈痛伴上肢放射痛、颈后伸时加重、受压神经根节段分布区域皮肤感觉减弱、腱反射异常为基本特点,神经根受刺激、压迫是此型的病理基础。治疗的目的是及时消除神经根水肿,缓解疼痛。临床实践证明,针灸具有较好的止痛作用,并对消除神经根水肿有一定的促进作用,但保守疗法是无法根治本病的,针灸治疗的同时,配合颈椎牵引是非常有意义的,因此,以针灸治疗为主的综合治疗是符合临床实际情况的。

椎动脉型颈椎病的主要症状是椎基底动脉供血不足所致的头晕,针灸有很好的缓解作用,可以作为主要治疗方法,但本病无法根治,针灸治疗只是缓解主要症状,难以达到治愈的目标,而且在临床实践中证实,有配合其他疗法的必要性。交感型和脊髓型疗效较差。交感型颈椎病是颈交感神经节受压或刺激所引起的综合征,反应比较强烈,临床上针刺疗效并不很满意,可能与交感神经受刺激的程度过强,针刺的调节效应极限值也难以逆转其异常反应有关,因此,针刺仅能有限缓解部分症状。脊髓型颈椎病是脊髓遭受压迫所致,它是颈椎病中比较重的一型,比神经根型、椎动脉型要复杂,针刺在缓解部分症状方面可能有一些效果。针灸改善神经根水肿和椎动脉的功能状态要比改善脊髓型受压水肿要容易。针灸疗效排序为颈型＞神经根型＞椎动脉型＞交感型、脊髓型。

(二)病变的性质和程度

病变程度直接关系着针灸的疗效。颈椎间盘突出症是突出的髓核刺激、压迫神经根或脊髓,其症状和体征的波动性较大,但针刺治疗可取得显著的疗效。一般而言,神经根受刺激的针灸疗效要优于神经根明显受压。颈椎间盘突出症的针灸疗效要优于脱出症,所谓颈椎间盘脱出症是髓核穿过破裂的后纵韧带进入椎管内,突然出现较重的神经根及脊髓症状,早期针刺治疗可获得一定疗效,但应配合其他综合治疗。单一椎间盘病变或骨赘对脊髓及神经根的损害较多个椎间盘病变轻，因此，单一椎间盘或骨赘病变的针灸疗效要优于病变范围多发者。相对而言，椎间盘性颈椎病针灸疗效要优于骨源性。

骨源性颈椎病主要是增生的骨赘刺激和压迫脊髓、脊神经、交感神经、椎动脉所致，此时椎管矢状径的大小直接关系着疾病的发生和发展，对针灸疗效也有决定性影响。中央型的骨赘位于锥体后方中央，压迫脊髓前方及其血管，引起以运动障碍为主的一系列症状。此型颈椎病针灸难以取得疗效，因为针刺无法直接刺激到病变部位。侧后型骨赘偏向一侧，刺激压迫脊髓的边缘和脊神经根，引起同侧神经根及脊髓症状，针刺对神经根症状可发挥较好的治疗作用。钩椎关节型是关节骨质增生所致，分别或同时刺激椎动脉、脊神经根，引起椎动脉型、神经根型颈椎病，针刺对其有一定的疗效。食管压迫型和弥漫型针灸很难取得疗效。对于脊髓长期受压而致的脊髓变性，针灸难以取效。当然，有时颈椎病的临床表现和压迫程度并不成比例，这可能与个体差异及自我代偿能力有关。

颈椎有骨质增生性变化不一定引起临床症状，偶遇轻微外伤后，往往立即出现脊髓和神经损害的临床表现。这是因为脊髓组织可耐受慢性磨损和慢性外压，但不能耐受即使是轻微的急性损伤，故针灸疗效以神经组织损害的不同程度而定，损伤程度轻，针灸疗效好。无论是先天性还是后天性的椎管狭窄，其狭窄程度轻，针灸疗效就好。

（三）病程

颈椎病要及早治疗，病程越短，疗效越好。病程较长而缓慢，虽症状较轻，针刺疗效并不一定属于优良；病程较短，病情可能虽表现较重，针灸治疗后恢复往往较快，而且疗效良好。这可能与病程长，局部的病理损伤已经固定，很难再减轻或恢复有关。

（四）患者的配合

治疗期间要限制患者的头颈活动，对颈椎失稳者要制动。治愈以后应避免过度摇摆头颈部，纠正工作中的不良体位，避免头颈部长时间前屈或转向一侧，以头、颈、胸保持生理曲线为好。这些都关系着针灸的近期疗效和远期疗效。

需要指出的是，对于颈椎退行性病变（骨质增生等）和椎间盘突出症引起的颈椎病，表现为慢性颈臂疼痛、手指麻木以及椎动脉压迫而出现的头痛、头晕等症状，针灸通常只能改善症状，不可能改变颈椎出现的器质性变化。因此，治疗前后不会有X线或CT影像学的改变。但这也提醒我们，颈椎病的临床症状显然是其局部软组织炎症水肿或骨赘压迫脊神经或椎动脉而引起，颈椎本身的病变只是为该病的发生提供了局部异常的环境和条件，使其容易在日常的活动中受到损伤。这正是我们有时在临床上看到颈椎本身的退行性变化严重程度和临床症状表现不完全一致的原因。因此,针灸也只能通过改善局部微循环、促进炎症吸收、止痛等作用消除局部的炎症刺激等因素,以达到缓解症状的目的。

五、针灸治疗的环节和机制

针灸治疗颈椎病和其他保守疗法一样,通常只能缓解症状,不能改变颈椎已经存在的器质性变化。针灸治疗颈椎病的环节和机制包括以下5个方面。

(一)止痛

针灸通过缓解肌肉紧张和痉挛,而起到止痛作用,有利于颈椎活动。另外,针刺还可通过促进人体内源性镇痛物质的释放,减弱或拮抗感觉神经的痛觉传入而提高痛阈,以达到止痛的作用。

(二)促进局部微循环

神经根型颈椎病在神经根受到刺激或压迫后,其周围的无菌性炎症导致渗出物填充在椎间孔及其周围的软组织中,使组织间压力增高。针灸可通过刺激局部的微循环,促进局部的新陈代谢和炎性产物吸收,从而达到"引流减压"的效果,消除或缓解神经根管中各种压迫和限制神经根活动的因素,起到松解神经根、减少软组织粘连和缓解症状的效果。

(三)改善椎动脉供血

大量研究表明,针刺颈项部的风池等穴可舒张椎动脉,增加椎动脉的血供,从而缓解眩晕等症状。

(四)协调椎间盘周围的肌肉和韧带

有研究认为,颈椎的退行性变或损伤是不可逆的病理因素,而其继发的病理改变,引起动静力学平衡失调,才是关键的发病机制。因为颈脊柱的主要功能是承受头颅重量和维持头颅平衡,并为适应听、嗅、视觉的刺激反应而有较大敏锐活动性,这些功能的实现是通过颈椎体及其各连接结构复杂而严密的组织活动调节来完成,即"活动"是其功能实现的关键,若失去"活动",则其"动"的力学平衡失调,其静力学和稳定性不能随时调节,脊柱的刚度和强度异常,内源性和外源性稳定受到破坏,则颈椎的压缩、牵拉、扭转、剪切等载荷出现改变,从而导致异位压迫或化学刺激引起颈椎病。颈椎病发生后,病变局部的肌肉、韧带、肌腱等处于失衡的生物力学状态,针灸通过局部刺激,可对其进行协调,减轻其痉挛状态,从而缓解局部肌肉、肌腱和韧带的紧张状态,缓解疼痛,减轻椎间盘、神经及血管的压力,有利于局部血液循环和组织损伤的修复。

(五)神经调节

针刺可直接刺激神经,引起神经冲动的传导,这对于受刺激和压迫的神经根具有反射性促进神经细胞代谢和自我修复的作用。有学者研究表明,电针治疗慢性颈肩痛可获得 64.9% 的显著的长期改善,并认为其作用原理是电针组织了外周交感神经,引起局部微循环增加而促进了组织康复和疼痛缓解。

六、预后

颈椎病的治疗首先应考虑保守治疗,大多数患者症状可缓解和改善,在保守治疗中,针灸是有优势的一种疗法。总体而言,在临床上颈椎病以颈型、神经根型和椎动脉型多见,大多数患者经过非手术治疗可使症状改善或消失,但常反复发作。多数颈椎病患者一般有从急性发作到缓解、再发作、再缓解的规律。大部分颈椎病患者预后良好。

颈型颈椎病并非由颈椎骨质增生引起,而是因为颈椎生理弧度改变及颈部软组织劳损所致,故预后好。

神经根型颈椎病预后不一,其中根痛型预后良好,萎缩型较差,麻木型介于二者之间。因单纯性颈椎髓核突出所致者,预后大多良好,治愈后少有复发;髓核脱出已形成粘连者则易残留症状;因钩椎关节增生引起者,早期及时治疗,预后多较满意。如病程较长,根管处已形成蛛网膜下腔粘连时,则易因症状迁延而预后欠满意。骨质广泛增生患者,不仅治疗复杂,且预后较差。

椎动脉型颈椎病预后大多良好,尤以因椎节不稳所致者,症状严重经手术治疗的病例预后多满意。椎动脉型颈椎病多发于中年以后,对脑力的影响较严重,对体力无明显影响,有因椎基底动脉供血不足形成偏瘫等,但较少见。

脊髓型颈椎病对患者的体力损害较为严重,如不积极治疗,多致终身残疾,但对脑力的影响小。一般而言,本型主要采用手术治疗。因椎间盘突出或脱出所致者,预后较佳;椎管矢状径明显狭小伴有较大骨刺或后纵韧带钙化者,预后较差;病程超过 1 年且病情严重者,尤其是脊髓已有变性者,预后最差;高龄特别是全身伴有严重疾患或主要脏器(心、肝、肾等)功能不佳者,预后也较差。

(段长伟)

第三节　肩关节周围炎

肩关节周围炎,简称肩周炎,是肩关节周围肌肉、韧带、肌腱、滑囊、关节囊等软组织损伤、退行性变引起的关节囊和关节周围软组织的一种慢性特异性炎症。它的临床表现为:一侧肩部阵发性或持续性疼痛、酸痛或跳痛,夜间痛甚,初起因畏痛而不敢活动,久则产生粘连和挛缩,活动受限,尤以肩关节外展、上举、背伸时明显,甚者肩关节失去活动能力。本病起病缓慢,病程较长。目前西医多采用物理疗法和药物局部封闭等,但效果并不理想。

中医学中,本病称为"漏肩风""肩凝"等,属痹证范畴。

针灸治疗肩痛在《阴阳十一脉灸经》中就有记载:"肩脉,肩似脱,臑如折,是肩脉主治。"《黄帝内经》中则对不同经脉所致的肩痛证候做了较为详细的描述。之后从晋唐宋的《针灸甲乙经》《备急千金要方》《针灸资生经》至明清的《针灸大成》《神灸经纶》等多种中医著作中,均有大量载述。据统计在古医籍中,本病涉及穴位多达137个,以肩髃、曲池、肩井、中渚、腕骨、合谷等最为常用。

从20世纪70年代至今,有关本病的临床文章呈明显上升之势。在选穴上,以局部为主,但也发现了一些有较为独特效果的远道穴位。在方法上,几乎各种穴位刺激疗法均被用于本病的治疗,为提高疗效,还往往将2种或3种方法结合运用。在疗效上,以病程早期效果最佳,据我们所收集的资料,目前,针灸及各种穴位刺激法的疗效大致类似,有效率在95%以上。但至本病后期,由于出现关节广泛粘连和周围肌肉的萎缩,疗效较差。其次,不同类型的肩关节周围炎疗效也有一定差别,一般认为:冈上肌腱炎＞肱二头肌长头腱炎＞肩锁关节炎、肩峰下滑囊炎＞冻结肩、肩袖病变、肩峰下撞击综合征。

一、辨病与辨经

(一)辨病

1.特点

老年人、妇女多发,多数人为单侧发病,起病缓慢,不一定或回忆不起来是否有外伤史,部分患者有肩部受凉史。

2.症状

(1)疼痛:逐渐发生并加重的肩周疼痛,其特点是活动后加重,夜间加重,影响睡眠,可半夜痛醒。疼痛可向颈、背及上臂放射,但多数不超过肘关节,疼痛呈持续性。

(2)功能障碍:患侧肩关节活动度逐渐减少。患者自觉肩部僵硬,以至于梳头、穿衣、脱衣或系腰带等日常活动均感困难。

3.体征

(1)患肩外展、外旋及手臂上举明显受限并使疼痛加重,病史长者可因神经营养障碍及肌废用导致三角肌萎缩。

(2)肩关节周围压痛点较多,主要是肌腱与骨组织的附着点及滑囊、肌腱等处,如喙突、结节间沟、肩峰下、三角肌止点、冈下肌群及其联合腱等。

4.特殊试验

肌肉抗阻力试验,使欲检查的肌肉主动做功,并被动施加阻力,引起该肌起止点的疼痛为阳性,并可证实其病变所在。如检查三角肌时,嘱患者主动将肩关节外展,术者同时施以一定阻力加以对抗,若出现疼痛加重,表示该肌受累。

5.X线检查

可进行肩部正位X线检查,部分患者可显示肌腱钙化影像、骨质疏松或肋骨头骨质增生等改变,但大多数为正常影像。若同时行颈部正侧X线检查,则可能有不同程度颈椎退变征象。

(二)辨经

1.手阳明经证

以肩前部疼痛为主且压痛明显。

2.手少阳经证

以肩外侧疼痛为主且压痛明显。

3.手太阳经证

以肩后部疼痛为主且压痛明显。

4.手太阴经证

以肩前近腋部疼痛为主且压痛明显。

二、针灸治疗及选穴原则

(一)治疗原则

本病以祛风散寒、疏通经络、活血止痛为基本治疗原则。西医以急性期消炎止痛,慢性期松解粘连、改善功能为基本治疗原则。总体而言,早期(疼痛期)治疗主要是以解除疼痛、预防关节功能障碍为目的。冻结期治疗以解除粘连、扩大肩关节运动范围、恢复正常关节活动功能为目的,在这一阶段,除了被动运动外,主动运动是整个治疗过程中极为重要的一环。恢复期则以继续加强功能锻炼为原则,以达到全面康复和预防复发的目的。

(二)选穴原则

选穴主要以局部选穴配合远端穴位,以手太阳经、手阳明经、手少阳经穴为主。具体选穴原则如下。

1.局部选穴

可选阿是穴和局部经穴。如患者疼痛以肩前及三角肌部位为主,应选该部位的压痛点及肩前、肩贞、臂臑、臑俞、臑会;如疼痛以肩后或肩胛骨上部为主,应在该部选压痛点及肩井、巨骨、肩髎、秉风、天宗等。另外,肩髃是局部选穴的重点穴位。

2.辨经选穴

以肩外侧肩髃、肩髎处疼痛为主,三角肌压痛、外展疼痛加剧者,属阳明经、少阳经证,加曲池、合谷、足三里、阳陵泉;以肩后侧疼痛为主,肩内收时疼痛加剧者,属太阳经证,加后溪、条口透承山。

手阳明经"上肩,出髃骨之前廉",络脉"其别者,上循臂,乘肩髃",经别"别于肩髃",经筋"上臑,结于髃;其支者,绕肩胛,挟脊;其直者从肩髃上颈""手阳明之筋,其病……肩不举",因此,肩胛部疾患可选大肠经穴如曲池、合谷等。

手少阳经"循臑外上肩",经筋"上绕臑外廉,上肩走颈",故肩胛部病患而风邪较胜者,可选手少阳经穴外关等。

手太阳经"上循臑外后廉,出肩解,绕肩胛,交肩上",其病"肩似拔";络脉"其别者,上走肘,络肩髃",经别"别于肩解",经筋"其支者,后走腋后廉,上绕肩胛",故后溪治疗肩胛部疾患,具有调理经气、止痛的效果。

足太阳经经筋"其支者,从腋后外廉,结于肩髃""足太阳之筋,其病……肩不举",另外,膀胱经与小肠经为手足同名经,经气相通。故对膀胱经腧穴承山进行透刺可治疗肩胛痛。

足少阳经"循颈,行手少阳之前,至肩上",同时,阳陵泉又为"筋之会",故取阳陵泉治疗漏肩风,风胜者可选风池以祛风。

胃经与大肠经为手足同名经,经气相通,故可取胃经腧穴条口调理阳明经经气以治疗肩胛部疼痛。

3.病因选穴

漏肩风属痹证范畴,风胜者多伤于筋,肩痛可牵涉项背及手指;寒胜者多伤于骨,肩痛较剧,深按乃得,得热则舒;湿胜者多伤于肉,肩痛固定不移,局部肿胀拒按。根据所属证型不同选取相应的腧穴,如风胜者,加风池、外关、列缺;寒胜者,加温针灸或隔姜灸肩髎、臑俞;湿胜者,加阴陵泉、足三里;气血虚弱者,可选足三里、膈俞补益气血。

三、治疗

(一)体针

1.选穴

主穴:肩髃透极泉,天宗透秉风、肩贞,条口透承山。

配穴:曲池、尺泽、肩陵、肩井、合谷、阳陵泉。

肩陵穴位置:阴陵泉下8~9分。

2.操作

以主穴为主,酌加配穴。嘱患者垂肩曲肘。宜以28号针,长3~4寸,行深刺透刺,使局部有较强的酸麻胀感。条口透承山及肩陵穴、阳陵泉均宜针对侧穴,为提高疗效,可先针此类穴,待明显得气后,令患者活动肩部,内外旋转、前伸后屈等;然后再针局部穴。均留针30分钟,每10分钟行针1次,配合TDP红外线照射患侧肩部,以患者感到舒服为度。每日治疗1次,每日或隔日1次,10次为1个疗程,疗程间隔5日。治疗期间,鼓励肩关节运动,幅度由小到大,以患者能够耐受为度。禁止超负荷大运动及超范围猛力运动等。

(二)温针灸

1.选穴

主穴:肩髃、天宗、臂臑、肩贞。

配穴:肩井、大椎、曲池、外关、腕骨、合谷。

2.操作

主穴每次均取,取患侧,配穴酌加,可轮用。患者取坐位,选用1.5寸毫针,常规对穴位进行消毒后,采用指切进针法,在所选穴位将毫针刺入,行提、插、捻、转手法得气后留针。将一个圆形纸片刺空后套在每个针灸针的底部保护皮肤,选用长2cm的艾条段套在针柄上,点燃艾段下端,使患者的皮肤可以感觉到舒服的温热感,密切观察,避免灼伤皮肤,燃尽后加换艾条,每个穴位每次使用3个艾段。配穴,用同法进针得气,行平补平泻法,留针不灸。上述均留针20~30分钟,每日1次,2周为1个疗程,疗程间停治3~5日。

(三)电针加穴位注射

1.选穴

主穴:肩髃、天宗、曲池、肩井。

配穴:条口透承山、臂臑、阿是穴。

阿是穴位置:肩部压痛最明显处。

2.操作

以主穴为主。配穴,病程<30日者,加条口透承山;>30日者,选余穴。先取肩髃,快速刺入1寸,得气后,向极泉方向刺入3~4寸,行针2~3分钟,余主穴用常规刺法,然后接通电针仪,用密波或疏密波,留针30分钟。电流强度以患者可耐受为度。如病程<30日,先取患侧条口透承山,针深2.5寸,得气后通电针仪之正极;手握负电极,电针法同上。>30日者,针刺其余配穴,方法同上。选两穴行穴位注射,药物用丁公藤注射液或5%当归注射液,每穴1mL。电针每日或隔日1次,穴注每周2次。电针、穴位注射不同日进行。

(四)平衡针

1.选穴

主穴:肩痛穴。

配穴:颈痛穴,阳陵泉透阴陵泉,绝骨透三阴交,阿是穴。

肩痛穴位置:腓骨头至外踝连线的上1/3处。

颈痛穴位置:小指与无名指掌关节之间。

阿是穴位置:肩关节周围、上臂部、肩背部压痛点。

2.操作

主穴必取,配穴酌加。肩痛穴要求交叉取穴,针法:患者取坐位,膝直位,暴露膝关节以下。穴位局部常规消毒。采用3寸一次性无菌毫针1根,用酒精棉球固定针体下端1/3处。针刺手法:一步到位针刺法,提插针刺法,快速针刺(3秒内)。针刺靶点:腓浅神经。针感:远距离触电式针感。颈痛穴,为交叉取穴。针刺手法:三步到位针刺法,快速针刺(3秒内)。针刺靶点:尺神经的指掌关节混合支。针感为局部酸麻胀针感,个别患者可向前臂放射。阳陵泉透阴陵泉、绝骨透三阴交,每次选择一组透穴针刺,患侧与健侧不限。刺入后间隔8～10分钟行针一次,采用平补平泻手法。同时嘱患者做肩关节外展、前屈、后伸及旋转活动。上穴均每次留针20～40分钟,每日1次,3周为1个疗程。阿是穴每次选择1～2个,严格无菌消毒后,在压痛点注射药物:泼尼松龙注射液1mL加2%利多卡因2mL。每穴注入1mL,间隔4～5日穴位注射1次。

(五)穴位激光照射

1.选穴

主穴:肩内陵、曲池、阿是穴。

配穴:肩贞、肩髃、天宗、臂臑。

肩内陵穴位置:垂肩,腋前纹端与肩髃连线中点。

2.操作

主穴均取,配穴酌加1～2穴。用低功率氦—氖激光仪照射,输出功率为7mW,波长632.8nm,光斑直径4mm,治疗面积12.26mm^2,照射距离50cm左右。每穴照射5分钟,痛点可8～10分钟,每日1次,10次为1个疗程,疗程间歇3～5日。

(六)刺络拔罐

1.选穴

主穴:阿是穴。

配穴:尺泽、曲池、曲泽。

阿是穴位置:肩部压痛点(下同)。

2.操作

主穴为主。如疗效不显时加一配穴,可轮换使用。主穴操作:首先在患肩上进行按压,找到压痛点,在最明显的一处用三棱针或铍针迅速刺入,深1～2分,即出针。如此上、下、左、右,进行点刺,共5针,呈梅花状,范围以稍大于罐具口径为宜,点刺处则应血出如珠。如痛点较分散,每次刺络2～3个痛点或以左手示指、中指绷紧阿是穴,右手持锋钩针速刺入皮下组织,患者有酸、麻、胀感时停止进针,并上下提动针柄,钩割数下,出针。然后,用闪火法或真空拔罐器拔罐10～15分钟,拔出 1~3mL 血为度。去罐后,用消毒棉球按压针孔,并行被动活动 5~10 分钟。配穴操作:先在穴位及其周围仔细寻找有瘀血现象之静脉,然后用消毒三棱针刺破血管,出血 10~20mL,血止后拔罐 5 分钟。

每隔 2~4 日 1 次,连续 3 次为 1 个疗程。患者平时加强功能锻炼。

四、针灸疗效及影响因素

(一)病程

肩周炎的病程直接关系到针灸的疗效,病程越短,疗效越好。一般肩关节的活动受限发生在疼痛症状明显后的 3~4 周,早期的肩关节功能活动限制因素主要是疼痛、肌肉痉挛等。因此,针灸在此时介入可获得优越的疗效。肩周炎也常被分为 3 个期,即早期(即疼痛期)、冻结期及恢复期。

疼痛期是本病的初期,主要表现为软组织的无菌性炎症,以疼痛为主,初始疼痛症状往往较轻且呈阵发性,常因天气变化或劳累而引发;早期病理表现为肩肱关节腔内的纤维素样渗出,是针灸介入的最佳时机,可获得临床治愈,属于针灸 I 级病谱,针灸疗效优越。伴随时间的推移,逐渐发展为持续性疼痛,尤其是在肩关节内旋、后伸、上举、外展等运动时更为明显,甚至剧痛难忍。此时,患者往往会采用限制上肢运动的方法来缓解疼痛。除了肩关节运动时疼痛症状加重外,在休息时疼痛症状也会加重,尤其是夜间睡眠时,严重者可夜不能寐,不能向患侧压肩侧卧,有时甚至还会感到任何姿势都不能舒适地搁置患肩。失眠又可进一步产生焦虑和烦躁情绪而加重病情。肩周炎的疼痛部位一般局限于三角肌及邻近区域,但是一旦疼痛诱发了肌肉痉挛,疼痛范围可较为广泛,有时还可沿上臂后侧放射至肘部。此外,患者还可因为邻近的肌肉过多代偿而造成上背部和颈部等邻近部位的疼痛。疼痛的性质一般是不明确的,但也有部分患者可对疼痛十分敏感。此时仍然是针灸治疗的好时机,针灸具有良好效果,但比初期阵发性疼痛的治疗需要更长的时间。

病程中后期,肩周组织广泛粘连、挛缩,肩关节功能活动明显障碍,甚至关节僵硬强直,称为"粘连性肩周炎"或"冻结肩"。冻结期的早期可出现关节部分粘连,肩关节活动范围受限,此时针灸也有较好疗效,但疗效不及初期,需要更长的治疗时间。当本病进入冻结肩的后期时,将出现关节广泛的粘连和肌肉萎缩,以功能障碍为主,而疼痛减轻,肩关节呈不同程度僵直,手臂上举、外旋、后伸等动作均受限制,呈现典型的"扛肩"现象,此时针灸也有较好的疗效。但由于粘连严重,要在麻醉条件下采用被动外力强行拉开肩关节粘连的组织,因此,此期必须配合肩关节的松解术,推拿、功能锻炼,单靠针灸疗效有限。所以,后期的严重粘连期以针灸为主的综合疗法是必要的。

晚期的病理变化，除肩肱关节囊的严重收缩外，关节囊还有纤维化、增厚，关节周围的其他软组织也被波及，呈现普遍的胶原纤维退行性变，受累的组织都呈进行性的纤维化。有的部分血管分布增加，软组织失去弹性、短缩与硬化，软组织变脆易在肱骨外展时造成撕裂。最后关节囊和周围的肌腱、韧带均发生粘连，关节腔内滑膜增厚，肩盂下滑膜峰壁间隙闭锁，滑膜与关节软骨粘连，关节容量明显减少。尤其是因长时间缺乏运动萎缩严重，又有骨质疏松，这样的患者治疗方法将更局限，针灸能缓解症状，但疗效较差。

（二）病性

单纯性肩周炎的针灸疗效要优于患有高血压、糖尿病、中风、颈椎病肩部放射痛等并发症者；局部无红肿者的针灸疗效要优于局部明显红肿者。广义的肩周炎包括肩峰下滑囊炎、冈上肌腱炎、肩袖病变、肱二头肌长头腱炎及其腱鞘炎、喙突或喙肱韧带炎、冻结肩、肩锁关节炎、肩峰下撞击综合征等多种疾病，它们在疗效和预后上具有较大差异。一般而言，单纯的肌腱炎针灸疗效要好于单一的小关节炎；单一小关节炎针灸疗效要好于大关节炎、滑囊炎；韧带炎的针灸疗效较差。针灸疗效可排列为冈上肌腱炎＞肱二头肌长头腱炎及其腱鞘炎＞肩锁关节炎＞肩峰下滑囊炎＞冻结肩、肩袖病变、肩峰下撞击综合征＞喙突或喙肱韧带炎。由风、寒、湿邪所致者，针灸疗效最好；由肌肉劳损所致者，针灸疗效也较好；有严重的组织退行性变化，尤其是骨质增生或韧带钙化等，针灸疗效要差于前两者。

（三）年龄

肩周炎患者的年龄也影响针灸的疗效。相对而言，年龄小者疗效较好，这主要与患者的自我康复能力和配合运动锻炼的能力有关。

（四）刺灸法

肩周炎的治疗主要是局部选穴，应该采用多种刺灸法相结合以提高疗效。局部穴位要进行较强的刺激，如肩髃应深刺，用提插法使局部产生强烈的针感，甚至向上肢放射；肩背部的肩井、天宗、秉风等穴位针刺时应向单方向捻转使肌纤维缠绕针体，然后做雀啄法使局部有较强的针感，并可结合刺络拔罐法、灸法等。另外，在选远端穴位针刺行针时，要鼓励患者配合运动肩关节，这样可提高针刺的疗效。肩部穴位应用电针也可提高疗效。

（五）患者的配合

肩周炎针灸的治疗效果与患者配合进行功能锻炼密切相关。在治疗过程中，医生应根据患者的具体情况，制订科学的肩关节运动方法。功能锻炼可改善局部血运和营养，促进无菌性炎症的吸收，恢复关节活动度，增加肌力，使运动协调。功能锻炼分主动运动和被动运动，主动运动和被动运动常常是互补的，对于肩关节粘连较严重的患者，医生可开始时帮助患者做被动运动，逐渐以主动运动为主，要使患者了解其意义,掌握正确的锻炼方法,进行上肢"爬墙活动""弯腰划圈""抱头扩胸""体后拉手"等肩和上肢的主动功能锻炼。针刺的目的在于止痛后可促进上肢和肩关节的主动运动,形成良性循环。因此,主动的肩关节功能锻炼是针灸治疗方法取效的关键环节之一,直接影响针灸的疗效。

(六)其他疗法的配合

在急性期配合超短波治疗,慢性期与各种热疗配合可提高针灸的疗效。总的原则为急性期采用无热量,慢性期采用微热量方法配合。

五、针灸治疗的环节和机制

(一)止痛作用

止痛是针灸治疗早期肩周炎主要方法。肩周炎初期主要表现为肩关节周围肌肉、肌腱、韧带、滑囊以及关节囊等软组织的慢性无菌性炎症,出现疼痛和肌肉痉挛。早期的病变部位在纤维性关节囊、肌腱和韧带,病理变化为关节囊的收缩变小,关节腔内可见滑膜充血,绒毛肥厚增殖充填关节间隙及肩盂下峰壁间隙,使关节腔狭窄、容量减少,肱二头肌长头腱关节腔内段表面为血管翳所覆盖。患病的肩关节则发现有关节囊的收缩与关节囊下部皱襞的闭锁,其他的软组织则显示正常。针灸通过局部刺激可减弱或拮抗痛觉感受器(感觉末梢神经)对痛觉的传导,提高痛阈,达到止痛的目的。针刺还可通过刺激人体内源性镇痛物质的释放达到镇痛作用。疼痛与运动障碍往往是互为因果的恶性循环,疼痛使患者畏惧活动,加速组织粘连,结果活动范围越来越小;运动减少,局部代谢产物堆积而不能及时运走,又成为致痛因子。因此,患者每次针灸治疗后要抓住疼痛缓解的几个小时,充分的活动肩关节。

(二)促进循环

肩周炎出现局部无菌性炎症是其基本病理变化之一,针刺通过调节微血管的功能状态,促进肩关节局部的微循环及营养代谢,促进充血的消散,从而有利于炎症水肿吸收和局部堆积代谢产物的输送,缓解肌肉的痉挛,松解粘连,改善功能。

六、预后

肩周炎起病一般较为缓慢,病程较长,病史多在数月甚至1~2年。因此,隐匿起病,逐渐发展是本病早期临床特点之一。一般认为本病具有自愈倾向,不过,这种自然恢复的时间不能预计,一般要经过数月至2年左右的自然转归时间。即使肩周炎有自我缓慢恢复的可能,也仍然应该采取积极主动的治疗措施,因此,早期诊断,及时治疗是决定本病预后好坏的关键。通过恰当的治疗,一般能在数月内得以康复,少数患者病期虽达1~2年,但最终也能恢复正常。对于严重关节挛缩及关节活动功能障碍，经保守治疗6个月以上无明显改善者，可以考虑外科手术治疗。

肩周炎的预后好坏与功能锻炼密切相关。早期肩关节尚未出现严重粘连和肌肉萎缩，活动范围并不受限，只是因活动时会引起疼痛而不愿活动。中后期发生"扛肩"现象时，穿衣、插手、摸兜、梳头、摸背、擦肛、晾晒衣物等日常活动都会发生困难，严重时甚至会累及肘关节，屈肘时手不能摸背。伴随着疼痛和肩关节活动障碍，在晚期出现三角肌等肩部肌肉不同程度的萎缩现象，特别是肩外侧三角肌萎缩不仅可以使患侧肩部失去原有的丰满外观，出现肩峰突起现象，还可以由此加重肩关节运动障碍的程度，进一步产生臂上举不便、后伸困难等症状。从整个病理变化过程看，早期和晚期肩关节病理变化存在显著差异。早期的病变在关节囊，晚期则波及关节囊以外的软组织，两期病理变化之间还存在着复杂的中间变化。根据以上病理变化，积极预防和早期治疗具有重要的意义。平时应坚持关节功能锻炼，肩部注意保暖。

肩周炎的诱因多种多样，众多的诱因共同造成肩关节软组织轻度的非特异的炎性变化。因此，专家提示，在肩周炎的治疗和预防过程中，应根据其诱发因素加以区别对待。

（李　海）

第四节　肱骨外上髁炎

肱骨外上髁炎，又名肘外侧疼痛综合征，俗称网球肘。是肘关节外上髁部附近的局限性疼痛，影响伸腕和前臂旋前功能的一种慢性、损伤性炎症。主要临床表现为：肘关节外侧疼痛，用力握拳及前臂做旋前伸肘动作（如拧毛巾、扫地等）时可加重，局部有多处压痛，而外观无异常。一般压痛点在肱骨外上髁、桡骨小头以及腕伸肌的肌间沟。严重者手指伸直、伸腕或执筷动作即可引起疼痛，米尔（Mill）征阳性（患者前臂旋前位，做对抗外力的旋后运动时疼痛剧烈）。该病常见于40～50岁人群，男女比例为3∶1，右侧多见。目前的治疗方法如制动、封闭以及理疗等多种方法，效果均不稳定。

肱骨外上髁炎属中医学中伤筋、肘痛等范畴，又称肘劳。

在古医籍如《黄帝内经》中提倡用"燔针劫刺"之法治疗筋骨病。之后从晋唐的《针灸甲乙经》《备急千金要方》，宋元的《太平圣惠方》《卫生宝鉴》直至明清《神应经》《医宗金鉴》等，均载述了针对不同肘痛证候处以不同的用穴处方。值得一提的是《针灸大成》称本病为肘劳，其处方用穴已趋成熟。

现代针灸治疗本病，在选穴上，多采用阿是穴即病变局部为主穴。在穴位刺激方法上,早期或针或灸,较为单一。近年来不仅多种穴位刺激法被用于本病,且提倡综合互补或针刺与灸治结合或刺血加拔罐,意在疏通局部气血,使疗效有所提高。纵观各家报道,针灸治疗本病的有效率约在90%以上。

一、病因病机

中医学认为,劳累汗出、营卫不固、寒湿侵袭肘部经络,使气血阻滞不畅;长期从事旋前、伸腕等剧烈活动,使筋脉损伤、瘀血内停等均能导致肘部经气不通,不通则痛。

二、临床表现

起病缓慢,常反复发作,无明显外伤史。多发于一侧,也有双侧发病者。主要表现为肘关节外侧逐渐出现疼痛,握物无力,用力握拳及做前臂旋转动作如拧毛巾时疼痛加剧,严重时疼痛可向前臂或肩臂部放射。肘关节活动正常,局部红肿不明显,在肘关节外侧、肱骨外上髁、肱桡关节或桡骨头前缘等处可找到一个局限而敏感的压痛点,在腕关节背伸时于手背加压可引起疼痛。

三、针灸治疗

(一)电针

1.选穴

(1)主穴:阿是穴。

(2)配穴:①曲池、合谷;②手三里、肘髎。

(3)阿是穴位置:肘部压痛最明显处。

2.操作

患者坐位屈肘。主穴每次必取,配穴2组交替使用。先找准阿是穴,以此为中心,在其四周距0.8寸的12点、3点、6点、9点处用1.5寸毫针向阿是穴斜刺,行捻转法,以局部有酸麻胀痛感为限,然后以12点和6点、9点和3点的配对,接电针治疗仪,也可于阿是穴用两根毫针交叉针刺,接电针仪。用疏密波,电流强度以患者能耐受为度。配穴采用直刺,得气后留针,不通电,每隔10分钟行平补平泻手法1次,留针30分钟。隔日1次,10次为1个疗程。

(二)体针

1.选穴

(1)主穴:①阿是穴;②曲泉、三间。

(2)配穴:手三里、尺泽。

(3)阿是穴位置:有两个穴点,一个穴点为肱骨外上髁前缘凹陷处;另一个穴点为肱骨外上髁髁体后缘凹陷处。

2.操作

主穴任取一组,加配穴。第一组,阿是穴每次二点均取,前者以1寸毫针成90°角直刺;后者,则从肱骨外上髁髁体正中针向腕背部,以45°角刺向髁体后缘凹陷处。第二组,用毫针直刺健侧曲泉穴,平补平泻,留针;三间穴,用毫针快速直刺穴,强刺激1分钟,留针。配穴:如前臂旋前受限加手三里,旋后受限加尺泽。常规针法。针刺得气后,用泻法运针1分钟。上述穴位均留针20～30分钟。每隔5分钟运针1次,亦可通以电针仪,用密波,频率30Hz,强度以患者可耐受为度。隔日1次,10次为1个疗程。

(三)艾灸

1.选穴

(1)主穴:阿是穴。

(2)配穴:太溪。

2.操作

分为无瘢痕直接灸、隔药灸、隔饼灸,可任选一种方法。

(1)直接灸:让患者充分暴露患肢,医者按压肱骨外上髁找准最痛处。将艾绒搓成蚕豆大小的艾炷(也可拌入少量肉桂粉),置于患肘肱骨外上髁压痛点上,点燃施灸。在做艾炷时应尽量做得紧实一些,这样在燃烧时火势逐渐加强,透达深部,效果较好。当艾炷燃剩1/5或1/4而患者感到微有灼痛时,即可易炷再灸。一般应灸至皮肤红润而不起疱为度,皮肤无灼伤,灸后不化脓。每次施灸6～8壮。

(2)隔药灸:灸药制备。麝香1g,樟脑10g,血竭、儿茶、川乌、草乌各3g,共为细末,贮瓶备用。

用面粉加水搓成线绳状面条,于阿是穴四周绕成直径为1.5cm的圆圈,将上述药末铺于圈内3～4分厚。再将纯艾条剪成1.5cm长的艾段,置于药末上点燃,以能耐受为度,如过分灼烫,可用镊子夹去,另易1炷,灸3壮。太溪穴,用米粒大纯艾炷做直接无瘢痕灸,灸3壮。上法每日1次,7次为1个疗程,疗程间隔3日。

(3)隔饼灸:以白附子、生川乌、乳香、细辛、没药等研末,加赋形剂制成直径3cm、高1cm的药饼,饼上穿刺十数孔。

患者正坐伏案,屈肘、前臂内收暴露阿是穴,将灸绒饼中心置于最痛处。将纯艾绒制成的底面直径2.5cm、高1.5cm的圆锥或圆柱状艾炷放在饼上,点燃施灸。灸治过程,患者初感温热,至热不可耐(约灸后3分钟),可将饼夹起,下垫适量药棉(以缓减热量),再将灸饼放上,艾炷燃完,随着热量徐减,分两次将所垫药棉减去。

灸后皮肤可出现深红晕,局部留有色素沉着或起小水疱。如有水疱可涂以甲紫溶液,用小块消毒敷料包扎,4～5日可结痂脱落,不留瘢痕。

配穴,毫针常规刺法,平补平泻,留针至灸疗结束。

上述灸法,一般2~3日(如起水疱可5~6日)1次,3次为1个疗程,疗程间隔1周。

(四)穴位注射

1.选穴

主穴:曲池、阿是穴。

2.操作

药液:泼尼松龙25mg加1%~2%普鲁卡因注射液5mL或泼尼松龙25mg加1%利多卡因5mL,复方当归注射液5mL。

患者取坐位或卧位,术者确定了阿是穴和曲池穴位置后,先用碘伏在曲池穴位置消毒。一般任取前两种药液,用5mL一次性注射器配5号齿科长针头,抽吸后,混匀。从曲池穴迅速进针,进针后稍提插调整,待穴位处出现酸胀感且回抽无血后缓慢注入药液2mL,再退针至皮下,针尖朝痛点方向缓慢横刺,待针尖到达痛点后,回抽无血即缓慢注入剩余的3mL药液。若痛点有两个,则在肱骨外上髁正中最痛点注入药液2mL,再调整进针方向,在另一痛点注入药液1mL;若痛点有两个以上,则依次调整进针方向,在肱骨外上髁最痛点注入1.5mL,余痛点分别酌量注入剩余的1.5mL。也可直刺入阿是穴,针头深刺至筋节(伸腕肌起始部),推入药液(可用复方当归注射液)。出针后用消毒干棉球按住针眼片刻,另取75%乙醇棉球,稍挤干,摊平,于其中放一些云南白药外敷于针眼,再于其上贴关节止痛膏,关节止痛膏的范围须覆盖住曲池穴及痛点。如患者对膏药过敏,则改用消毒纱布外敷。出针后,活动肘关节2分钟。6日1次,3次为1个疗程。

(五)刺络拔罐

1.选穴

主穴:阿是穴。

2.操作

嘱患者正坐屈肘,医者以右拇指指腹在患侧肱骨外上髁附近按压寻得最痛点。穴位常规消毒,然后用拇指和示指捏住梅花针针柄的末端,运用手腕部力量使皮肤针反复叩刺于阿是穴处,直上直下,频率为70~90次/分,以明显渗血为度。然后选择口径大小适宜的真空罐,拔在叩刺部位,留罐5~10分钟起罐,用75%乙醇棉球擦去所拔瘀血即可。

每周2次,5次为1个疗程。

(六)穴位埋针

1.选穴

主穴:阿是穴、小海。

配穴:曲池、手三里。

2.操作

一般仅取主穴,效不佳时加配穴。主穴消毒后,分别用镊子将揿钉式皮内针刺入皮肤,进针后与皮面平行推进,直至针体全部进入皮内,然后用胶布固定。令患者活动患肢,以无任何不适为宜。曲池、手三里,以普通毫针刺入后,于针柄套3cm长左右的艾段,点燃,施温针灸20分钟。皮内针3～5日更换1次,3次为1个疗程。

(七)硫黄灸

1.选穴

主穴:阿是穴。

2.操作

患者取正坐位,将患侧肘关节搁于桌上,反复按压肱骨外上髁处,找到最痛点,以甲紫做一标记。然后按部位大小选择硫黄结晶颗粒(是采用高压消过毒的结晶,加工成碎米粒大小),置于阿是穴上,点燃后,迅速用橡皮揿灭,要求施术部位不起疱,感到刺痛为原则。一般仅治1次,如不愈,可隔3日后再按原法灸1次。在治疗当天,切勿碰水,以防感染。

(八)皮肤针

1.选穴

主穴:阿是穴。

配穴:手三里、曲池、少海。

2.操作

每次取主穴和1个配穴,先用拇指在所取穴位上进行按揉,以七星针叩刺,开始用轻刺激手法,待局部有酸胀感后,加重手法,直至局部渗出大小不等的血珠,叩刺面积为直径1cm左右。揩净血迹,以艾条在局部做回旋灸,约灸15分钟,以局部潮红为度,每日1次,6次为1个疗程,疗程间隔3日。

(九)温针

1.选穴

主穴:阿是穴、手三里、肘髎。

配穴:曲池、尺泽。

2.操作

主穴均取,疼痛在肘外侧加曲池;向肘内侧放射者,加尺泽。患者坐位,患者屈肘90°左右,放于桌上。确定阿是穴后,常规消毒,以1.5寸毫针依次刺入阿是穴、手三里、肘髎、曲池(或尺泽),用捻转进针法,强刺激,患者可感觉到酸胀感向前臂、肩部放散,平补平泻法。将长1cm的艾条插于针柄上点燃,直到燃尽为止,使热感沿针身直达患部。每次可灸至5壮。留针30分钟,每日1次,10次为1个疗程,1个疗程结束后,间隔1日,之后进行下一个疗程。

(十)火针

1.选穴

主穴:阿是穴。

2.操作

寻得阿是穴后,进行标记。取特制的细火针(其形如毫针,分针体和针柄两部分,针体以钨锰合金材料制成,针身直径0.5mm,针柄用优良的现代隔热或散热材料制成),如无,可用直径1寸毫针3～5支代替。常规碘伏消毒局部皮肤,用止血钳夹持95%乙醇棉球(捏干,防酒精溢出)并点燃,靠近要刺的部位,右手持针放在火焰烧至通红,迅速刺入阿是穴,深达骨膜,速入疾出,出针后用酒精棉球速压针孔。以双手拇指向反方向同时用力绷紧皮肤,反复按压局部,多数患者可挤出积液,若无积液,可拔罐吸取,以增强疗效。

每周点刺治疗2次,2周为1个疗程,点刺后3～5日内禁止浸水,预防感染,治疗期间充分休息患肘。

(十一)小针刀

1.选穴

主穴:阿是穴。

2.操作

患者取坐位,肘关节屈曲平放在治疗桌上,在患侧肘部寻找压痛点。多数患者为1个痛点,少数患者有2～3个痛点。痛点均用甲紫溶液做标记。常规消毒后,首先取5mL注射器,6号注射针头,吸取2%利多卡因2～3mL,泼尼松龙25mg,做局部注射。先将注射针头刺入皮下做全层浸润麻醉,再将深刺达肌腱、筋膜层做扇形缓慢的加压注射。出针后用拇指在注射部稍加按摩,目的使药液向周围弥散,增加疗效。然后用小针刀,沿刀口线和伸腕肌肌纤维走向按四步进针法,平行刺入患处肱骨外上髁皮下。针体与桌面垂直,先用纵行疏通剥离法,再切开剥离,觉得锐边刮平,针不松动,即出针。用无菌干棉球压迫针孔,再用无菌纱布覆盖。

(李 海)

第五节 腰椎间盘突出症

腰椎间盘突出症,又称腰椎间盘脱位,因腰椎间盘发生退行性变,在外力的作用下,使纤维环破裂、髓核突出,刺激或压迫神经根,而引起的以腰痛及下肢坐骨神经放射痛等症状为特征的腰腿痛疾患。也是临床最常见的腰腿痛疾患之一。

一、病因病机

本病好发于 20～40 岁青壮年，男性多于女性。多数患者因腰扭伤或劳累而发病，少数可无明显外伤史。

两个椎体之间是由椎间盘相连接，构成脊椎骨的负重关节，为脊柱活动的枢纽。每个椎间盘由纤维环、髓核、软骨板三个部分组成。纤维环位于椎间盘的外周，为纤维软骨组织所构成。其前部紧密地附着于坚强的前纵韧带，后部最薄弱，较疏松地附着于薄弱的后纵韧带；髓核位于纤维环之内，为富有弹性的乳白色透明胶状体。髓核组织在幼年时呈半液体状态或胶冻样，随着年龄增长，其水分逐渐减少，纤维细胞、软骨细胞和无定型物质逐渐增加，以后髓核变成颗粒状和脆弱易碎的退行性组织。软骨板位于上、下面，为透明软骨所构成。腰椎间盘具有很大的弹性，起着稳定脊柱、缓冲震荡等作用。腰前屈时椎间盘前方承重，髓核后移；腰后伸时椎间盘后方负重，髓核前移。

随着年龄的增长以及在日常生活工作中，椎间盘不断遭受脊柱纵轴的挤压力、牵拉力和扭转力等外力作用，使椎间盘不断发生退行性变，髓核含水量逐渐减少，而失去弹性，继之使椎间隙变窄，周围韧带松弛或产生裂隙，形成腰椎间盘突出的内因；急性或慢性损伤是发生腰椎间盘突出的外因，当腰椎间盘突然或连续受到不平衡外力作用时，如弯腰提取重物时，姿势不当或准备欠充分的情况下搬动或抬举重物或长时间弯腰后猛然伸腰，使椎间盘后部压力增加，甚至由于腰部的轻微扭动，如弯腰洗脸、打喷嚏或咳嗽，发生纤维环破裂、髓核向后侧或后外侧突出。

由于椎间盘退变是发病的重要内在因素，少数患者可无明显外伤史，只有受凉史而发病，多为纤维环过于薄弱，肝肾功能失调，风寒湿邪乘虚而入，腰部着凉后，引起腰肌痉挛，促使已有退行性变的椎间盘突出。

下腰部是全身应力的中点，负重及活动度大，损伤概率高，是腰椎间盘突出的好发部位。其中以 $L_{4\sim5}$ 椎间盘发病率最高，L_5、S_1 椎间盘次之。

纤维环破裂时，突出的髓核压迫和挤压硬脊膜及神经根，是造成腰腿痛的根本原因。若未压迫神经根时，只有后纵韧带受刺激，而以腰痛为主。若突破后纵韧带而压迫神经根时，则以腿痛为主。坐骨神经由 $L_{4\sim5}$ 和 $S_{1\sim3}$ 五条神经根的前支组成，故 $L_{4\sim5}$ 和 L_5、S_1 的椎间盘突出，引起下肢坐骨神经痛。初起神经根受到激惹，出现该神经支配区的放射痛、感觉过敏、腱反射亢进等征象。日久突出的椎间盘与神经根、硬膜发生粘连，长期压迫神经根，导致部分神经功能障碍，故除了反射痛外，尚有支配区放射痛、感觉减退、腱反射减弱甚至消失等现象。

多数髓核向后侧方突出，为侧突型，单侧突出者，出现同侧下肢症状；若髓核自后纵韧带两侧突出，则出现双下肢症状，多为一先一后、一轻一重，似有交替现象；

髓核向后中部突出,为中央型,有的偏左或偏右,压迫马尾神经甚至同时压迫两侧神经根,出现马鞍区麻痹及双下肢症状。

二、诊查要点

多有不同程度的腰部外伤史。

(一)主要症状

腰痛和下肢坐骨神经放射痛。腰腿疼痛可在咳嗽、打喷嚏、用力排便等腹腔内压升高时加剧,步行、弯腰、伸膝起坐等牵拉神经根的动作也使疼痛加剧,腰前屈活动受限,屈髋屈膝、卧床休息可使疼痛减轻。重者卧床不起,翻身极感困难。病程较长者,其下肢放射痛部位感觉麻木、冷感、无力。中央型突出造成马尾神经压迫症状为会阴部麻木、刺痛,二便功能障碍,阳痿或双下肢不全瘫痪。少数病例的起始症状是腿痛,而腰痛不甚明显。

(二)主要体征

1.腰部畸形

腰肌紧张、痉挛,腰椎生理前凸减少或消失,甚至出现后凸畸形。有不同程度的脊柱侧弯,突出物压迫神经根内下方时(腋下型),脊柱向患侧弯曲,突出物压迫神经根外上方(肩上型),则脊柱向健侧弯曲。

2.腰部压痛和叩痛

突出的椎间隙棘突旁有压痛和叩击痛,并沿患侧的大腿后侧向下放射至小腿外侧、足跟部或足背外侧。沿坐骨神经走行有压痛。

3.腰部活动受限

急性发作期腰部活动可完全受限,绝大多数患者腰部伸屈和左右侧弯功能活动呈不对称性受限。

4.皮肤感觉障碍

受累神经根所支配区域的皮肤感觉异常,早期多为皮肤过敏,渐而出现麻木、刺痛及感觉减退。$L_{3~4}$椎间盘突出,压迫L_4神经根,引起小腿前内侧皮肤感觉异常;$L_{4~5}$椎间盘突出,压迫L_5神经根,引起小腿前外侧、足背前内侧和足底皮肤感觉异常;L_5~S_1椎间盘突出,压迫S_1神经根,引起小腿后外侧、足背外侧皮肤感觉异常;中央型突出则表现为马鞍区麻木,膀胱、肛门括约肌功能障碍。

5.肌力减退或肌萎缩

受压神经根所支配的肌肉可出现肌力减退或肌萎缩。L_4神经根受压,引起股四头肌(股神经支配)肌力减退、肌肉萎缩;L_5神经根受压,引起踇伸肌肌力减退;S_1神经根受压,引起踝跖屈和立位单腿翘足跟力减弱。

6.腱反射减弱或消失

L₄神经根受压,引起膝反射减弱或消失;S₁神经根受压,引起跟腱反射减弱或消失。

7.其他

直腿抬高试验阳性,加强试验阳性;屈颈试验阳性(头颈部被动前屈,使硬脊膜囊向头侧移动,牵张作用使神经根受压加剧,而引起受累的神经痛);仰卧挺腹试验与颈静脉压迫试验阳性(压迫患者的颈内静脉,使其脑脊液回流暂时受阻,硬脊膜膨胀,神经根与突出的椎间盘产生挤压,而引起腰腿痛);股神经牵拉试验阳性(为上腰椎间盘突出的体征)。

(三)影像学检查

1.X线检查

正位X线摄片可显示腰椎侧凸,椎间隙变窄或左右不等,患侧间隙较宽。侧位X线摄片显示腰椎前凸消失,甚至反张后凸,椎间隙前后等宽或前窄后宽,椎体可见休默结节等改变或有椎体缘唇样增生等退行性改变。X线摄片的显示必须与临床的体征定位相符合才有意义,以排除骨病引起的腰骶神经痛,如结核、肿瘤等。

2.脊髓造影检查

髓核造影能显示椎间盘突出的具体情况;蛛网膜下腔造影可观察蛛网膜下腔充盈情况,能较准确地反映硬脊膜受压程度和受压部位以及椎间盘突出部位和程度;硬膜外造影可描绘硬脊膜外腔轮廓和神经根的走向,反映神经根受压的状况。

3.CT、MRI检查

可清晰地显示出椎管形态、髓核突出的解剖位置和硬膜囊神经根受压的情况,必要时可加以造影。CT、MRI的检查临床诊疗意义重大。

(四)其他检查

肌电图检查:根据异常肌电图的分布范围可判定受损的神经根及其对肌肉的影响程度。

三、针灸治疗及选穴原则

(一)治疗原则

本病以祛风散寒、活血通经、疏调经筋为基本治疗原则。急性期应制动,睡硬板床2～3周,但绝对卧床时间一般不宜超过1周。一般正规保守治疗6～8周无症状减轻和缓解,应考虑其他方法。

(二)选穴原则

在选穴上以病变腰椎间盘局部夹脊穴、阿是穴及经穴为主,可循经远端配穴,主要以督脉、足太阳、足少阳经穴为主。具体选穴原则如下。

1. 局部选穴

根据《黄帝内经》"在骨守骨,在筋守筋"的原则和"腧穴所在,主治所在"的规律从局部取穴,如局部选阿是穴、腰夹脊。压痛点主要位于椎旁,距中线2～3cm处,压痛时可出现沿神经根走行的下肢放射痛;棘突间及棘突上也可出现压痛,但以叩痛为主。另外,可选腰部膀胱经肾俞、大肠俞、志室、次髎等,督脉的腰阳关、命门等。

2. 循经选穴

根据"经脉所过,主治所及"的规律从远端选穴,如膀胱经"挟脊抵腰中……其支者,从腰中下挟脊,贯臀",因此,委中可治疗急、慢性腰痛,正如《四总穴歌》所言"腰背委中求"。腰痛连及下肢者,可选环跳、秩边、承山、昆仑、阳陵泉等穴。督脉"挟脊抵腰中,入循膂络肾",故可选水沟、风府治疗腰痛。肾经络脉"外贯腰脊",腰为肾之府,故腰痛属于肾虚者可选太溪、照海等穴以滋补肾精。

四、推荐针灸处方

(一) 推荐处方1

操作:疏通督脉,通经止痛。

穴位:夹脊穴、脊中、腰俞、肾俞、环跳、阳陵泉、委中。

操作:局部夹脊穴行毫针刺法,也可用梅花针叩刺以潮红为度,也可拔罐。余穴常规操作。

(二) 推荐处方2

操作:活血通经。

主穴:阿是穴、大肠俞、委中。

配穴:寒湿腰痛者,加腰阳关;瘀血腰痛者,加膈俞;肾虚腰痛者,加肾俞、命门。

操作:阿是穴根据痛点部位直刺0.5～1寸,大肠俞直刺1.5寸,委中直刺1寸,均行提插泻法或阿是穴、大肠俞刺络拔罐,委中泻法。寒湿证,加艾灸;瘀血证,加刺络拔罐;肾阳虚加灸法。局部穴位可针刺治疗后加电针。

(三) 推荐处方3

操作:舒筋活络。

主穴:肾俞、白环俞、环跳、承扶、殷门、委中、阳陵泉。

配穴:腰夹脊($L_{2\sim5}$)、阿是穴、上髎、次髎、秩边、承山、悬钟、昆仑、足临泣。

操作:每次选3～5个穴位,环跳强刺激,使针感(麻电感)向远端放射。余穴均用泻法。

五、针灸疗效及影响因素

针灸治疗腰椎间盘突出症具有较好的止痛效果,是非手术疗法中重要的方法,为保证针灸取得良好疗效,选择适应证就显得更为重要。因此,针灸治疗要选择保守治疗的适应证,即年轻、初次发作或病程较短者,休息后症状可自行缓解者,X线检查无椎管狭窄者,可取得良好疗效。

本病的治疗目的是缓解疼痛,增加腰椎活动度和功能,并提高患者生活质量。基于目前临床经验,在急性发作初期予以常规治疗方法,如卧床休息、睡硬板床、激素抗炎,是有效的,适当的牵引也是必要的。根据国内文献以及大量的临床实践,针灸在缓解疼痛、增加腰椎活动度和功能、提高患者生活质量这一治疗总目标上是可以作为主要治疗方法的,但难以独立实现本病的临床治愈,有必要结合牵引、推拿,尤其是急性发作期使用抗炎药物消除病变部位的水肿是必要的,因此,本病针灸独立治疗疗效有限,目前主张本病以保守治疗为首选,针灸可发挥重要的主治疗作用。

(一)病程和分期

一般而言,近期发病的针灸疗效要优于反复发作、病程缠绵者。因多次长期的发病,将导致神经周围软组织的粘连,甚至神经根的严重损害,针灸的疗效将受到极大的限制。

根据髓核的病理阶段,腰椎间盘突出症临床常分为3期。

1.突出前期

髓核因退变或损伤可变成碎块状物或瘢痕样的结缔组织,变形的纤维环可因反复的损伤而变薄、变软或产生裂隙。患者有腰痛或腰部不适。此期针灸疗效最好,可有效缓解腰痛,促进局部循环。

2.突出期

当椎间盘压力增高时,髓核从纤维环薄弱处或裂隙处突出。突出物压迫或刺激神经根而产生放射性下肢痛,当压迫马尾神经时可出现大小便障碍。此期针灸也有较好的疗效。

3.突出晚期

腰椎间盘突出后病程较长时,椎间盘本身和邻近结缔组织发生一系列继发性病理改变,如椎间盘突出物钙化、椎间隙变窄、椎体边缘骨质增生、神经根损害变性、继发性黄韧带肥厚、关节突间关节增生、继发性椎管狭窄等,针灸疗效较差。

(二)分型

目前椎间盘突出症的分型不尽统一。国际腰椎研究会(ISSLS)和美国骨科医师协会(AAOS)将腰椎间盘突出症分为退变型、膨出型、突出型(后纵韧带下)、脱出型(后纵韧带后)及游离型。实质上退行性变是椎间盘突出症的早期改变或基本病理变化,可能会出现在各型中。

1.目前一般按病理分为四型

(1)膨出型:为生理退变,其纤维环松弛但完整,髓核皱缩,表现为纤维环均匀超出椎体终板边缘。一般无临床症状,有时可因椎间隙狭窄,椎节不稳,关节突继发性改变,出现反复腰痛,很少出现根性症状,针灸疗效最好。如同时合并发育性椎管狭窄,则表现为椎管狭窄症,应行椎管减压,针灸疗效较差。

(2)突出型:为髓核突入纤维环内但纤维环外层完整,表现为椎间盘局限性向椎管内突出,可无症状,部分患者出现典型神经根性症状、体征。此型通过针灸治疗也可获得良好疗效,但由于破裂的纤维环愈合能力较差,复发率较高。

(3)脱出型:为纤维环、后纵韧带完全破裂,髓核突入椎管内,多有明显症状和体征,脱出多难自愈,针灸和保守治疗效果相对较差,大多需要微创介入或手术治疗。

(4)游离型:为突出髓核与相应椎间盘不连接,可游离到椎管内病变的上或下节段、椎间孔等,其临床表现为持续性神经根症状或椎管狭窄症状,少数可出现马尾神经综合征,此型针灸和其他保守疗法效果差,常需手术治疗。

因此,从分型与针灸疗效关系看,针灸疗效由优到差为膨出型>突出型>脱出型>游离型。

2.根据髓核的病理变化可分为三型

(1)隆起型:为突出物多呈半球状隆起,表面光滑,针灸疗效好。

(2)破裂型:为突出物不规则,呈碎片状或菜花样,常与周围组织粘连,针灸也有一定疗效。

(3)游离型:同病理分型的游离型,针灸疗效差。

3.根据髓核突出的方向和部位可分为五型

即前方突出、后方突出、侧方突出、四周突出、椎体内突出五型,以后方突出多见。后方突出又分为旁侧型和中央型。总体而言,后方突出的针灸疗效优于前方突出,侧方突出针灸疗效优于中央型突出,椎体内突出疗效优于四周突出和锥体外突出。另外,根据突出物的不同水平层面分为单节段与多节段突出,单节段突出患者比多节段突出患者针灸对腰椎功能改善明显。膨出型患者比突出型和膨出加突出型患者腰椎功能改善明显。可见,腰椎间盘突出症患者椎间盘突出的程度和节段与治疗后功能恢复程度也密切相关。

(三)临床表现

当患者仅有腰痛时,说明突向椎管内的髓核或纤维环的裂片尚未压及神经根,只有后纵韧带被刺激而产生腰痛;当突破后纵韧带而压及神经根时,却只有腿痛。

一般而言,局部腰痛的针灸疗效要优于腿痛或腰痛合并腿痛。一切因素对神经根压迫的程度可分为痛、麻、木三种情况。当神经处于兴奋状态,其所支配区非常敏感,每当牵拉坐骨神经(直腿抬高)和脊髓压增高时(咳嗽、加大腹压),都能加重腿痛;木是神经有破坏性的表现,处于完全无痛状态;麻是介于痛与木之间的状态。没有单纯的麻,多数为又麻又痛。针灸对痛的疗效优于麻,麻优于木。

(四)其他疗法的配合

牵引是治疗本病常用的方法,可解除肌肉痉挛,使紧张的肌肉舒张、放松,减轻椎间盘的压力,椎间隙加大后中间形成负压,可起到类似吸吮的作用,牵引同时配合手法,以促使脱出的髓核不同程度地回纳。另外,牵引状态下,神经根与椎间盘的位置发生改变,调整了神经根管的容积,神经根卡压得以缓解;松动上下关节突,使神经根管内容和小关节的粘连获得松解,改善局部循环,有利于神经根恢复正常状态。椎间盘突出的患者,常处于保护性体位,腰椎向一侧侧弯,使骨盆倾斜,牵引情况下,单独牵引短缩的下肢,有助于矫正骨盆倾斜,使脊柱恢复正常的生理状态,既可加速痊愈,又可预防复发。因此,针灸治疗的同时配合牵引、推拿,可为椎间盘的复位、扩大椎间孔、减轻神经根的压迫提供良好的条件;佩戴腰带可起到制动作用,为局部软组织修复起到保护作用。另外,治疗期间患者应睡硬板床,康复阶段正确进行适度的腰肌锻炼;注意腰部不要受寒,腰部用力要注意平衡等,这些都对于提高和保持针灸疗效具有重要意义。

六、针灸治疗的环节和机制

腰椎间盘突出症最主要的两大症状为腰痛和腿痛。现代研究认为,腰椎间盘突出症受累的神经根由于突出的椎间盘机械性压迫、牵拉,致使神经根充血、水肿、缺血,引起毛细血管通透性增加、血浆外渗,导致神经根内纤维组织增生,与周围组织粘连,神经根受挤压后血供发生不同程度改变,导致神经鞘膜水肿。椎间盘纤维环的病变、创伤炎症反应对椎间盘边缘产生机械性或化学性刺激以及突出的椎间盘对脊根神经节的压迫,对脊神经后根牵拉刺激可引起腰腿痛。而腰神经本身又无神经外膜及束膜,对化学物质屏蔽功能缺乏,耐缺血能力差,因此易发生炎症和水肿。各种非手术疗法治疗的关键环节是尽快消除炎症和水肿。针灸治疗的关键环节和机制包括以下四方面。

(一)镇痛作用

放射性神经根性疼痛是本病最主要的症状,其产生有两个因素:①椎间盘破裂产生化学物质使神经根发炎或敏感;②要加压于神经根,其中可能有缺血因素。因此,治疗过程中镇痛是最主要的环节之一。针灸可通过刺激,反射性促进人体内源性镇痛物质的释放,缓解疼痛;针灸也可通过局部刺激感觉神经末梢,减轻或拮抗痛刺激信号的传入,提高人体痛阈而达到止痛或缓解疼痛的效果。另外,针灸也可通过促进局部循环清除致痛的化学物质,促进其代谢和分解。

(二)改善局部循环

椎间盘受到寒冷刺激使腰背部肌肉痉挛和小血管收缩,局部血液循环减少,进而影响椎间盘营养。同时,肌肉的紧张、痉挛导致椎间盘内压升高,特别对于已有变性的椎间盘,更可造成进一步的损害,致使髓核突出。椎间盘突出后,神经根受到刺激或压迫,其周围的无菌性炎症必然导致大量的渗出物填充在椎间孔及其周围的软组织中,使其组织间压力增高。针灸可通过刺激局部的微循环,调节微血管的舒缩功能,增加循环血量和营养,降低毛细血管通透性,促进局部新陈代谢和炎性产物的吸收,从而达到"引流减压"的效果,减轻椎间盘的机械性牵拉,消除或缓解神经根管中各种压迫和限制神经根活动的因素,起到松解神经根和软组织粘连、缓解症状的效果。

(三)协调椎间盘周围的肌肉和韧带

针灸通过局部刺激,可对病变局部的肌肉、韧带、肌腱等失衡的生物力学状态进行协调,减轻痉挛状态,从而缓解局部肌肉、肌腱和韧带的紧张状态,达到缓解疼痛,减轻椎间盘、神经及血管压力,促进循环和损伤修复的目的。

(四)神经调节

椎间盘突出后,病变的神经根将受到刺激或压迫,其功能将严重障碍,神经细胞代谢异常。针刺可直接刺激神经,引起神经冲动的传导,这对于受刺激和压迫的神经根具有反射性促进神经细胞代谢和自我修复的作用。

七、预后

很难确定腰椎间盘突出症的自然病史,这是因为大多数患者都曾接受过各种形式的针对腰痛的治疗,并且没有正式确诊。本病经过保守治疗,大多数患者会获得临床症状的缓解,仅有大约10%的患者6周后仍然较重,需要手术治疗。序列MRI影像检查显示,突出的椎间盘部分经过一段时间后有复位的趋势,2/3的病例6个月后可以得到部分至全部缓解。一般认为,只有当持续性或间歇性疼痛经保守治疗半年无效,有进行性下肢神经功能损害或有较重的马尾神经综合征者,才考虑手术。国外有学者对100例患者分别应用手术治疗和保守治疗行对比研究,并随访10年,认为症状轻微、小于3个月患者,保守治疗有50%疗效满意。

一般而言,腰椎间盘突出伴有侧隐窝狭窄或椎管狭窄的患者,保守治疗的预后不佳。因此,椎管狭窄程度及突出物大小对预后有直接影响。腰椎间盘突出症并发马尾神经综合征,预后较差。腰椎间盘突出症重在预防。注意平时的站姿、坐姿、劳动的姿势以及睡姿的合理性,纠正不良姿势和习惯,加强锻炼,尤其要加强腰背肌的功能锻炼,因为适当的锻炼能改善肌肉血液循环,增加肌肉的反应性和强度,松解软组织的粘连,纠正脊柱内在平衡与外在平衡的失调,从而达到良好的治疗效果及预防作用。

有学者对本病预后采用肌电图进行判断,发现肌电图异常阳性率达 87.8%,表现为插入电位延长,肌松弛时出现纤颤电位、正锐波和束颤电位,肌收缩时运动单位电位时限延长,多相波百分比增多;干扰波减少。插入电位延长,肌松弛时异常自发电位频繁出现和用力收缩时干扰波减少,常表示神经受损处于急性阶段。异常自发电位减少,出现相位增多、时限延长、波幅增高的运动单位电位,则表明病损神经进入修复的再生过程,肌肉逐渐获得神经的重新支配,预后良好。F 波是运动纤维逆向冲动直接引起脊髓节段前角运动细胞的回返放电,可估计神经根的传导功能。研究也发现,腓神经和胫神经的 F 波传导速度(FWCV)减慢在患侧表现出非常高的阳性率,一些肌电图正常、病程较短和病变较轻的患者也常有减慢、远近端比值改变或 F 波出现时间较离散。临床病症严重患者可观察到 F 波的出现率减低和 FWCV 明显减慢,甚至 F 波消失。部分患者健侧也出现 F 波异常,这与椎间盘突出导致神经根的挤压和充血水肿或局部的炎症反应波及邻近的神经根有关。因此,综合电生理检查能对神经根病损早期做出定位诊断,帮助推断腰椎间盘突出的节段以及了解功能障碍的范围、阶段、程度和预后。

(李寒露)

第六节 腰肌劳损

腰肌劳损是指腰部软组织慢性损伤或急性损伤未及时恢复遗留的慢性损伤所引起的腰腿痛等一系列症状,腰部有劳伤或陈伤史,劳累、晨起、久坐时加重,腰部两侧肌肉触之有僵硬感,痛处固定不移。由于病程一般较长,常称慢性腰肌劳损。西医学认为,腰部是人体重量负荷最大的部位,由于解剖学特点及生物力学的特殊性,容易受到外力作用及自然环境的影响,而致腰肌经常受到不同程度的损伤。由于长时间的强迫体位(弯腰、弓背)负重工作,腰肌持续处于高张力状态,久之则引起腰肌及其附着点处的过度牵拉应力损伤,局部软组织出现血供障碍,充血、缺氧、渗出增加等炎性水肿反应,导致原发性腰肌劳损或因腰部急性外伤后腰肌受损的组织尚未完全恢复或残留后遗症或腰椎的先天畸形,如脊柱隐裂、腰椎骶化、骶椎腰化,局部组织对正常活动和负荷承受力下降,形成慢性劳损,出现恶性循环。另外,气温过低或湿度过大,受潮着凉以及女性更年期内分泌紊乱,身体虚弱等都可成为本病的重要诱因。

中医学称本病为"腰痛",属于痹证范畴。多因闪挫跌仆,损伤经脉,气滞血瘀或久坐久立或劳作过度,损伤筋骨,气血瘀滞,筋脉失养;感受寒湿或湿热内蕴,使腰部经脉阻滞,气血不通或年老体虚,肝肾不足,筋骨失养等而导致腰痛。

一、辨病

(一)症状
腰部隐痛,劳累加重,活动或变换体位症状减轻,弯腰较久,疼痛加重,多不能久坐久立。

(二)体征
局部明显压痛,急性发作时有腰肌痉挛。无下肢放射痛等神经根性定位体征。

(三)诊断
有外伤史、过劳、姿势不良或寒冷刺激史,病程长,腰部隐痛,疲劳加重,休息转轻,腰部有压痛点,普鲁卡因试验症状可减轻。无神经根性定位体征。X线检查可有骨质增生。

二、灸治疗及选穴原则

(一)治疗原则
本病以舒筋通络、活血化瘀为基本治疗原则。

(二)选穴原则
选穴上根据《黄帝内经》"在筋守筋""菀陈则除之"的法则,主要以局部选穴为主,可配合循经选穴。具体选穴原则如下。

1.局部选穴

根据"腧穴所在,主治所在"的规律可选择局部的压痛点、腰大肌、腰眼。腰肌劳损患者可在腰部找到压痛点,肌肉触之有僵硬感,痛处固定不移,因此,选择局部压痛点是非常重要的选穴原则。还可选局部的经穴,如足太阳经的肾俞、三焦俞等,也可在腰大肌排刺。

2.循经选穴

根据"经脉所过,主治所及"的原则,腰肌部主要归属足太阳所主,因此,可远端选取足太阳经委中、昆仑等穴。

三、推荐针灸处方

(一)推荐处方1
治法:舒筋通络。

主穴:阿是穴、委中、昆仑。

配穴:三焦俞、肾俞、腰眼。

操作：局部阿是穴可采用合谷刺法，贯穿肌腹，一针多向透刺或刺络拔罐；可用梅花针叩刺，也可用灸法或电针。余穴均常规操作。

（二）推荐处方 2

治法：温通经络，活血化瘀。

穴位：肾俞、腰阳关、命门、足三里。

操作：用艾炷直接灸法，每穴灸 3～5 壮。

（三）推荐处方 3

治法：活血通经。

主穴：阿是穴、肾俞、大肠俞、委中。

配穴：寒湿腰痛者，加腰阳关、风池、三阴交；瘀血腰痛者，加膈俞、血海、次髎；肾虚腰痛者，加命门、志室、太溪。

操作：局部阿是穴可采用多向刺法，贯穿肌腹，一针多向透刺或刺络拔罐；可用梅花针叩刺、灸法、电针。余穴常规操作。

四、针灸疗效及影响因素

慢性腰肌劳损病情缠绵，目前没有特效的治疗方法，根治比较困难，易于发作，防重于治。针灸可明显促进局部血液循环，使腰肌损伤修复，达到临床治愈的目的。

（一）病程

本病早期主要表现为局部组织充血、水肿、渗出等无菌性炎症反应，后期出现局部增生、纤维性变、瘢痕粘连等组织变性。因此，早期针灸治疗可起到很好的疗效，达到临床治愈；后期针灸可较好地缓解症状，但疗效远不及早期，常容易反复发作。

（二）病因

如果腰肌劳损是单纯的腰肌慢性损伤，针灸治疗效果较好。如腰肌劳损患者存在腰椎先天畸形，如脊柱隐裂、腰椎骶化、骶椎腰化，使局部组织对正常活动和负荷承受力下降，形成慢性劳损，针灸有一定的疗效，但疗效远不及单纯的腰肌劳损。

（三）刺灸法

治疗本病要针灸、拔罐、电针等综合应用，刺灸法得当可提高针灸的疗效。治疗时要选准压痛点（阿是穴），针刺时应直达肌肉或筋膜在骨骼的附着处（压痛区），此时出现强烈的针感或痛觉过敏，证明部位准确，可温针灸或带电针，注意电针不要横过脊髓，电针以疏密波型交替刺激为好或者针刺局部阿是穴后，向一个方向持续旋转 360°，使肌纤维缠绕针身，做雀啄手法，使局部有强烈的酸胀感。针灸治疗后，可在腰肌进行拔罐、闪罐或走罐或进行刺络拔罐或进行皮肤针叩刺等，这些综合的针灸疗法能提高疗效。

五、针灸治疗的环节和机制

(一)促进循环

针灸可通过舒张局部血管,改善血供,促进局部的血液循环,有利于无菌性炎症的吸收和消散,使局部堆积的乳酸等代谢产物及时清除,改善劳损肌肉的营养和代谢。

(二)缓解痉挛

针刺可通过神经—肌肉反射,缓解腰肌痉挛,协调肌肉张力,这对于缓解局部疼痛,减轻或解除由于肌肉痉挛导致的血管受压状态,改善局部血供都具有重要意义。

(三)止痛作用

针灸可通过促进内源性镇痛物质的释放,减弱或拮抗感觉神经末梢对痛觉的传入,提高痛阈,促进局部致痛物质的清除,解除肌肉痉挛等环节而达到止痛作用。

六、预后

慢性腰肌劳损病情缠绵,目前没有特效的治疗方法,根治比较困难,易于发作。腰肌劳损以消除病因、防止复发为基本治疗原则。患者应注意劳动中的体位和姿势,对劳动强度大者的作业环境要注意,避免汗后着凉和受潮。慢性劳损尤其是体质瘦弱、肌肉不发达者,应通过体疗增强腰部骶棘肌、腰大肌的肌张力,用腰围或宽腰带保护腰部,这些对于提高和保持针灸疗效具有重要意义。

(李　海)

第七节　梨状肌综合征

梨状肌综合征是由于间接外力使梨状肌受到牵拉而造成撕裂,引起局部充血、水肿、痉挛,而刺激或压迫坐骨神经,产生局部疼痛并向下肢后外侧放射,以及功能障碍等一系列临床症状。本病多数患者为中老年人,多由间接外力所致,也可因梨状肌变异或感受风寒导致。

一、诊断

(一)临床表现

(1)大部分患者有外伤史,如闪、扭、跨越、负重下蹲等,部分患者有受凉史或盆腔炎病史。

(2)臀部深层疼痛,疼痛可呈烧灼样、刀割样或蹦跳样,且有紧缩感,疼痛逐渐沿坐骨神经分布区域出现下肢放射痛。偶有小腿外侧麻木,会阴部下坠不适。

(3)活动受限,患侧下肢不能伸直,自觉下肢短缩,步履跛行或呈鸭步移行,髋关节内收、内旋活动受限。

(二)检查

(1)压痛:沿梨状肌体表投影区有明显压痛。

(2)肌痉挛:在梨状肌处可触及条索样改变或弥散性肿胀的肌束隆起,日久可出现臀部肌肉萎缩、松软。

(3)患侧下肢直腿抬高试验在不超过60°时疼痛明显,当超过60°时,疼痛反而减轻。

(4)梨状肌紧张试验阳性。

(5)X线检查可排除髋关节的骨性疾病。

二、鉴别诊断

(一)腰椎间盘突出症

腰痛伴一侧下肢放射痛或麻胀,当腹压增高(如咳嗽)时会加重此症状。病变椎体旁深压痛,叩击放射痛,直腿抬高试验和加强试验阳性,挺腹试验阳性。CT检查可见腰椎间盘膨出或突出影像。

(二)臀上皮神经损伤

以一侧臀部及大腿后侧为主,痛不过膝,在髂嵴高点下方2～3cm处有一压痛明显的条索状物,梨状肌紧张试验阴性。

三、针灸治疗及选穴原则

(一)治疗原则

本病以通经活络、舒筋止痛为基本治疗原则。

(二)选穴原则

在选穴上按照《黄帝内经》"在筋守筋"的原则在局部选取阿是穴或经穴为主,结合经络循行在足太阳经、足少阳经选穴。具体选穴原则如下。

1.局部选穴

在梨状肌局部选取阿是穴,一般可按该肌肉的体表投影部位,即髂后上棘和股骨大粗隆定点做一连线,向下2～3cm做一平行线为梨状肌走行,在其上寻找最明显的压痛点作为阿是穴。可沿梨状肌的走行选取多个阿是穴,进行排刺。另外,局部的秩边、白环俞、会阳、环跳等均可选用。

2.循经选穴

根据"经脉所过,主治所及"的规律,本病主要涉及足太阳经、足少阳经,因此可循经选取足太阳经的承扶、殷门、委中、承筋、承山、昆仑,选取足少阳经的阳陵泉、光明、悬钟、丘墟、足临泣等。

四、推荐针灸处方

(一)推荐处方1

治法:舒筋活络。

主穴:阿是穴、环跳、秩边、承扶、殷门、委中、阳陵泉、承山、悬钟。

配穴:小腿、足部肌力减弱,加承山、三阴交、解溪、太冲;足下垂,加解溪、丘墟透照海;小腿外侧、足背感觉障碍,加足三里、丰隆、昆仑、解溪、八风。

操作:环跳、秩边直刺2寸,以针感向下肢放射为度。在梨状肌有痉挛呈条索状处、压痛点处选3～5点作为阿是穴,刺入梨状肌内,进行围刺,并带电针,刺络拔罐。余穴常规操作。

(二)推荐处方2

治法:疏通经络,舒筋活血。

主穴:阿是穴、$S_{3\sim5}$夹脊、秩边、委中、阳陵泉、悬钟、丘墟、昆仑。

配穴:气滞血瘀,加膈俞、肝俞;风寒湿阻,加风池、白环俞;湿热蕴蒸,加大椎、次髎;肝肾亏虚,加肝俞、肾俞。

操作:在梨状肌上寻找最明显的压痛点作为阿是穴,针刺泻法或加拔罐、灸法。余穴常规操作。

五、针灸疗效及影响因素

梨状肌综合征是由多种原因导致的,本处指梨状肌本身的病变,不包括继发性损伤。针灸对原发性梨状肌综合征有很好的疗效,可迅速控制症状并达到临床治愈。经过正确的治疗,大部分患者可获得痊愈。继发性者应以病因治疗为主,对于那些除外器质性病变所致,又经反复非手术治疗无效,影响患者工作和生活者,可考虑手术治疗。急性期患者卧床休息是必要的,可减轻梨状肌的牵拉刺激。

(一)病因

在梨状肌综合征由梨状肌本身所引起者中,常见的病因有外伤、劳损、潮湿和炎症等。相对而言,外感潮湿寒冷使梨状肌痉挛而压迫坐骨神经干和血管所致者,病情最轻,针灸疗效最好,一般可治愈。急性外伤所致者,针灸疗效也很好,一般针刺后症状可减轻,1～3次可治愈。慢性劳损一般病程较长,触诊梨状肌成束变硬、坚韧,弹性减低,针灸可取得较好疗效,但需要较长时间的治疗。炎症所致者,针灸疗效相对前几种类型效果较差,但也可取得一定疗效。

(二)病变程度

本病的病变程度直接影响针灸疗效,各种因素引起梨状肌的变化包括痉挛、肥厚、粘连、挛缩、肌腱紧张。病变如果以痉挛为主,针灸疗效最好;如出现肥厚、粘连,针灸取得疗效需一定的时间,疗效次之;如出现肌肉挛缩、肌腱紧张,尤其是形成条索状瘢痕组织时,针灸疗效较差,同时需要较长时间的治疗。

(三)其他疾病

梨状肌综合征的发生因素复杂,但总体上而言,由其他器质性病变所致者,针灸疗效差。由梨状肌本身所致者,针灸疗效好。其他器质性病变常见于盆腔、附件炎症,盆腔内肿瘤,骶骨肿瘤或结核,L_5~S_1椎间盘突出症等,这些疾病均可刺激或压迫骶神经而出现梨状肌综合征的表现。在这些器质性病变中,肿瘤及结核针灸疗效最差或者说不是针灸的适宜病症;盆腔、附件炎症,L_5~S_1椎间盘突出症,可在治疗梨状肌综合征时,根据情况进行配穴治疗原发病,针灸也能取得一定疗效,但疗效不及梨状肌本身病变。

六、针灸治疗的环节和机制

关于梨状肌综合征发病机制的观点并不统一,但大多数学者认为坐骨神经与梨状肌解剖关系的变异是本病的内在因素,但只有在梨状肌或坐骨神经已有病理改变的基础上才能发病。由于变异的梨状肌和坐骨神经容易受到外伤、劳损、潮湿和炎症等刺激而致痛,并引起梨状肌痉挛、肥厚、粘连、挛缩、肌腱紧张而挤压梨状肌和坐骨神经的血管,引起局部微循环障碍,出现一系列症状。因此,针灸治疗的机制可概括为以下两方面。

(一)解痉止痛

各种刺激导致梨状肌痉挛是本病发生的关键环节,针灸对于梨状肌的痉挛可起到良好的解痉作用,其机制可能是针刺可通过调节躯体运动神经末梢释放相关的递质,到达神经肌肉接头处,达到松弛肌肉的目的。梨状肌痉挛解除,可缓解由其压迫所出现的综合征。另外,针刺可减弱或拮抗痛觉感受器的痛觉传导,促进人体内源性镇痛物质的释放,达到止痛效应。

(二)促进循环

梨状肌痉挛等挤压肌肉内和坐骨神经的血管,引起局部微循环障碍是本病发生的另一个关键环节。针灸通过调节自主神经系统,舒张微血管,增加局部的血液循环量,改善微循环,缓解梨状肌和坐骨神经的缺血状态,促进其代谢,提供足够的营养,有利于肌肉及神经损伤的修复。同时,对于局部堆积的代谢产物、炎性渗出物和致痛物质的输送和消除产生积极作用。

七、预后

梨状肌综合征经过正确的治疗,大部分患者可获得痊愈,一般预后良好。对于那些排除器质性病变所致,经反复非手术治疗无效,影响工作和生活者,可考虑手术治疗。急性期患者卧床休息是必要的,可减轻梨状肌的牵拉刺激。

(李 海)

第八节 强直性脊柱炎

强直性脊柱炎是慢性多发性关节炎的一种类型,其特征是从骶髂关节开始,逐步上行蔓延至脊柱关节,最后可造成骨性强直。本病病变以损害躯干关节为主,也可波及近躯干的髋关节,但很少波及四肢小关节。与类风湿关节炎相比,本病从发病年龄、发病性别、患病部位和对治疗的反应等来看,两者都不相同。类风湿因子和组织相容抗原 HLA-B27 的发现,证明类风湿关节炎和强直性脊柱炎是两种完全不同的疾病。目前认为,本病属结缔组织血清阴性疾病,而不再视为类风湿关节炎的一种类型。其发病率比类风湿关节炎低,多见于男性青年,男女发病比约为 10∶1。本病好发年龄是 15~30 岁,其中以 16~25 岁发病率最高。本病初发关节以腰椎、骶髂和髋、膝关节最多,先发于腕及手指小关节者最少。可有心脏并发症、肾淀粉样变性及颈椎骨折脱位等损害。

中医学一般将本病归入"痹证"范畴,其病位主要在腰骶部和颈项部的筋骨关节。《素问·六节藏象论》云:"肝者,罢极之本……其充在筋,以生血气。"肝之阴血不足,则筋骨失养,颈肩僵直疼痛,转侧不利;"肾主骨,藏精生髓""肾生气,肾虚则气少……骨酸懈惰,不能举动"。由此可见,肝肾精乃筋骨之根本,骨关节的生长、发育乃至各种病变后的修复,都要依靠肝肾精气的滋养。若肝肾亏虚,气血不足,筋骨失其濡养,可使腰骶关节萎缩变性,骨质增生,腰骶部韧带肥厚钙化。因此,肝肾亏虚是导致本病的根本原因。先天不足,血运不畅,瘀血阻脉,荣养失职,不通则痛,引起肢体疼痛等症状,故本病为气虚血瘀所致的本虚标实证。

一、辨病

(1)腰背部疼痛至少 3 个月,运动后可改善,不因休息而缓解。

(2)腰椎矢状面、额状面运动受限。

(3)胸廓活动减少(与年龄、性别的相应正常值比较),呼吸差<2.5cm。

(4)双侧骶髂关节炎 2~4 度。

(5)单侧骶髂关节炎 3~4 度。

确诊:(4)或(5)加(1)~(3)中的任何一项。

骶髂关节炎分度如下。①0度:正常。②1度:可以变化。③2度:轻微变化,小的局限侵蚀、硬化,无关节间隙变化。④3度:明显变化,中度或进行性骶髂关节炎,具有侵蚀、硬化,关节间隙变窄、增宽或部分强直等变化的一项或多项。⑤4度:关节融合,骨性强直。

二、针灸治疗及选穴原则

(一)治疗原则

本病以温经散寒、扶正补虚为基本治疗原则。

(二)选穴原则

选穴上主要以足太阳膀胱经、督脉穴为主。另外,根据中医理论肾主骨生髓,肝主筋,筋会阳陵泉等选取有关穴位。具体选穴原则如下。

1. 局部选穴

强直性脊柱炎的腰背痛等表现主要归属足太阳膀胱经和督脉病变。根据《黄帝内经》"在骨守骨,在筋守筋"的原则以及"腧穴所在,主治所在"的规律,在病变局部选穴,主要在督脉上选取,如从大椎到腰阳关。也可在膀胱经背腰部选择有关穴位。另外,骶髂关节炎也是本病最常见的症状,因此,可在局部选择阿是穴、腰奇、腰俞、中膂俞、白环俞、秩边等。

2. 夹脊穴

夹脊穴旁纳督脉和足太阳经之经气,因此,也是治疗本病常选的穴位,一般选择胸、腰部夹脊穴。

3. 整体调节选穴

由于膀胱经上有五脏六腑之背俞穴、血会膈俞、骨会大杼,又因背俞穴为脏腑经气输注于背部的腧穴且肝主藏血、主筋,肾主骨,其腑在腰,因此,选择膀胱经的上述穴位也能够调节五脏六腑,尤其是肝肾、筋骨的功能,故在足太阳膀胱经上选择相关的穴位。另外,因为筋会阳陵泉,故可选阳陵泉穴治疗本病。足三里有补益气血、扶正祛邪的作用,可选该穴进行整体调节。

三、治疗

(一)体针

1. 选穴

主穴:华佗夹脊穴、大椎、风池、肾俞、阳陵泉、悬钟、八髎。

配穴:受累外周关节周围局部选穴。

2.操作

主穴华佗夹脊穴每次必取,其他穴位据症情而加。配穴用于有外周关节受累者。华佗夹脊采用盘龙刺法:沿脊柱从上向下左右交叉选穴,如首取第1胸椎左侧夹脊,则后取第2胸椎右侧夹脊,左右交替,其状如龙盘于脊柱,故名盘龙刺法。刺左不刺右,刺右不刺左,隔日相互换刺对侧。华佗夹脊穴针刺,选用1.5寸毫针,针尖向脊柱方向,刺至碰到骨膜障碍后行缓慢提插捻转手法,令患者感觉针处有强烈的酸胀得气感,之后将针留在适宜深度(以针根离皮肤15mm为宜)。留针30分钟,留针期间,夹脊穴处可用温针法。以1.5～2cm的艾段插于针柄上,从下部点燃后,施灸2壮或采用艾条循督脉往返施温和灸20分钟或取针后再加用隔附子饼灸,选病灶处的夹脊穴数穴,灸3壮。其余穴位常规刺法,留针30分钟。隔日1次,10次为1个疗程,疗程间停治5日。

(二)电针加穴位注射

1.选穴

主穴:①灵台、至阳、筋缩、中枢、脊中、悬枢、命门、华佗夹脊穴;②膏肓、膈俞、脾俞、胃俞、肝俞、胆俞、肾俞、气海俞、秩边。

配穴:足三里、太溪、三阴交、悬钟。

2.操作

药液:当归注射液、丹参注射液、黄芪注射液。

操作:主穴,每次选1组穴,穴位注射根据病位,选用4～6穴。其余穴位均用电针治疗。二组主穴交替使用,配穴酌加,均用于电针治疗。先行电针,选用1.5寸毫针,常规针法,刺至得气后施以平补平泻手法,选择3～4对穴位,连接电针仪,用连续波,强度以患者可耐受为度。并配合TDP灯背部照射,照射距离以患者感温热舒适为度。每次留针30分钟,针后再行穴位注射。上述药液任选一种,以5mL注射器吸取,刺至得气后,每穴注射药物0.5～1mL。

每日1次,10次为1个疗程。疗程间停治3日。

(三)刺络拔罐

1.选穴

主穴:夹脊穴、阿是穴。

配穴:大椎、肾俞、腰阳关、腰眼。

阿是穴位置:病灶处。

2.操作

主穴为主,酌加配穴1～2穴。嘱患者取卧位,先取患者颈、胸、腰骶部夹脊穴,皮肤均匀涂上液状石蜡,取中号玻璃罐,以闪火法拔走罐,往复推吸至皮肤微红。再于受累脊柱段两旁夹脊穴、阿是穴等穴位处梅花针叩刺,以皮肤见细小出血点为度,后予叩刺段拔大号玻璃罐,留罐 10 分钟。起罐后以无菌纱布擦净出血,并用酒精棉球清洁局部皮肤。配穴可单用大号或中号罐吸拔,不行叩刺。无论主穴还是配穴,应注意叩刺和吸拔部位的交替轮用。

上法每周 2 次,10 次为 1 个疗程。疗程间停治 1 周。

(四)铺灸(此方法可能会导致瘢痕形成,请谨慎操作)

1.选穴

主穴:督脉(大椎至腰俞段)。

2.操作

(1)铺灸药物制备。①斑蝥散:斑蝥 3g,白芍 10g,川乌 10g,细辛 10g。②麝斑散:麝香 0.5g,斑蝥 3g,丁香 1g,肉桂 1g,甘遂 2g。上述二方药物均研细末,各自混匀备用。另取大蒜(约 500g)捣烂成泥及陈艾绒 200g 备用。

(2)患者俯卧,裸露背部,将脊柱及两侧皮肤(督脉及膀胱经)常规消毒后,在督脉大椎至腰俞段先涂蒜汁,并铺敷 7cm 宽、1.25cm 厚的长蛇形含药蒜泥,在所铺蒜泥之上再铺艾绒 1 条(约 1cm 宽、1cm 厚)。然后,点燃头、身、尾 3 点,让其自行燃烧。燃烧过程中以患者有烧灼感为度,根据情况,在施灸过程中,可适当添加艾绒,每次铺灸约 30 分钟。灸毕,移去蒜泥与艾灰,用湿纱布轻轻将皮肤揩干。灸后局部皮肤出现微红灼热,属正常现象,无须处理。如局部出现水疱,可用消毒针刺破水疱放出渗液,并用药棉揩干,再涂以烫伤油或甲紫溶液,并以纱布包敷。隔日换药 1 次,直到结痂脱落。

(五)穴位埋植

1.选穴

主穴:阿是穴、华佗夹脊穴。

配穴:肝俞、肾俞、脾俞、腰阳关、命门。

阿是穴位置:骶髂关节病灶处。

2.操作

主穴为主,其中华佗夹脊穴取受累关节处的穴位,每次取 2~4 穴。配穴酌量加,每次取 1~2 穴。穴位宜轮流取用。患者俯卧,先用甲紫溶液在穴位处做一进针标记,以 0.5% 碘伏常规消毒后,用 2% 利多卡因局部麻醉,医者右手持针,针头顶压于所埋穴位,左手将一段已消毒的 0 号羊肠线(将 0 号羊肠线剪成 1.5cm 的小段,使用前浸泡于 75% 乙醇中 30 分钟)套于埋线针尖端的凹槽内,然后左手拇指绷紧穴位皮肤,右手持续缓慢进针,针尖缺口向下以 15°~40°角刺入,直至肠线头完全埋入皮下,再进针 0.5cm,将肠线埋于穴内肌层,随后出针,针孔用碘伏再次消毒,外敷无菌纱布。

15~20 日埋线 1 次,3 次为 1 个疗程,埋线后 3~5 日内嘱患者勿洗澡,以避免针孔感染。

四、针灸疗效及影响因素

目前,强直性脊柱炎西医没有安全可靠的治疗方法,从临床报道看,针灸对缓解临床症状、减缓病程、延缓进程有一定作用,但没有足够的证据表明针灸可治愈本病。目前,根据临床研究结果,在督脉、膀胱经上进行大剂量的敷灸法是最为有效的刺灸法,针刺疗法是以相应病变椎体部位的夹脊穴和骶髂关节痛点为治疗点。在治疗中,要针灸并用,这样才可提高针灸的疗效。梅花针取华佗夹脊穴,用梅花针由上而下叩刺,至皮肤潮红或微出血为度;针刀疗法是用针刀将脊柱各个关节粘连的肌腱、韧带等软组织和挛缩筋脉实施分离、切开和松解;挑筋疗法通过挑、提、摇、摆等手法将穴位处相应的皮内或浅筋膜纤维挑拨出来而达到治疗目的;刺络放血可以缓解强直性脊柱炎腰骶晨僵以及受累部位关节肿痛或肌腱附着点疼痛等临床症状。

(一)病程

强直性脊柱炎的早期症状是骶髂关节部、腰背部、髋关节或四肢大关节疼痛,同时伴有腰背部僵硬,这种僵硬以晨起最明显,经活动后可减轻,这就是所谓的晨僵症状。但在临床中,多数患者以腰骶部和髋部疼痛为首发症状,也有首先发生膝关节疼痛或者首先发生踝关节或足跟疼痛或首发腿痛和坐骨神经痛者。早期针灸治疗可缓解症状,延缓进程,是针灸治疗的最佳时机。强直性脊柱炎早期症状如果不能得到有效治疗,尽快控制病情,将丧失最佳治疗时机,关节畸形致残不可避免。进入脊柱症状期,患者已经脊柱关节韧带骨化形成骨桥,通过针灸治疗只能达到缓解疼痛的目的。因此,强直性脊柱炎早期诊断与治疗对疾病的恢复起着决定性作用。

(二)刺灸法

本病是病情较为严重的顽疾,根据《黄帝内经》"病有沉浮,刺有深浅,各致其理,无过其道"的原则,针灸治疗本病要强调大剂量。由于先天禀赋不足,肾气匮乏是导致本病的首要因素;督脉总督一身之阳,肾中之阳又可鼓舞一身阳气的不足,督脉空虚也是发病的一个重要因素。在脊柱上"铺灸",能直接作用于督脉及膀胱经穴。灸法艾炷要大,火气要足,并应借助夏季伏天(阳中之阳)炎热气候,温通督脉及膀胱经诸穴,能起到强壮真元、祛邪扶正的作用,从而鼓动气血流畅。敷灸时选用材料也非常重要,常用大蒜(具有解毒散寒的作用)、麝香(具有开窍通络透骨的作用)。两药通过温热作用直接作用于督脉并逐渐吸收,故疗效较普通温灸为佳。目前,根据临床研究结果发现,在督脉上、膀胱经上进行大剂量的敷灸法是最为有效的刺灸法。在治疗中,要针灸并用,这样才可提高疗效。

（三）患者的配合

强直性脊柱炎的发病与自身免疫力有着密切的关系。即使是急性发展期，患者如能进行科学的自我调理，会起到防止关节畸形的作用，这就需要患者对自身调理有一个正常的认识。在治疗强直性脊柱炎过程中，为了避免骨关节强直，必须每日进行轻微关节功能锻炼，避免关节畸形造成终身残疾。强直性脊柱炎的病因多，病程长，病情复杂多变，缓解和发作交替，疗程长达数年甚至数十年，因此，要鼓励患者持之以恒，坚持长期的治疗和功能锻炼。这对于提高和巩固针灸疗效具有十分重要的意义。

五、针灸治疗的环节和机制

（一）促进循环

针灸可以改善病变关节周围的血液循环，促进血管舒张，增加循环血量，有利于促进局部肌腱等炎症的吸收，达到缓解疼痛、增强关节活动、避免关节骨化和骨质疏松等目的。

（二）免疫调节作用

针灸可调节强直性脊柱炎患者血清中的免疫球蛋白，并使网状内皮系统功能活动增强，对机体内各种特异性免疫抗体均有所增加，从而可促进局部损伤组织的修复。

（三）止痛作用

针灸可通过改善微循环，促进机体分泌内源性镇痛物质，提高患者的痛阈等环节，达到止痛作用。

六、预后

强直性脊柱炎尚无根治方法，但如能及时诊断、合理治疗，一般可控制症状，改善预后。目前主张本病的治疗应以非药物、药物和手术等综合治疗，缓解疼痛、发僵，控制或减轻炎症，保持良好的姿势，防止脊柱或关节变形，必要时应矫正畸形关节，以达到改善和提高患者生活质量的目的。要对患者进行疾病知识的教育和社会心理治疗；鼓励患者不间断地进行体育锻炼，维持脊柱关节的最佳位置，增强椎旁肌肉力量和增加肺活量；应睡硬板床，多取仰卧位，避免促进屈曲畸形的体位。枕头应低，一旦出现上胸椎或颈椎受累，应立即停用枕头。髋关节受累出现的关节间隙狭窄、僵直和畸形，是本病致残的主要原因，必要时可进行手术治疗。

本病在临床上表现的轻重程度差异较大，部分患者病情反复持续进展；有些患者长期处于相对静止状态，可正常工作和生活。但是一般而言，轻型患者的存活期与一般人无差别，然而骨折、心血管系统受累、肾脏淀粉样变等严重的并发症会使部分患者生存期缩短。发病年龄小,髋关节和脊柱受累较早,反复发作虹膜睫状体炎和继发性淀粉样变性,诊断延迟,治疗不及时和不合理,不坚持长期功能锻炼者,预后较差。

(段长伟)

第九节 乳腺增生症

乳腺增生症是乳腺组成成分在结构、数量和组织形态上表现出不同程度的增生。病因不完全清楚,一般认为是月经周期中雌激素的量过多或与黄体素的相对比例失调,使乳腺组织过度增生和复旧不全造成乳腺的结构紊乱;也可能是局部乳腺组织激素受体的质和量异常,导致局部乳腺组织对激素的反应异常。本病为女性多发病之一,常见于25~40岁。

乳腺增生症属中医学"乳癖"范畴,认为多因情志内伤,冲任失调,痰瘀凝结而成。乳房为肝胃二经所司,足太阴脾经循于腋侧。情志不舒,肝失条达,气机阻滞,气血为之逆乱;肝郁抑脾,水湿失运,痰湿阻滞乳络而成肿块。冲任二经,上为乳汁,下为月水,冲任二脉隶属肝肾,久病、多产、堕胎或房事不节,损及肝肾,冲任失调,则经络失养而成瘤疾,下则经水逆乱,上则痰凝乳络,遂成乳癖。

一、辨病与辨证

(一)辨病

(1)临床表现为一侧或双侧乳房出现单个或多个肿块,伴有周期性或无规律间歇性乳腺胀痛、触痛,且多与情绪及月经周期有明显关系。一般月经来潮前1周左右症状加重,行经后肿块的疼痛明显减轻,连续3个月不能自行缓解。

(2)查体可触及乳腺内单个或多个颗粒样、条索状结节或区域性增厚,质韧,多位于外上象限,结节与周围组织不粘连,可被推动,常有轻度触痛,腋下淋巴结不肿大。

(3)辅助检查。

1)近红外乳腺扫描,主要表现为乳腺有散在或片状灰影,血管边缘模糊不清。

2)B超检查示乳腺内部有高低不等的回声及结构、韧带变化。

3)钼靶X线摄片可见灰影和钙化点等变化。

(二)辨证

1.肝郁气滞

乳房胀痛,肿块随喜怒消长,伴急躁易怒,胸闷胁胀,心烦口苦,善太息,经行不畅。舌淡,苔白,脉弦。

2.痰湿阻络

乳房肿块坚实,胸闷不舒,伴恶心欲呕,头重身重。舌淡,苔白腻,脉滑。

3.冲任失调

乳房肿块疼痛,月经前加重,经后痛减,伴神疲倦怠,腰酸乏力,经血量少、色淡。舌淡,苔白,脉沉细。

二、针灸治疗及选穴原则

(一)治疗原则

本病以疏肝理气、消瘀散结为基本治疗原则。

(二)选穴原则

在选穴上可根据乳房属肝,乳头属胃以及冲任上为乳汁、下为月事等理论进行选穴。具体选穴原则如下。

1.局部选穴

可选膻中、屋翳、乳根、肩井等穴。

2.根据基本病机选穴

本病属肝、胃经病,与冲任、脾经密切相关,因此,可选肝经的期门、太冲,胃经的足三里、内庭,脾经的三阴交、血海,任脉的关元、气海,冲脉可选与其相通的公孙。

3.辨证选穴

肝郁痰凝,选肝俞、脾俞、期门、中脘、丰隆、阴陵泉等;冲任失调,选肾俞、肝俞、关元、公孙、三阴交、太溪。

三、治疗

(一)体针

1.选穴

主穴:阿是穴。①屋翳、膻中、期门、合谷;②天宗、肩井、肝俞、乳根。

配穴:肝郁气滞加太冲,冲任失调去合谷加太溪、肾俞,气血双虚去合谷加足三里、脾俞,胸闷胁胀加膻中,月经不调加三阴交,带下异常加带脉。

阿是穴:乳房肿块。

2.操作

阿是穴,每次必取,每次加主穴1组,2组交替轮用;据症酌加配穴。操作:阿是穴,用围刺法。常规消毒穴区,取1.5寸毫针5根,先在肿块中央刺1针,与皮肤垂直,以刺到中心为宜。其余4根针用围刺法与皮肤成45°角向病灶中心斜刺。其围刺顺序为:将肿块视作圆形,分为12个点。第1次刺3、6、9、12四点,第2次刺

2、5、8、11四点,第3次刺1、4、7、10四点,第4～6次与第1～3次相同。每次针刺时应稍避开上次针孔,针孔排列成圆形。针刺得气后,行平补平泻手法,留针。余穴针法:屋翳穴针刺成25°角向外刺入1寸,膻中穴向下平刺1寸,肩井穴针尖向前平刺1寸,天宗穴针尖成25°角向外下方刺入1寸,肾俞向脊柱方向斜刺1寸,均以得气为度。再行捻转补法或平补平泻法,频率为120转/分,幅度为180°。其他穴位按腧穴一般操作法。获得针感后,用提插结合小捻转手法,用泻法及平补平泻法。留针20～30分钟,留针期间用同一手法行针2次。每日或隔日1次,10～14次为1个疗程,疗程间隔3～5日。经期一般停针。

(二)耳针

1.选穴

主穴:乳腺、内分泌、肝、肾。

配穴:神门、交感、皮质下、子宫。

乳腺穴位置:对耳轮部,与屏上切迹同一水平处(即胸穴)下方。

2.操作

主穴皆取,配穴酌加。病变在单侧者,针一侧耳,两耳交替;病变在双侧者,两耳均取。耳穴探得敏感点后,即速刺入,待有胀痛等得气感后留针,留针时间2～3小时。亦可用耳穴贴压法:先将耳郭用75％乙醇棉球消毒,用探棒在所选穴位区域找敏感点,用0.5cm×0.5cm的胶布,将王不留行籽贴于敏感点上,嘱患者每日自行按压3～4次,每次4～5分钟,至耳郭有胀痛发热的感觉为佳。每次一侧耳,二耳交替。针刺每日1次,10次为1个疗程,疗程间隔3～5日;耳压于月经前15日开始治疗,每隔3～5日换贴1次,连续3个月经周期为1个疗程。一般要1～4个疗程。

在治疗期间可配合服用下方:柴胡、青皮、海藻、白芍各15g,香附、夏枯草各20g,淫羊藿、山慈姑、当归各10g,甘草、鹿角霜各5g,水煎分早晚2次服,每日1剂。1个月为1个疗程,经期停药,连用3个疗程。

平时要保持心情舒畅,避免精神刺激及过度劳累。

(三)电针

1.选穴

主穴:分2组。①膻中、屋翳、乳根、气户、关元、期门、天枢;②肩井、天宗、肺俞、膈俞、肝俞、脾俞、支沟。

配穴:太冲、太溪、足三里、气海、三阴交。

2.操作

以主穴为主,二组穴位交替选用,酌加配穴。针第一组穴,患者仰卧,腘窝部垫毛毯,双肘放松置于床面,双手置于腹股沟部,使身体放松;针第二组穴,患者俯卧,上胸部及脚踝处各垫一毛毯使全身放松。针刺时,选取1.5寸毫针,胸部穴位顺着经脉循行方向平刺1寸;腹部穴直刺达肌层有胀感后可稍退出。其中,屋翳穴针体成15°角向外平刺1寸或刺向乳房,膻中穴向下平刺1寸或向患侧乳房平刺,肩井穴从后向前平刺1寸,天宗穴向外下方平刺1寸,乳根向上平刺入乳房。其他穴位均按常规刺法进行。针刺得气后接通电针仪,电极分别连接于胸腹部的屋翳、乳根(或气户、天枢),背部的肩井、天宗。注意一组电极不可跨接在左右两侧穴位上,选连续波,频率60次/秒或用疏密波。电量以患者耐受为度,每次通电20~30分钟。每日1次,24次为1个疗程,疗程结束2周后开始第2个疗程。

(四)穴位埋植

1.选穴

主穴:①膻中、气海、气户、足三里、天宗、肺俞;②期门、阳陵泉、肩井、肝俞;③天枢、关元、丰隆、膈俞、脾俞;④合谷、太冲;⑤支沟、三阴交。

配穴:肝俞、膻中、阳陵泉、三阴交、足三里、丰隆。

2.操作

一般仅用主穴,如效不佳,改用配穴。主穴埋线,前3次每周1次,后3次隔周1次,依次取前3组穴,后3次间隔周即第5、第7周时分别取④、⑤两组穴位。配穴,每次均取。

碘伏常规消毒穴位,按穴位深浅及患者胖瘦选取不同长度羊肠线,前3组穴注入2/0羊肠线,后2组穴注入4/0羊肠线。用无菌眼科镊(1人1镊)将羊肠线装入埋线针前端。注线时要绷紧皮肤,快速刺入肌层行提插捻转,得气后用针芯将羊肠线推入穴位中。其中,胸部穴位顺着经脉循行方向平刺0.6~0.7寸后将羊肠线注入皮下,腹部穴位直刺达肌层注入羊肠线,天宗直刺、肩井由后向前平刺、背俞穴针尖斜向脊柱方向刺入0.6~0.7寸后注入羊肠线,四肢穴位直刺0.4寸有酸胀重等针感后注入羊肠线,羊肠线不得露出皮肤,出针后用消毒干棉球压盖针孔,并用蝶形胶布固定,6小时后可去除干棉球淋浴,不影响日常生活。

主穴一个疗程共8次,配穴一个月治疗1次。3次为1个疗程。疗程结束2周后开始第2个疗程。月经来潮时停止治疗,月经干净1日后按原定选穴次序继续治疗。

(五)穴位敷贴

1.选穴

主穴:膻中、乳根、期门、阿是穴。

配穴:屋翳、天池、膏肓、膈俞、风门、肝俞。

阿是穴位置:病灶区。

2.操作

敷药制备:乳增宁贴膏。主要成分为九香虫、白附子、延胡索、橘核、皂角刺、香附等13味中药,置于多功能提取罐内,水提、醇沉后,将药物均匀涂于胶布上晾干,制成3cm×3cm贴膏,每片贴膏含生药5g。

操作:一般只贴敷主穴,效不显时加用或改用配穴,穴位宜交替轮用。可直接贴敷于穴区,每日1次,每次贴敷24小时,进行换贴。也可在严格消毒穴区后,先用中粗火针烧至针尖红白后,在阿是穴(肿块)四周向肿块中央斜刺,然后在肿块中央直刺,每次点刺4～5针,4日1次。敷贴以1个月为1个疗程,治疗3个疗程。

(六)艾灸

1.选穴

主穴:①乳中(患侧)、足三里;②膻中、屋翳、乳根、阿是穴。

配穴:太冲、气海、太溪。

2.操作

以主穴为主,效不显时加配穴。第一组主穴和配穴用艾条灸,每次灸20～40分钟。肝郁气滞者,以患者感局部舒适为宜,灸时可略短;冲任不调者,火力要足,灸时要长,灸后患者感胸内发热及下肢有热困感为佳。主穴第二组,用隔姜灸法,每穴灸3壮。每日灸治1次,10次为1个疗程。停灸3日,继续下一个疗程。

(七)针灸

1.选穴

主穴:膻中、屋翳、乳根、少泽、足三里、肩井、天宗。

配穴:肝火上炎者配双侧行间、阳陵泉;肝肾阴虚者配双侧肝俞、肾俞、太溪;气血双亏者配气海和双侧脾俞、肾俞;冲任不固者配关元和双侧三阴交、合谷。

2.操作

主穴为主,据症加用配穴。患者取仰卧位,针刺穴位常规消毒。针具为1.5寸毫针。取膻中穴向脐方向平刺1.0寸,以有麻胀感为度;取患侧乳根穴向乳头方向斜刺1.0～1.2寸,以乳房有胀痛感为度;取屋翳穴向乳头方向斜刺1.0～1.2寸,以乳房有酸胀感为度。以上三穴针刺后均用艾条雀啄灸10分钟。取少泽穴浅刺0.1寸,肩井穴从后向前平刺1.2寸,天宗穴向外下方平刺1.2寸。以上三穴均采用平补平泻法。配穴操作:针刺深度以常规为宜。行间、阳陵泉用泻法,肝俞、肾俞用平补平泻法,太溪用补法,关元、三阴交温针灸15～20分钟,合谷用平补平泻法,气海用温针灸15～20分钟,脾俞、肾俞用平补平泻法。每日1次,10日为1个疗程,疗程间休息5日,治疗2个疗程观察疗效,经期停止针灸。

(八)挑治

1.选穴

主穴:肩井。

配穴:至阳。

2.操作

取患侧肩井穴,双侧病变取双侧。常规消毒后,先以0.5%利多卡因注射液局部浸润麻醉,在皮下注射形成直径约1cm的皮丘,然后用手术刀片纵向切开一长2～3mm、深2～3mm的切口,以消过毒的三棱针探入穴内,挑出白色的皮下纤维,用手术刀片一一划断,挑尽为止。创口出血,不必止血,任其自凝。若血色紫黑或流出黄白色液体,可于穴上加罐拔吸,至恶血流尽为止。术后不必缝合,以消毒纱布敷盖创口即可。约1/3患者至阳穴附近会出现红色反应点,可依上法同样处理。嘱患者3日内创口局部勿近水,少吃刺激性强的食物。每隔10日治疗1次,3次为1个疗程,一般需2个疗程以上。

(九)圆利针

1.选穴

主穴:灵台透至阳、天宗、乳根。

配穴:三阴交。

2.操作

主穴均取,配穴酌加。天宗和乳根取患侧,如双侧患病取双侧。令患者取俯卧位,局部皮肤常规消毒后,取0.8mm×40mm圆利针,从灵台穴进针,沿皮下透刺至阳,并做扇形摆动,继刺天宗,深至肩胛骨骨面,再采用"合谷刺"法,向不同方向进行鸡爪式透刺。刺乳根穴时,令患者转取仰卧位,左手上托患乳,右手持针,快速垂直进针至皮下浅筋膜层,一般进针3.0mm左右,继可将针体与皮肤成15°～30°角推进入皮下至针身约2/3后,针尖朝向增生部位,做90°～180°扇形摆动2～3个回合,以医者手感空松、患者无酸麻胀痛等感觉为宜;三阴交直刺20mm,以得气为度。以上诸穴均不留针,7日1次,3次为1个疗程,经期停止治疗。

四、针灸疗效及影响因素

针灸对内分泌有良性调节作用,临床实践表明,本病大部分患者经过针灸治疗可获临床治愈。但本病有反复发作的情况,复发时针灸治疗依然有很好疗效。现代医学认为,本病的发生与卵巢功能失调有关,可能是黄体素与雌激素比例不平衡所致。中医学认为,多由于情志不遂导致肝气郁滞、痰凝气滞瘀积乳房,胃络不通所致。针刺治疗原则是疏肝解郁,调理冲任,行气止痛,针灸可调节机体内分泌,促进纤维组织的新陈代谢,恢复正常的组织结构。乳腺增生病在病理形态上可分为囊性增生和小叶增生。有文献报道,针刺治疗小叶增生疗效优于囊性增生,这是因为小叶增生是乳腺腺泡增生,而囊性增生是间质或腺管增生,腺泡增生的消退要易于腺管及间质的增生。如果乳腺增生患者乳房疼痛发生与月经周期呈规律性消长,针灸疗效好;反之,针灸疗效较差。

五、针灸治疗的环节和机制

乳腺增生症的发生是由于下丘脑—垂体—性腺轴功能调节紊乱所致,其主要环节是卵巢分泌的雌激素,尤其是雌二醇异常增多,孕酮分泌不足或相对减少。有研究发现,垂体分泌过量的泌乳素也是乳腺增生症发生的重要因素。泌乳素可以与乳腺上皮细胞上的泌乳素受体结合,直接刺激乳腺组织,促使腺泡增生,同时又可调控雌二醇和孕酮,抑制黄体期卵巢孕酮的分泌,促使雌二醇的合成,雌二醇能促进泌乳素的分泌,如此恶性循环,形成乳腺增生。根据以上发病机制,针刺治疗本病的环节和机制可概括为以下两方面。

(一)调节内分泌

针灸对下丘脑—垂体—性腺轴功能失调具有良性调节作用,可使体内分泌量较高的雌二醇恢复至正常水平,并提高孕酮和睾酮的分泌量,降低泌乳素水平,减少对促卵泡激素的拮抗作用,恢复卵巢功能,从而纠正内分泌紊乱,抑制增生细胞的复制,使增生的乳腺组织恢复正常。

(二)调节血液循环

有研究认为,针刺可以有效地减少乳腺增生症病变区域的血流信号,加快病灶周围正常组织的血流速度,降低血流的阻力指数,改善正常乳腺组织的血液循环;也可减轻病灶区腺体组织的灰阶度和密度,改变其乳腺组织的血管数目和形状,起到抑制乳腺增生的作用。

六、预后

本病具有一定的自限性和反复性,可在结婚、生育、哺乳后症状明显改善或消失。针灸对于乳腺增生症具有较好的治疗效果,通过治疗可使乳房的肿块缩小,但本病有2‰~3‰的恶变,因此,须定期检查,尤其是单侧性、病变范围局限者更应引起重视,排除癌变。患者应注意日常生活的调护,首先要正确认识病情,消除紧张、烦躁及恐惧心理,劳逸结合,多参加体育运动,增强体质。

(李　鑫)

第十节 前列腺增生

前列腺增生是一种男性常见病,是引起中老年男性排尿障碍原因中最为常见的疾病。发病年龄大多在50岁以后,随着年龄增长,其发病率也在不断升高。前列腺增生主要表现为组织学上的前列腺间质和腺体成分增生,解剖学上的前列腺增大,临床以下尿路梗阻症状为主,以及尿流动力学上的膀胱出口梗阻。前列腺增生的发病必须具备年龄增长及睾丸有功能两个重要条件,但其发生的具体机制尚不明确,可能由于上皮细胞、间质细胞的增殖和细胞凋亡的平衡性被破坏引起,相关的因素包括雄激素及其与雌激素的相互作用、前列腺间质与腺上皮细胞的相互作用、生长因子、炎症细胞、神经递质及遗传因素等。前列腺增生的症状可以分为两类:一类是因增生前列腺阻塞尿路产生的梗阻性症状,如尿频、排尿无力、尿线变细或尿滴沥、血尿、尿潴留等;另一类是因尿路梗阻引起的并发症,梗阻的并发症主要有感染、肾盂积水、尿毒症等。另外,由于前列腺增生致患者排尿困难,腹压增高,也可引起或加重痔疮、疝气等疾病。

前列腺增生属中医"精癃"范畴。中医学认为,本病是由各种原因导致精室肿大,膀胱气化失司所致。肾为先天之本,主生殖发育,司二便。膀胱气化,主排尿。本病的病机关键为肾元亏虚,精室气血不调,气血瘀阻,精室肿大,压迫尿道,产生癃闭。因此,肾与膀胱气化不利是导致本病的主要原因。另外,本病与三焦、肺、脾也有一定关系。

一、辨病与辨证

(一)辨病

50岁以上男性曾有尿频,尤其夜尿次数增多,渐有排尿困难,余溺不尽,严重时尿闭,需考虑前列腺增生。直肠指检多数患者可触及增大的前列腺,表面光滑、质韧,有弹性,边缘清楚,中央沟变浅或消失;经腹壁B超检查可清晰显示前列腺体积大小,增生腺体是否突入膀胱,还可以测定膀胱残余尿量。一般认为,残余尿量超过50~60mL即提示逼尿肌已处于失代偿状态。前列腺特异性抗原(PSA)检查是鉴别前列腺癌的重要指标之一。尿流率测定是了解患者排尿情况最好的无创性检查,但它不能区分排尿异常的原因。

采用国际前列腺症状评分(IPSS)及生活质量评分(QOL)可定量描述患者下尿路症状(LUTS)的严重程度,并可作为选择治疗方式及疗效判断的参考。注意有无尿血、尿路感染、膀胱结石及肾功能损害等合并症存在,这些合并症的出现常提示病情较重,需积极治疗。

(二)辨证

1.肺热失宣
小便不畅或点滴不通,兼见咽干,口燥,胸闷,呼吸不利,咳嗽咳痰。舌质红,苔薄黄,脉滑数。

2.湿热下注
尿少黄赤,尿频涩痛,点滴不畅,甚至尿闭,小腹胀满,兼见口渴不欲饮,发热或大便秘结。舌质红,苔黄腻,脉数。

3.中气下陷
小腹坠胀,小便欲解不爽,尿失禁或夜间遗尿,兼见精神倦怠,少气懒言。舌质淡,苔薄白,脉濡细。

4.肾阴亏虚
小便频数不爽,淋漓不尽,伴有头晕目眩,腰酸膝软,失眠多梦,咽干。舌质红,苔黄,脉细数。

5.肾阳虚损
排尿无力,失禁或遗尿,点滴不尽,兼见面色㿠白,神倦畏寒,腰膝酸软无力,手足不温。舌质淡,苔白,脉沉细。

6.气滞血瘀
小便努责方出或点滴全无,会阴、小腹胀痛,偶有血尿。舌质紫黯或有瘀斑,苔白或黄,脉沉弦或细涩。

二、针灸治疗及选穴原则

(一)治疗原则
本病以活血化瘀、益肾利尿为基本治疗原则。

(二)选穴原则
在选穴上根据肾主生殖、司二便,肾与膀胱相表里等理论选择相关穴位。具体选穴原则如下。

1.局部选穴
根据"腧穴所在,主治所在"的规律从局部选穴,局部可选会阴、曲骨、中极、关元、次髎、秩边、会阳及腰部夹脊穴等。

2.辨证选穴
肺热失宣,选肺俞、曲池、尺泽、委中、大椎、少商、鱼际等;湿热下注,选中极、水道、次髎、阴陵泉、三阴交等;中气下陷,选脾俞、胃俞、足三里、三阴交、百会等;肾阴亏虚,加肾俞、太溪、三阴交、照海、水泉等;肾阳虚损,选肾俞、命门、腰阳关、神阙、关元、太溪等;气滞血瘀,选肝俞、膈俞、期门、内关、合谷、血海、太冲等。

三、治疗

(一)古籍记载

1.取穴

关元、阴陵泉、小肠俞、行间、大敦、曲泉、神阙。

2.操作

每次取3~4个穴,以针刺为主,关元针后加灸,采取平补平泻法。留针15~20分钟。大敦用灸法,着肤灸3壮。神阙,用食盐适量,炒热放温,填满脐眼,以艾炷灸7壮。

3.古方选辑

《灵枢·癫狂病》:"内闭不得溲,刺足少阴、太阳与骶上,以长针。"

《针灸甲乙经·卷之九》:"癃,遗溺,鼠鼷痛,小便难而白,期门主之。"

《备急千金要方·卷十九》:"男子小便浊难,灸肾俞百壮。"

《外台秘要·卷三十九》:"中髎,男子小便难。"

《针灸资生经·卷三》:"淋癃,关元、阴陵泉,主肾病,不可俯仰,气癃。"

《丹溪心法·淋》:"灸法,治小便淋涩不通,用食盐不以多少,炒热放温垫脐中,却以艾灸七壮,即通。"

《神应经·阴疝小便门》:"淋癃,曲泉、然谷、阴陵泉、行间、大敦、小肠俞、涌泉、气门。"

(二)现代方法

1.电针

(1)取穴。

1)主穴:分2组。①中极、关元、三阴交;②会阴旁穴(或肛周穴)。

2)配穴:曲骨、肾俞。

3)会阴旁穴位置:会阴穴旁开1寸。

4)肛周穴位置:肛门周围3点钟及12点钟处。

(2)治法:以主穴为主,每次一组,两组交替轮用。如为尿潴留,加曲骨,体虚者加肾俞。中极、关元直刺1.5~2寸,促使针感向会阴部放散。如为尿潴留,中极透曲骨穴,均留针30~60分钟。中极穴留针期间,可采用电针法。将输出电极的两端分别夹在中极和关元穴处的针柄上,慢慢旋动输出旋钮,选择频率为2/100Hz的疏密波,刺激强度以患者能耐受为度(1~3V)。三阴交直刺1~1.5寸,行雀啄术,待出现酸麻感后,留针30~50分钟。肾俞用艾条灸15~20分钟,至局部出现红晕为宜。会阴旁穴或肛周穴,针前以戴有一次性无菌手套或指套的左手示指伸入肛门,触及前列腺为引导,右手执针刺入肥大的前列腺,深达2~2.5寸,均进二针(会阴旁穴为双穴同进,肛周穴分别为3点钟和12点钟处进),接通电针仪,频率为100次/分,强度以患者可耐受为度,通电30～40分钟。每日1次,15次为1个疗程,间隔7日,再做下一疗程治疗。

2.芒针

(1)取穴。

1)主穴:秩边、中极。

2)配穴:印堂、上星、百会。

(2)治法:主穴均取,配穴酌加。患者先俯卧于治疗床上,常规消毒局部皮肤,使用28号4.5寸毫针,针尖与皮肤成30°角刺入秩边,均斜透向对侧水道穴,进针深度3～3.5寸,以针感向会阴部或生殖器放射为佳。行中等幅度提插捻转1分钟,留针20分钟,其间每隔4分钟做小幅度提插捻转1分钟,强度以患者能忍受为宜。起针完毕,嘱患者仰卧位,局部消毒后,取28号3寸毫针,操作者左手示指切压在中极穴位旁,毫针尖与皮肤约成75°角向下迅速刺入穴位,进针2～2.5寸,行雀啄术手法,促使针感放射至会阴即停止操作,留针。中极穴留针期间,可采用电针法。输出电极的一端夹在中极穴处的针柄上,另一端夹于一侧耳垂,慢慢旋动输出旋钮,选择频率为2/100Hz的疏密波,刺激强度以患者能耐受为度(1～3V)。也可改用温针法,将2cm长艾段点燃插在针柄上,灸2壮。继针配穴,采用平补平泻手法。上法均留针20分钟。每周治疗3次,1个月为1个疗程。疗程间停针5日,一般2个疗程后观察疗效。

3.穴位磁疗

(1)取穴。

1)主穴:①中极、关元、水道。②中髎俞、委阳、会阴旁穴。

2)配穴:脾肾阳虚者加命门,肾阴虚者加太溪,中气不足者加足三里,湿热下注者加阴陵泉,痰凝瘀阻者加丰隆、血海。

(2)治法:每次取一组主穴,二组交替。第一组主穴,令患者仰卧于床,定准穴位。用3000Gs,直径2cm,厚1cm的磁片放在穴位上。接触皮肤面用75%乙醇常规消毒,朝上一面接高效电磁疗机电极,用2cm×6cm医用胶布固定,用强密波(150～180Hz)持续治疗30分钟,每10分钟调整电磁强度一次,以患者耐受为度。第二组穴,常规消毒后,取长针直刺中髎俞深达5～7寸。以患者下腹部、外阴部及龟头部有酸、麻、胀、抽为准;取2.5寸毫针会阴旁穴,针尖向会阴深部方向斜刺1.5～2寸,针尖可刺入前列腺腺体,至患者在前列腺、睾丸及会阴部有针感后,在左右侧针柄上分别放置直径为1cm,厚度为0.2cm,强度为2000Gs的N极和S极磁片各1块,再用脉冲电治疗仪输出线终端的小鱼夹固定,以频率70～80次/分、疏密波的电脉冲刺激。其他穴位不加磁片和电脉冲,按常规针刺方法操作,虚证用补法,虚中夹实用平补平泻法。每次 30 分钟。每日治疗 1 次,10 次为 1 个疗程,两疗程间休息 3~7 日,共观察 3 个疗程。

4.穴位敷贴

(1)取穴:神阙。

(2)治法:将神阙用盐水洗净,轻轻按摩使局部微红且有热感,再用酒精消毒,然后用金匮肾气丸 1/2 丸,制成铜钱大小药饼外敷神阙穴,上盖生姜片,用黄豆大小的艾炷放在姜片上灸,连灸 6 壮。灸毕,去姜片,纱布外包药饼,胶布固定即可。并嘱患者回家后每晚临睡前自行艾条灸该药饼 10~15 分钟,每 3 日换药 1 次,6 次为 1 个疗程。

5.针灸

(1)取穴:①关元、三阴交;②肾俞、次髎、太溪。

(2)治法:每次取一组穴,二组穴位交替应用,穴位均取。第一组穴,取仰卧位,用 1.5 寸毫针,关元穴直刺 0.8~1.2 寸,得气后行平补平泻法,后退针至皮下,向中极穴透刺,得气后行平补平泻法;三阴交穴直刺 0.5~1 寸,得气后行平补平泻法。均留针 20 分钟,每隔 5 分钟运针 1 次。取针后,用 2 段长约 5cm 的艾条点燃,放入艾灸盒内,置于关元至中极穴区,温灸 15~20 分钟,至局部皮肤潮红。第二组穴,取俯卧位,肾俞穴用 1 寸毫针直刺 0.5~0.8 寸,次髎穴用 2.5 寸毫针直刺 1~2 寸,太溪穴用 1.5 寸毫针直刺 0.5~1 寸。上穴得气后行平补平泻法,均留针 20 分钟,每隔 5 分钟运针 1 次。取针后,用 2 段长约 5cm 的艾条点燃,放入艾灸盒内,横置于双侧肾俞穴温灸 15~20 分钟,至局部皮肤潮红。尿血患者暂不用灸,尿血消失后可以灸。每日针灸 1 次。10 次为 1 个疗程,疗程间停针 3~4 日,再行下个疗程治疗。一般需治疗 3 个疗程。

四、针灸疗效及影响因素

前列腺增生的男性约有 50% 有中度到重度下尿路梗阻症状,因此,保守治疗阶段主要针对排尿困难,但各种方法疗效均有限,最终需通过手术解决。临床实践表明,针灸对排尿困难有一定的改善作用,但疗效也仅仅是临时缓解,难以发挥实质性的治疗意义。因此,针灸可作为一种辅助治疗方法,缓解症状。

大量的文献都肯定了针灸可明显改善患者的排尿不畅和会阴部的坠胀感。一般而言,尿频是本病的最初症状,是前列腺充血刺激引起,夜间较显著,出现此症时是针灸治疗的最佳时间。随着梗阻的加重会进一步出现排尿困难,此时针灸治疗也有较好疗效,但远不及前者;梗阻严重时会出现尿潴留,针灸疗效较差。继发于前列腺增生的上尿路改变,如肾积水及肾功能损害的主要原因是膀胱高压所致尿潴留以及输尿管反流,应及时采用手术治疗,非针灸所能解决。

(一)梗阻程度和年龄

组织学上前列腺的发病率随年龄的增长而增加,通常发生在 40 岁以后,到 60 岁时大于 50%,80 岁时高达 83%。与组织学表现相类似,随着年龄的增长,排尿困难等症状也随之增加。大约有 50% 组织学诊断前列腺增生的男性有中度到重度下尿路症状。因此,年龄越大,增生和梗阻程度也越严重,针灸疗效就越差。

(二)穴位选择和刺法

由于前列腺和膀胱功能受腰骶部神经支配,因此在治疗时应选择腰骶部的穴位,而且适当进行深刺,加强刺激量以提高疗效,如深刺秩边穴,要求针感向会阴部放射。

五、针灸治疗的环节和机制

(一)调节神经功能

前列腺间质中的平滑肌以及前列腺尿道周围组织受肾上腺素能神经、胆碱能神经或其他酶类递质神经支配,其中以肾上腺素能神经起主要作用。在前列腺和膀胱颈部有丰富的 G 受体,尤其是 α_1 受体,激活这种肾上腺素能受体可以明显降低前列腺尿道阻力。因此,调节肾上腺素能神经的功能状态对于治疗前列腺增生引起的下尿路症状具有非常关键的作用,针刺可能具有抑制肾上腺能神经的作用,从而减低前列腺尿道阻力,缓解排尿异常。

(二)调节内分泌

前列腺的增生可能与性激素的平衡失调有关,针刺可降低血清睾酮,促进雌二醇的生成,改善前列腺增生的病理变化。研究发现,针刺可使升高的血清睾酮的水平基本恢复正常,减轻其对前列腺的刺激;可使升高的血管内皮素水平回降到正常,缓解膀胱颈口及前尿道的痉挛,改善患者的尿路症状。

六、预后

由于前列腺的部位与解剖结构的特殊性,口服药物难以进入前列腺发挥作用,针刺有一定的疗效。前列腺增生的治疗越早越好,如果出现严重排尿梗阻现象,应考虑手术切除。大部分患者通过积极治疗,可控制症状。本病的预后取决于梗阻的程度、病变发展的速度以及是否合并感染和结石,而不在于前列腺本身的增生程度。如果前列腺增生未引起梗阻或轻度梗阻可无症状,对健康也无影响。

(李 海)

第五章　针灸治疗妇科疾病

第一节　月经不调

月经不调是指月经的经期、经量、经色、经质等出现异常改变,并伴有其他症状的一种疾病。临床上包括月经先期、月经后期、月经先后不定期、月经过多、月经过少等情况。

一、诊断

(一)气血亏虚
经期提前或延后,经量过少,色淡、质稀,伴神疲肢倦,气短懒言,头晕眼花,失眠多梦,小腹空坠或绵绵作痛,纳少便溏,面色苍白或萎黄,舌淡,苔薄白,脉细弱。

(二)寒凝血瘀
经期延后,经量少,色黯红、有瘀块。实寒者小腹拒按冷痛,得热痛减,四肢不温,面色青白,舌质黯淡,苔白,脉沉紧。虚寒者小腹隐痛,喜温喜按,小便清长,大便溏,舌淡,苔白,脉沉迟或细弱。

(三)血热
经色红,质黏稠。实热者经期提前,经量多,经色鲜红或深红,伴心烦易怒,口干唇燥,小便短赤,大便干结,舌红,苔黄,脉数或滑数。虚热者经量少,色红,伴五心烦热,两颧潮红,腰膝酸软,舌红,少苔,脉细数。

(四)肝郁气滞
经量或多或少,经色或黯红或紫红,经行不畅,伴乳房及两胁胀痛,胸闷不舒,食少嗳气,喜叹息,舌红,苔薄黄,脉弦涩。

(五)肾虚
经期或前或后,经量少,经色淡黯、质清,伴有面色晦暗,头晕耳鸣,腰膝酸软,舌淡,苔薄,脉沉细。

二、针灸治疗及选穴原则

(一)治疗原则
一般以通胞络、调经血为基本治疗原则。

（二）选穴原则

在选穴上可根据肾主生殖、司月经，且月经与冲、任二脉密切相关，脾藏血、属脾络胃、乃后天之本，阳明经为多气多血之脉等理论，选取足少阴、足少阳、手足阳明和任脉穴为主。

1. 局部选穴

局部选取次髎、子宫、归来等穴，其趋势性能向胞宫，可疏导胞宫气血，加强调经作用。

2. 循经选穴

肾经贯脊属肾，主生殖，可选气穴、太溪益肾调经，治肾气不足之候；脾经属脾络胃，乃后天之本，可选三阴交、血海、足三里健脾益气，助生化之源；任主胞宫，可选中极调理经气。

3. 辨证选穴

气血亏虚者，选足三里、膈俞、脾俞、气海、归来补益气血；肝肾不足者，选太溪、悬钟、肝俞、关元补益肝肾；瘀血阻滞者，选血海、关元、曲骨通络化瘀。

三、推荐针灸处方

（一）推荐处方1

操作：通调胞络，调理经血。

主穴：次髎、子宫、三阴交、归来。

配穴：月经先期，加百会、气海，月经后期，实证加太冲、合谷；月经过多，加隐白、地机；月经过少，加足三里、关元、膈俞；虚证，加气海、关元、足三里；虚寒证，加气海、命门；血热证，加血海、大都、内庭。

操作：常规针刺。

（二）推荐处方2（月经周期异常）

操作：调理冲任，益肾调经。

主穴：子宫、关元、三阴交、交信。

配穴：月经先期，气不摄血，加气海、足三里；血热内扰，加中极、行间。月经后期，血寒凝滞，加归来、神阙；脾虚血亏，加归来、膈俞；肝郁气滞，加归来、太冲。月经先后不定期，肝郁气滞，加期门、太冲；肾气不足，加肾俞、太溪。

操作：于月经来潮前5~7日开始治疗，行经期间不停针，至月经结束为1个疗程。若经行时间不能掌握，可于月经干净之日起针灸，隔日1次，直到月经来潮。连续治疗3~5个月经周期。气不摄血或血寒凝滞，腹部穴及足三里可加灸法。肾气不足，关元、肾俞可加灸法，行间可点刺出血。

（三）推荐处方 3（月经量异常）

操作：调理冲任，调和经血。

主穴：子宫、气海、血海、三阴交。

配穴：月经过多，气不摄血，加百会、足三里；阴虚血热，加曲池、太溪。月经过少，肝血亏虚，加肝俞、膈俞；阳虚血寒，加命门、神阙；血瘀胞宫，加太冲、归来。

操作：于月经来潮前 5～7 日开始治疗。气不摄血或阳虚血寒，腹部穴及百会、命门、足三里可用灸法。

（四）推荐处方 4（行经时间及经间期异常）

操作：调理冲任，活血止血。

主穴：子宫、气海、足三里、断红、三阴交。

配穴：经期延长，气虚，加脾俞、关元；虚热，加曲池、太溪；血瘀，加血海、内关。经间期出血，肾阴不足，加肾俞、太溪；湿热内蕴，加中极、阴陵泉；血瘀胞络，加血海、太冲。

操作：于月经来潮前 5～7 日开始治疗。气虚者，气海、关元、足三里、脾俞可用灸法。

四、针灸疗效及影响因素

非器质性原因所导致的月经不调，不包括有明确西医诊断疾病中出现的月经不调，针灸有很好的调经作用。

（一）病因病情

对于神经、内分泌功能失调引起的月经不调，针灸可调节神经中枢，纠正内分泌紊乱，从而取得较好的疗效；对于器质性病变如慢性盆腔炎、子宫肌瘤或各种慢性疾病等引起的月经不调，应及早明确诊断，针对原发病因进行治疗，以免贻误病情。

（二）治疗时机

月经不调临床表现为经期、经色、经量、经质的改变，因个体差异而临床症状不同，针灸治疗时应结合患者体质和病情进行综合考虑，选择恰当的治疗时机，有助于提高疗效。一般在月经来潮前 5～7 日开始治疗，行经期间停针。

五、针灸治疗的环节和机制

针灸治疗月经不调的作用机制主要在于对神经、内分泌系统的整体调节，纠正内分泌紊乱，改善下丘脑—垂体—性腺轴的功能状态，调节下丘脑促性腺激素释放激素、促卵泡素、黄体生成素的水平，从而调节卵巢性激素的产生，使各个激素之间作用相互协调，机体内分泌环境重新达到平衡的状态。

环境及精神等外界因素可通过自主神经作用于盆丛神经引起月经不调。针灸对自主神经的调节可作用于盆丛神经，加之针刺局部可刺激盆丛神经、腰神经和交感干，调整子宫平滑肌的舒缩状态，实现对月经的良性调节。

肥胖是引起月经不调的常见原因，与肥胖者体内脂肪代谢、糖代谢的异常及性激素分泌的紊乱相关。针灸可改善循环，提高代谢水平，促使脂肪动员及代谢产物排出体外。体重减轻后，多数患者月经不调的症状可得到改善。

六、预后

功能性月经不调早期治疗见效快，预后良好。病程长，症状重者，应在医生指导下使用激素，有其他器质性病变引起的月经不调，则应针对原发病因采取综合治疗措施。注意生活调养和经期卫生，如畅达情志、调节寒温、适当休息、忌食生冷和辛辣食物等。

（杨春辉）

第二节　闭经

闭经是妇科临床常见病症，凡女子年逾 16 周岁，月经尚未来潮或月经周期已建立后又中断 6 个月以上者称为闭经。在中医文献中称为"女子不月""经水不通""月事不来"。中医学认为，导致闭经的原因主要是血枯和血滞。血枯者属先天不足，肝肾亏损或后天失养，脾胃虚弱，使精血不足，冲任失养，无血以行，发为经闭。血滞者多因情志不遂，肝气郁结，气滞血瘀或脾失健运，痰湿阻滞或经期感寒，寒凝胞脉，冲任不通，经血不行所成。本病病位主要在胞宫，与肝、脾、肾有密切关系。基本病机是胞脉空虚或胞脉阻闭。此外，闭经应与避年（指月经一年一行，无不适，不影响生育）、暗经（指终身不行经，但能生育，且无不适）相鉴别，二者均为极少见的月经特殊生理现象。

西医学认为，闭经是一种症状，由于正常月经的建立和维持依赖于下丘脑—垂体—卵巢轴的神经内分泌调节，靶器官子宫内膜对性激素的周期性反应和下生殖道的通畅，上述其中任何一个环节发生障碍均可导致闭经。根据既往有无月经来潮，又将闭经分为原发性和继发性两类。原发性闭经较少见，多为遗传学原因或先天性发育缺陷引起。继发性闭经发生率明显高于原发性，病因复杂，根据控制正常月经周期的 3 个主要环节，以下丘脑性闭经最常见，其次为垂体性、卵巢性及子宫性闭经。至于青春期前、妊娠期、哺乳期以及绝经期的闭经都属于生理现象。

由于引起闭经的原因众多，故可从不同角度进行分类。①从生理与病理角度分类：生理性闭经（青春期前、妊娠期、哺乳期与绝经过渡期及绝经后期）、病理性闭经(真性闭经、假性闭经)。②从有无下丘脑—垂体—卵巢轴病变分类:各种解剖上的缺陷、原发性卵巢功能衰竭、慢性无排卵。③从卵巢功能减退的严重程度分类:Ⅰ度闭经、Ⅱ度闭经。④从引起闭经主要病变涉及部位分类:子宫性闭经、卵巢性闭经、垂体性闭经和下丘脑性闭经。

一、辨病与辨证

(一)辨病

本病的诊断首先要区别是原发性闭经还是继发性闭经,并进一步寻找闭经原因,确定病变部位,明确何种疾病所引起。应注意与月经后期、生理性闭经的鉴别。

1.原发性闭经

即女性年龄超过16周岁,第二性征已发育,月经还未来潮或年龄超过14周岁,第二性征未发育者。应注意检查乳房及第二性征、子宫的发育情况,了解生长发育史,有无先天缺陷及家族史。

2.继发性闭经

月经初潮1年余或正常月经周期已建立后,月经停止6个月以上或按自身原有月经周期计算停止3个周期以上者。应进一步通过妇科检查、性激素等测定以及内镜、宫腔镜等检查,明确病变部位和闭经类型。

(二)辨证

1.血枯闭经

月经超龄未至或经期错后,经量逐渐减少,终至经闭。兼见头晕耳鸣,腰膝酸软,口干咽燥,五心烦热,潮热盗汗,舌红,苔少,脉沉细,为肝肾不足;面色无华,头晕目眩,心悸气短,神疲肢倦,食欲缺乏,纳呆便溏,舌淡,苔薄白,脉细弱无力,为气血亏虚。

2.血滞闭经

既往月经正常,骤然经闭不行,并伴有腹胀、腹痛等其他症状。兼见情志抑郁,烦躁易怒,胸胁胀满,嗳气叹息,小腹胀痛拒按,舌质紫黯或有瘀斑,脉沉弦,为气滞血瘀;小腹冷痛,得热痛减,形寒肢冷,面色青白,舌苔白,脉沉迟,为寒湿凝滞;形体肥胖,胸胁满闷,神疲倦怠,白带量多,苔腻,脉滑,为痰湿阻滞。

二、针灸治疗及选穴原则

(一)治疗原则

本病以通调冲任为基本治疗原则,虚证者益肾通经,实证者活血通经。

(二)选穴原则

在选穴上可根据肾为先天之本、元气之根,主藏精气,脾为后天之本、气血生化之源,月经与冲任二脉密切相关,阳明经为多气多血之脉等理论,选取足少阴经、足少阳经、手足阳明经和任脉穴为主。

1.局部选穴

根据"腧穴所在,主治所在",局部可选子宫、归来、水分、中极等穴通调胞宫。

2.循经选穴

脾为气血生化之源,可选用脾俞、三阴交、足三里健脾和胃,以调生化之源;肾气旺则精自充,可选肾俞补益肾精,精血互生,以填冲任血海;疏通任脉可选中极以通经血。

3.辨证选穴

气血虚弱,选气海、脾俞、胃俞、归来、足三里;肝肾不足,选太溪、悬钟、肝俞、关元;气滞血瘀,选太冲、肝俞、子宫、归来;痰湿阻滞,选丰隆、足三里、中脘、水分、脾俞等。

三、治疗

(一)古籍记载

1.取穴

会阴、照海、足三里、三阴交、关元、中枢、支沟。

2.操作

每次取3～4个穴,可轮用,针刺留针后加灸法。关元、腰俞可用灸法,灸3壮。

3.古方选辑

《针灸甲乙经·卷之十二》:"女子血不通,会阴主之。……月水不通,奔泄气上,下引腰痛,气穴主之。"

《备急千金要方·卷三十》:"女子不下月水……刺照海,入四分灸三壮。……血不通,刺会阴人二寸,留七呼,灸三壮。"

《铜人腧穴针灸图经·卷中》:"关元一穴……月脉断绝,下经冷。"

《针灸资生经·卷七》:"中枢主经闭不通,治女人从小至大,月经未尝来。"

《针灸大成·卷八》:"女子月事不来,面黄干呕,妊娠不成:曲池、支沟、三里、三阴交。"

《神灸经纶·卷四》:"经闭,腰俞,照海。"

(二)现代方法

1.针灸方法一

(1)取穴。

主穴:分二组。①长强、十七椎下、次髎。②中极、关元、子宫。

配穴:气血亏虚,脉络失养,取气穴、百会、肝俞、志室、肾俞、复溜、足三里、三阴交;气血瘀阻,脉络失宣,取中脘、大赫、子宫、腰俞、肝俞、脾俞、蠡沟、血海、地机。

(2)治法:主穴取一组,可单取一组,也可两组交替。配穴据症而加,每次可选3~4个穴,穴位可轮用。长强穴刺法:令患者取俯卧位,在尾骨下端与肛门之间中点陷凹中取穴,以1.5寸毫针,刺入1寸深,施强刺激手法。其他骶部穴位用捻转、提插、徐疾补泻法,得气后行雀啄法。留针20分钟,隔5分钟行针1次。腹部穴进针得气后缓慢由浅入深,反复行针1~3分钟,待有温热感或加用温灸1~3壮。配穴穴位针刺得气后,行捻转手法,中等刺激,气血亏虚型用补法或平补平泻法,气血瘀阻型用泻法。隔日治疗1次,3个月为1个疗程。可配服中药,以加强疗效。

2.针灸方法二

(1)取穴。

主穴:中极、子宫。

配穴:气血虚弱型配足三里、三阴交、阴陵泉、太溪,肝郁型配侠溪、行间、期门,肾虚型配肾俞、三阴交、太溪,脾虚型配足三里、血海、中脘。

(2)治法:主穴均取,配穴据证型而加。穴位常规消毒,选用1.5寸毫针,直刺中极深1寸左右,行提插捻转复合手法,当患者有酸或胀等感觉的时候,调节针刺的方向使朝向会阴部,轻轻提插捻转,使针感如触电般向会阴部传导为佳,得气后留针25分钟;直刺双侧子宫穴,直刺深度视患者体型胖瘦,刺入后,小幅度提插捻转,以患者有胀痛感觉为度,留针25分钟。留针期间,同时点燃艾条,在距上述3个穴点约1cm高处,行回旋和雀啄灸法,每穴熏灸5分钟,以患者感觉整个腹部有温热感、温暖舒适为度,至穴位周围见有2cm×2cm大小红晕时停止艾灸。

其他穴位常规消毒,足三里以穴位酸胀并有触电感放射至外踝或足背为佳;三阴交、太溪以触电感放射到整个足底部为宜;针刺阴陵泉,待患者诉酸胀得气后,调整针刺方向,将针尖指向大腿内侧朝会阴方向,再次行针导气使酸胀、触电感觉向上穿过膝关节到达会阴部,得气即止,以患者取针后感觉舒适,医生手下感觉针感流畅为好;肾俞、血海、中脘得气以酸胀为主,得气后手法轻柔,由浅入深,轻轻捻转数下,针下感觉沉紧即可;期门针刺时左手提起局部皮肤,右手持针,与皮肤成15°角平行进针,针体进入皮肤约20mm,不强调患者的针感,穴位周围见红晕即可;侠溪、行间得气后,将针尖倒向所在经络循行相反方向,逆其经气,行泻法。上述各穴留针均为25分钟,取针时,用泻法的穴位不用消毒棉球按压。每日治疗1次,每周连续治疗5次,停针2日,1个月为1个疗程。

3.穴位注射

(1)取穴。

主穴:中极、子宫。

配穴:肾虚加肾俞、太溪,脾虚加阴陵泉、三阴交,血虚加膈俞、足三里,血瘀加血海、肝俞。

(2)治法:可取复方当归注射液、复方丹参注射液。

主穴均取,据症加配穴。任选一种注射液。患者先取仰卧位,取一次性5mL注射器具配5号针头,抽取药液,穴位常规消毒,右手持注射器对准穴位快速刺入皮下,然后将针头缓慢推进,提插2~3下,得气后即回抽,无回血则将药液注入。每穴注入1mL。再取俯卧位,穴注背部穴位,法同前,每穴注入0.5mL。隔日1次。10次1个疗程,间隔10日。一般需3个疗程。

4.耳穴贴压

(1)取穴。

主穴:内生殖器、内分泌、皮质下。

配穴:缘中、三焦、肝、肾、心。

(2)治法:主穴均取,酌加配穴2~3个穴,可轮用,双耳均选。采用一侧耳穴针刺,另一侧贴压之法。针刺法:先以针柄在所选穴区探得敏感点,严格消毒后,以31号0.5寸毫针刺入,至有明显痛胀感后,留针30分钟。留针期间,消毒另一侧耳穴,同法探得敏感点后,以王不留行籽贴压,敷贴好后宜用拇指、示指反复按压至耳郭潮红充血。并嘱患者每日自行按压3~4次。3日后,耳穴交替针刺及换贴1次。月经来潮后宜再贴压一疗程,以巩固效果。一般10次为1个疗程。

5.腹针

(1)取穴。

主穴:中脘、下脘、气海、关元。

配穴:商曲、气穴、滑肉门、外陵、上风湿点。伴烦躁易怒加右下风湿点,伴不孕症加石关,伴肥胖症加天枢、大横,伴腰膝酸软加关元下,伴便秘加左下风湿点。

上风湿点位置:滑肉门外0.5寸、上0.5寸。

下风湿点位置:下风湿点位于外陵下0.5寸、外0.5寸。

关元下位置:关元穴下0.5寸。

(2)治法:主穴均取,据症加用配穴。选用1.5寸毫针,主穴及风湿点均深刺,余穴均中刺,留针40分钟。每周5次,10次为1个疗程,疗程间不停针,但月经来潮后改为每周2~3次,治疗2~3个月经周期以巩固疗效。

四、针灸疗效及影响因素

闭经是许多妇科疾病的症状,是由下丘脑—垂体—卵巢轴中的某一环节发生功能性或器质性病变引起。按引起闭经的病变部位,可分为子宫性、卵巢性、垂体性和下丘脑性闭经。不管属于何种类型,目前主要以药物治疗为主,针灸可起到一定的辅助治疗作用。

（一）病因

针灸对器质性病变引起的闭经无效；功能性病变引起者，因病因不同，存在疗效差异。

(1)子宫性闭经由子宫内膜对卵巢不能产生正常的反应而引起，月经调节功能正常，卵巢有功能。常见病因有子宫内膜损伤或粘连综合征、子宫内膜炎、子宫发育不全或缺如、子宫切除等。针灸治疗此型的闭经无效。

(2)卵巢性闭经由于卵巢性激素水平较低，子宫内膜不发生周期性变化而致，常见的病因为先天性卵巢发育不全或缺如、卵巢功能早衰及卵巢切除或阻止被破坏、卵巢功能性肿瘤，针灸对于卵巢功能早衰引起的闭经疗效较好，其余疗效差。

(3)垂体性闭经是由垂体前叶的器质性疾病或功能失调，影响促性腺激素的分泌，出现闭经，主要原因有垂体前叶功能减退、垂体肿瘤，针灸对前者导致的闭经疗效较好，后者应以积极治疗原发病为主。

(4)下丘脑性闭经最为常见，是由于下丘脑功能失调而影响垂体，进而影响卵巢致病。其病因复杂，可由于中枢神经器质性病变、精神因素、全身性疾病、药物和其他分泌功能紊乱而引起，针灸治疗此型闭经的疗效良好，但对于器质性病变引起的闭经无效。

（二）精神因素

精神因素对本病的治疗有很大影响，在治疗的同时应予以心理安慰与疏导，缓解患者精神紧张，对针灸治疗本病有积极作用。

五、针灸治疗的环节和机制

针灸治疗闭经是通过调节神经内分泌系统的功能而实现的。通过针灸的刺激，调整下丘脑—垂体—卵巢轴的功能，改变尿促卵泡素、黄体生成素、雌二醇、黄体酮的水平，使生殖内分泌的功能恢复正常，从而产生并维持正常的月经周期。

六、预后

大多数功能失调性闭经治疗后预后良好。器质性病变引起的闭经，需针对病因治疗。先天畸形如处女膜闭锁、阴道横隔或阴道闭锁，均可手术切开或行成形术，预后良好；生殖器官不健全或发育不良，如先天无卵巢、先天无子宫等预后差，可导致不孕。生活起居要有规律，经期避免凉或过食生冷，并应注意调节情绪，保持乐观心态，减少精神刺激。患者应多进行体育锻炼，增强体质。

（杨春辉）

第三节 围绝经期综合征

妇女在绝经前后由于精神、心理、神经、内分泌和代谢变化而出现月经紊乱、情绪不定、烦躁易怒、潮热汗出、眩晕耳鸣、心悸失眠等症状，称为围绝经期综合征。属于经断前后诸证范畴，又称更年期综合征，常见于49岁左右的妇女。属于中医学"绝经前后诸证"的范畴。

一、诊断

（一）心肾不交
绝经前后，月经紊乱，量或多或少，惊悸怔忡，失眠多梦，烦躁健忘，潮热汗出，头晕耳鸣，腰膝酸软，口干唇燥或见口舌生疮，舌红而干，苔少或无苔，脉细数。

（二）肝肾阴虚
绝经前后，月经紊乱，经量或少或多或淋漓不尽，色淡质稀，头晕目眩，耳鸣，心烦易怒，潮热汗出，五心烦热，心悸不安，记忆减退，腰膝酸软，倦怠乏力，情志异常，恐惧不安，胸闷胁胀或皮肤瘙痒如蚁爬，口燥咽干，小便短赤，大便干结，舌红，少苔或无苔，脉细数。

（三）脾肾阳虚
绝经前后，白带清稀量多，月经量多或淋漓不尽，色淡质稀，面色晦暗，精神不振，头昏作胀，形寒肢冷，腰膝酸冷，腰酸如折，面浮肢肿，纳少便溏，小便清长而频，舌胖大，苔白滑，边有齿印，脉沉迟无力。

（四）气郁痰结
情绪不稳，精神忧郁，善疑多虑，失眠，胸部闷塞，喉中异物感，吞之不下，咯之不出，体胖乏力，嗳气频作，腹胀不适，舌淡，苔白腻，脉弦滑。

二、针灸治疗及选穴原则

（一）治疗原则
本病以滋补肝肾、调理冲任为基本治疗原则。

（二）选穴原则
在选穴上可根据肾主生殖，肝主疏泄、藏血，冲任主月事等理论选取相关穴位。具体选穴原则如下。

1. 根据基本病机选穴

本病以肝肾不足、冲任失调为基本病机，可选肾俞、肝俞、三阴交、太溪、照海等穴滋补肝肾，选关元、气海、公孙、列缺调理冲任。由于女子以血为用，脾胃为后天之本,气血生化之源,故选脾俞、胃俞、三阴交、足三里等穴调补脾胃,益气养血。

2.辨证对症选穴

肝肾阴虚,选膏肓、水泉、阴谷、复溜等;肾阳亏虚,选神阙、命门、腰阳关等;心神不宁,失眠多梦,选通里、神门、心俞、安眠、四神聪等;心烦,选大陵、劳宫、内关;潮热盗汗,选夹脊穴、合谷、复溜、肺俞、阴郄。

三、推荐针灸处方

(一)推荐处方1

治法:滋补肝肾,调理冲任。

主穴:肝俞、肾俞、脾俞、气海、三阴交。

配穴:肾阴亏虚,加太溪、照海;肾阳不足,加神阙、命门;肝阳上亢,加百会、风池、太冲;痰气郁结,加中脘、阴陵泉、丰隆;心神不宁,加通里、神门、心俞。

操作:常规操作。

(二)推荐处方2

治法:益肾宁神,调理冲任。

主穴:百会、关元、肾俞、太溪、三阴交。

配穴:心肾不交,加心俞、劳宫、照海;肝肾阴虚,加肝俞、水泉、曲泉、阴谷;脾肾阳虚,加气海、命门、脾俞。

操作:常规操作。

(三)推荐处方3

治法:滋补肝肾,调理冲任。

主穴:百会、神门、肝俞、肾俞、脾俞、心俞、膈俞、关元、中极、三阴交。

配穴:肾阴亏虚,加太溪、照海;肾阳不足,加神阙、命门;肝阳上亢,加百会、风池、太冲;痰气郁结,加中脘、阴陵泉、丰隆;心神不宁,加通里、神门、心俞。

操作:常规操作。

四、针灸疗效及影响因素

围绝经期综合征是妇女在自然绝经前后,由于卵巢功能丧失而引起的一组症状,主要有阵发性潮热、头晕、心悸、烦躁、出汗等,这些症状的出现是机体神经、内分泌在新的内环境下做出的异常反应。目前西医主张激素替代疗法,口服天然雌三醇、雌二醇被认为是安全有效的一线治疗方法或主张雌激素和孕激素联合应用,但临床证据表明,单用雌激素和雌激素加孕激素治疗本病的益害相当,同时认为虽然内分泌改变是永久的,但大约70%的妇女经历的围绝经期综合征如潮热,通常会随时间推移得到解决,而有一些症状如生殖器萎缩会持续存在,甚至更严重。因此,目前西医仍然缺乏安全有效的方法。中医重视顺应自然而整体调节,通过人体的自我调整和必要的干预治疗,机体会达到新的平衡而症状逐渐消失。围绝经期的治疗应以缓解主要症状和调动机体自我调整功能为目标,外源性给予雌激素不是最好的方法。针灸在缓解潮热、盗汗等血管异常反应和精神、神经症状方面有确切的疗效,是值得推广应用的好方法。目前,针灸在缓解主要症状方面可作为主要方法,但难以在短期内治愈本病,因此,以针灸为主,必要时配合中药调理,短期少量应用雌激素的综合治疗是比较切实可行的。

(一)心理因素

围绝经期综合征患者自主神经功能紊乱,从而表现出急躁易怒、焦虑、抑郁、不能控制行为等,这些不良的情绪刺激不断干扰下丘脑—垂体—性腺轴的功能,进一步影响垂体尿促卵泡素、黄体生成素及卵泡雌二醇的分泌,加速卵巢衰老。因此,在针灸治疗围绝经期综合征的过程中,应注意结合对患者的心理疏导,将有利于提高针灸疗效。

(二)月经情况

有研究发现,针灸对未绝经患者和绝经患者对比治疗,未绝经患者较治疗前雌激素水平显著升高,而对绝经患者的调节作用则不是十分明显。其实质是月经情况与机体的功能状态及卵巢的功能状态密切相关。50岁左右,月经减少甚至绝经,卵巢功能已经处于不可逆转的衰退状态。因此,绝经患者卵巢功能衰退明显,此时针灸作用较弱;未绝经者卵巢功能衰退尚不明显,针灸治疗效果较好。

(三)病程

因本病早期发病较隐匿,往往延误治疗,临床发现病程少于1年的患者显效率高于病程长于1年患者,这提示病程越短针灸疗效越好,这种效应可能与病程短的患者体内雌激素基础水平虽低于正常水平,但相对处于较高水平,针灸刺激对其影响较大有关。

五、针灸治疗的环节和机制

本病发病机制仍不清楚,但普遍认为主要原因在于卵巢功能衰退,雌激素水平过度降低,引起下丘脑—垂体—卵巢轴或肾上腺轴等功能紊乱导致神经递质、激素、细胞因子等失衡,而雌激素作为机体内环境的重要组成部分,可以产生广泛的生理效应。围绝经期由于卵巢雌激素分泌下降,不仅会使垂体分泌卵泡刺激素、黄体生成素及下丘脑分泌促性腺激素释放激素增加,继而雌二醇/睾酮比值明显下降,同时还会导致中枢β-内啡肽(β-EP)水平低落,出现一系列精神和自主神经系统功能紊乱的症状。另外,雌激素还是围绝经期妇女骨质疏松症的一个重要发病因素。根据以上的发生机制,针刺治疗本病的环节和机制可概括为以下两方面。

（一）调整内分泌作用

针灸刺激可调节下丘脑—垂体—卵巢轴或肾上腺轴的功能异常,使机体的自主神经紊乱得到纠正。针灸可兴奋卵巢,促进性激素分泌的增加,纠正内分泌紊乱,调整雌激素、孕激素的水平,促使机体内分泌环境重新达到相对平衡的状态,从而使患者的精神状态、神经功能趋于平稳。

（二）整体调节作用

现代研究认为,针灸可能对机体的神经、内分泌、免疫等多种功能起调节作用,从而改善全身症状。如针刺治疗可使雌激素升高,机体骨质疏松情况得到改善,从而缓解关节疼痛;针刺可刺激支配尿道、生殖器的神经,从而改善尿频、尿急等症状。

六、预后

绝经是每个妇女必然发生的生理过程,提示卵巢功能衰退,围绝经期妇女约1/3能通过神经、内分泌的自我调节达到新的平衡而无自觉症状,2/3的妇女则不能自身调节而出现一系列症状。本病一般随着绝经时间延续逐渐减轻,预后良好。如果患者精神症状比较明显,可因神经类型不稳定或精神状态不健全而加剧,故应注意对患者加强精神、情绪方面的疏导和调节,使患者保持乐观、开朗的精神状态,避免忧郁、焦虑、紧张、急躁。治疗期间,患者应注意劳逸结合,保证充足的睡眠,并注意加强身体锻炼,这也有助于缓解不良情绪及精神压力。

（李　韬）

第四节　子宫脱垂

子宫脱垂是指子宫从正常解剖位置下降,宫颈外口达坐骨棘水平以下,甚至子宫全部脱出于阴道口外,常伴有阴道前、后壁的膨出,属于中医学"阴挺"的范畴,也称"阴脱""阴菌",好发于多产妇女。子宫脱垂属冲任与带脉功能失常,但与脾肾关系密切。

一、诊断

（一）脾虚下陷

自觉有物下垂或脱出阴户之外,小腹及会阴部有下坠感,动则加重,面色少华,神疲气短,倦怠乏力,小便频数,带下量多,色淡质稀,舌淡,苔白,脉缓弱。

（二）肾虚不固

子宫脱垂,日久不愈,腰膝酸软,头晕耳鸣,小腹下坠,小便频数,夜间尤甚,带下质稀,舌淡红,脉沉弱。

(三)湿热下注

子宫脱出阴户外,红肿灼热或已溃烂,小腹下坠,带下黏色黄,口干烦热,小便短赤,大便干结,舌苔黄腻,脉滑数。

二、针灸治疗及选穴原则

(一)治疗原则

一般以补益肾气、提摄子宫为治疗原则。

(二)选穴原则

在选穴上根据肾主生殖、主固摄,脾主中气,督脉主一身之阳气,督脉、任脉、冲脉起于胞宫,一源三歧,带脉约束诸经等理论选择相关穴位。具体选穴原则如下。

1.局部选穴

选下腹部关元、气海、子宫,骶部次髎。

2.循经选穴

选督脉百会升阳举陷;选带脉与胆经之交会穴维道,用于维系带脉,固束胞宫;胃经支脉沿腹里到气冲会合,选足三里益气血,养胞脉;肾主系胞,选大赫、照海补益肾气,升提胞宫。

3.辨证选穴

脾虚下陷,选脾俞、足三里、三阴交;肾虚不固,选命门、关元、肾俞、太溪;湿热下注,选中极、阴陵泉、脾俞、膀胱俞。

三、推荐针灸处方

(一)推荐处方1

治法:补脾益肾,固摄胞宫。

主穴:维道、子宫、气海、百会。

配穴:脾虚气陷,加脾俞、足三里、三阴交;肾阳亏虚,加命门、关元、肾俞、太溪;湿热下注,加中极、阴陵泉、三阴交;膀胱膨出,加曲骨、横骨;直肠膨出,加会阳、承山。

操作:百会、气海行补法,其他主穴行平补平泻。其余穴位常规操作。

(二)推荐处方2

治法:补益脾肾,升阳固脱。

主穴:气海、关元、维道、百会、三阴交。

配穴:脾虚气陷,加脾俞、足三里、三阴交;肾阳亏虚,加命门、关元、肾俞、太溪;湿热下注,加中极、阴陵泉、三阴交。

操作：百会可行艾条灸，余穴常规操作。

四、针灸疗效及影响因素

子宫脱垂是各种原因导致盆底肌、筋膜及子宫韧带的过度伸展，张力降低，甚至撕裂致组织松弛，盆底组织及子宫的悬吊装置变得薄弱，子宫失去其正常的位置而下垂。目前在子宫脱垂的保守治疗上，西医采用佩戴子宫托的被动方法，然后进行手术修补及缩短韧带。针灸可通过加强盆底肌肉和子宫韧带的张力对本病产生有意义的治疗作用，并可作为目前保守方法的首选疗法。针灸对子宫脱垂程度较轻者疗效较好，但针灸疗效也非常有限，难以完全治愈，在针灸治疗时佩戴子宫托是非常有意义的，可以为子宫韧带和盆底组织恢复减轻阻力。

（一）子宫脱垂的程度

针灸疗法对Ⅰ度、Ⅱ度子宫脱垂以及卧床时子宫能自行回纳者，效果较好；对于Ⅲ度和先天性子宫脱垂者效果欠佳。

（二）个体差异

个体差异包括年龄、孕产次数及频度和体质等因素，年龄越大，孕产次数越多，体质越差，针灸疗效较差。

五、针灸治疗的环节和机制

（一）调整内分泌作用

针灸对下丘脑—垂体—卵巢轴或肾上腺轴有良性调整作用，可促进雌激素的分泌，改善哺乳期、更年期和老年期妇女由于卵巢功能减退甚至消失而导致的子宫脱垂和阴道壁膨出。

（二）促进神经功能恢复作用

针灸可以改善子宫局部的微循环，促进细胞的新陈代谢，激发失神经支配的肌纤维主动收缩，保持肌细胞固有的收缩性，减缓肌蛋白因失神经支配后的变性，从而促进盆底肌、筋膜和韧带的收缩功能恢复。

六、预后

Ⅰ度、Ⅱ度子宫脱垂，尤其是Ⅰ度子宫脱垂针灸具有较好的疗效，预后较好。在治疗期间，患者应注意增加营养，不宜参加重体力劳动，应坚持做提肛收腹动作以及胸膝卧位动作，禁房事，避免下蹲过久、负重，并保持局部清洁卫生；有慢性咳嗽、长期便秘等不利于子宫恢复病症的患者，应对这些病症积极进行治疗，以减轻子宫受到的压力。

（杨春辉）

第五节 不孕症

不孕症是指育龄妇女结婚 2 年以上，夫妇同居，配偶生殖功能正常，不避孕而未能受孕或曾有孕产史，继又间隔 2 年以上，不避孕而未怀孕，前者为原发性不孕，后者为继发性不孕。根据程度又分为绝对性不孕和相对性不孕，其中绝对性不孕是指夫妇双方不论是哪方有先天性或后天性的严重解剖学的异常或生理性缺陷，无论采用何种方法治疗均无法矫治成功，而致不孕的一种临床征象，如先天性无子宫。相对性不孕是指造成受孕困难的某种病因降低了生育能力，致使患者暂时不能受孕，但通过治疗仍能受孕，如子宫发育不良等。临床上导致不孕症的原因非常复杂，如排卵障碍、输卵管因素、子宫因素、宫颈因素以及免疫因素等，另外也有部分患者经临床系统检查不能确认不孕原因。排卵功能障碍导致不排卵的主要原因为下丘脑—垂体—卵巢轴功能紊乱；卵巢病变，如卵巢早衰、多囊卵巢综合征、卵巢不敏感综合征；肾上腺及甲状腺功能异常也可影响卵巢功能。

中医学称为"绝嗣""绝嗣不生"等，认为先天肾虚或精血亏损，使冲任虚衰，寒客胞脉，而不能成孕；情志不畅，肝气郁结，气血不和或恶血留内，气滞血瘀或脾失健运，痰湿内生，痰瘀互阻，胞脉不通，均可致不孕。本病证候有虚有实，虚证多为肾虚不孕，实证多为肝气郁结或痰瘀互阻。

一、辨病与辨证

（一）辨病

本病诊断首先要排除因男方因素导致的不能怀孕。女方检查应详细询问与不孕有关的病史，注意检查第二性征及内外生殖器发育情况，有无畸形、炎症、包块、触痛及泌乳，并做特殊检查，如卵巢功能检查，输卵管通畅试验，宫腔镜、腹腔镜检查等，以分辨病属何种不孕。B 超及磁共振成像对女性生殖道形态和畸形导致的不孕有较好的诊断价值。

排卵障碍所致不孕症通过卵巢功能检查可以确诊，包括排卵检测和黄体功能检查，可用 B 超检测卵泡发育和排卵；在黄体中期测定孕酮可反映是否排卵和黄体功能；在月经周期第 2~3 日测定尿促卵泡素等，可反映卵巢的基础状态。

（二）辨证

1. 肾虚

不孕，月经后期，量少色淡，面色晦暗，倦怠乏力，腰酸肢冷，小便清长，大便不实，性欲冷漠。舌淡，苔白，脉沉细或沉迟。

2.肝气郁结

不孕,月经后期或经期先后不定,经来腹痛,量少色黯,经前乳房胀痛,精神抑郁,烦躁易怒。舌黯红,苔薄白,脉弦。

3.痰湿阻滞

不孕,形体肥胖,经行延后,甚或闭经,带下量多,色白黏稠,头晕心悸,胸闷泛恶。舌淡胖,苔白腻,脉滑。

4.瘀滞胞宫

不孕,月经推后,经来腹痛,经量多少不一,经色紫黯,有血块,块下痛减。舌质紫黯或有瘀斑,苔薄白,脉弦或细涩。

二、针灸治疗及选穴原则

(一)治疗原则

本病有虚实之分,虚证治以调补肝肾、健脾活血,实证治以舒肝解郁、活血化瘀。

(二)选穴原则

在选穴上根据肾主生殖,脾主运化,肝藏血,肝肾同源,一源三歧等理论选择相关穴位。具体选穴原则如下。

1.局部选穴

背部的肝俞、肾俞、命门用于滋补肝肾,调节相关脏腑功能;膈俞行气活血;腹部的关元、中极用于调理冲任。

2.辨证选穴

肾虚不孕,选气穴、太溪滋补肾精;肝气郁结,选太冲、曲泉舒肝解郁;脾失健运,痰湿内阻或瘀滞胞宫,选三阴交、血海、地机、足三里、丰隆等调补气血,健脾除湿。

三、治疗

(一)体针

1.选穴

主穴:子宫、中极、关元。

配穴:根据临床分型辨证选穴,共分三型。肾虚型,可取肾俞、命门、关元、气海、然谷、三阴交、血海、照海;肝郁型,可取三阴交、照海、血海、太冲;痰湿型,可取脾俞、胞宫、曲骨、商丘、丰隆、关元、足三里、中脘。

2.操作

主穴每次均选取,配穴据症酌加。均用毫针刺法,术前令患者排空小便,穴区皮肤常规消毒。主穴手法：针刺腹部穴位时，选用 1.5 寸毫针，采用舒张进针法迅速将针透入皮下，缓慢将针向下插入，中极穴及关元穴要求针感缓慢向下传至外阴，子宫穴要求针感向两侧传导，以胀感为主，以能引起局部肉眼可见肌肉跳动为佳。配穴要求局部有明显酸胀或麻感，肾虚型用补法，肝郁型和痰湿型均用泻法。间隔 10 分钟行针 1 次，留针 30 分钟。在月经干净后进行治疗，每日 1 次，连续针刺 15 次为 1 个疗程。可配合经络循按，方法为：患者取仰卧位，腹部放松，沿腹部及下肢阴经经脉循行，从下至上，依次进行循按。每经循按 3 遍，在循按过程中，如遇有疼痛明显或其他感觉明显部位，略延长按压时间。每周 2~3 次，2 周为 1 个疗程，共治疗 3 个疗程。尚可配合中药汤剂内服或超声波治疗。

（二）电针

1. 选穴

主穴：中极、秩边、子宫、关元。

配穴：①血海、三阴交、地机、足三里；②内分泌、卵巢、肾上腺、缘中、三焦（耳穴）。

2. 操作

取主穴 2~3 个穴，配穴第一组 1~2 个穴，第二组每次选一侧耳穴，二侧交替。于两次月经中间连针 3 日或在月经周期第 12~14 日开始（闭经者，在气腹造影或腹腔镜检查完毕后 1 个月），也为每日 1 次，连针 3 日。此为一个周期。进针后，先采用平补平泻手法，用中等强度刺激半分钟，腹部穴要求针感向外生殖器放射。通以电针仪，连续波，频率为 60~120 次/分或用疏密波，频率为 16~18 次/分。电流强度小于 5mA 或以患者感舒适为度。留针 1 小时。耳穴，采用埋针法，每周 2 次。以电针 2~7 个周期为 1 个疗程。如效不显，再继续下一个疗程。

（三）穴位埋植

1. 选穴

主穴：关元、中极、归来、三阴交。

配穴：肾俞、大肠俞、膀胱俞。

2. 操作

主穴取单穴 2 个或双穴 1 对，另加配穴 1 对，穴位轮换使用。一般患者于月经净后 3~7 日进行治疗，闭经患者则在确诊不排卵后开始。用注线法做穴位埋植。以 2cm 长的 00 号羊肠线，塞入腰穿针针孔内。穴位消毒并用利多卡因局部麻醉后，将腰穿针垂直刺入，待得气后，将羊肠线注入穴内。针眼盖以创可贴固定。埋线后，基础体温双相而显示黄体功能不足者，于下次月经后，肌内注射绒毛膜促性腺素（HCG）1000μg，每周 2 次。基础体温上升后，每日肌内注射 1000μg，共 2 日，以维持黄体功能。15 日埋线 1 次，6 次为 1 个疗程，休息 10 日后，再进行第 2 个疗程。

(四)穴位激光照射

1. 选穴

主穴:中极、关元、子宫。

配穴:大赫、气穴、水道、归来。

2. 操作

穴均取,酌加配穴。每次选4~5个穴。患者取仰卧位。以氦—氖激光治疗仪照射,光纤末端输出功率为5~10mW,光斑直径2mm,主穴每次照射10分钟,配穴照射5分钟。每日1次,于月经干净3~5日后照射,与月经同期同步,15~20日为1个疗程。一般需3个疗程。治疗期间测定基础体温,直至观察基础体温呈双相型时停止照射。

(五)穴位敷贴

1. 选穴

主穴:神阙。

配穴:关元。

2. 操作

敷药制备方一,当归、赤芍、丹参、路路通、三棱、莪术、皂角刺各15g,桃仁、川芎、土鳖虫、香附各10g,红藤、败酱草各20g。按照传统中药制剂工艺,将药物有效成分溶出,炼膏后摊涂于纯棉树脂布上备用。方二,川椒、细辛按2:1比例粉碎混匀,每次25g,以生理盐水调糊,备用。方三,生附子60g,透骨草60g,丹参120g,吴茱萸50g,小茴香50g,芒硝60g,路路通30g,桂枝60g,艾叶30g。将上药研面,用白酒浸透、拌匀,装入20cm×8cm的纱布袋内,入蒸笼中蒸1小时,取出用干毛巾包住,备用。

先用主穴,如效不显时改用配穴。方一用于主穴,直接贴敷于脐中。月经干净3日后开始,每2日更换1次。方二也用于主穴,以它填塞肚脐,外敷生姜片,然后用艾条在上方温和灸30分钟,每日1次。上述两方均经期停用,每月连用15日为1个疗程。连续治疗3个月经周期。方三,置于关元穴上,保温热敷60分钟,以下腹部微微汗出为佳,经来第1日放置,每晚1次,连放15日,3个月为1个疗程。

(六)温针

1. 选穴

主穴:气海、中极、子宫、合谷、神阙、三阴交。

配穴:气滞血瘀型,取太冲;湿热瘀阻型,取行间、阴陵泉;痰瘀互结型,取丰隆、中脘;肾虚血瘀型,取肾俞、太溪。

2.操作

主穴均取,配穴据症而加,针刺前嘱患者排空小便。主穴第一组用温针灸法:用1.5寸毫针针刺,先取气海、中极、合谷,再取子宫穴。取子宫穴时在该穴处或周围循按,以压痛点或按压有阳性反应处为针刺点,采用捻转进针法,使针感传至阴部最佳。气海、中极、合谷用补法,子宫穴用平补平泻法。将艾条切成长约1.5～2cm的艾段,用牙签在横截面中央插一小孔,然后穿到主穴已针好的毫针柄上,点燃施灸。每穴连续施灸3壮。神阙、三阴交分别用艾条悬起灸30分钟,以局部潮红为度。对于阳虚者配合神阙施隔盐艾炷灸治疗。配穴只针不用灸法。留针30分钟。

上法,隔日治疗1次,月经期停止治疗。1个月经周期为1个疗程。

(七)穴位注射

1.选穴

主穴:关元、中极、气海、子宫、次髎。

配穴:肝俞、肾俞、脾俞、足三里、阴陵泉、三阴交、太溪。

2.操作

药液:人胎盘组织液、当归注射液、黄芪注射液、丹参注射液。

主穴,每次取2个单穴或1对双穴,配穴取1对双穴,穴位交替轮用。主穴用人胎盘组织液,选用下腹部穴位时应先排尿。注射针尖刺入穴区深部至有酸胀感并向外生殖器放射,注入药液,每穴2mL。配穴可在另外三种药物中任选一种,刺至得气后注入,每穴1mL。每日1次,按月经周期为1个疗程,一般需3个疗程以上。

(八)艾灸

1.选穴

主穴:①关元、子宫、三阴交;②神阙。

配穴:肾虚加肾俞,肝郁加肝俞,痰湿内阻加脾俞、丰隆。

2.操作

药饼处方:淫羊藿15g,补甲骨脂12g,肉苁蓉15g,生地10g,熟地黄10g,山茱萸6g,山药15g,当归20g,龟甲12g,鳖甲12g,赤芍15g,丹参20g,女贞子20g,旱莲草20g。研成极细末,制成药饼备用。

一般仅取第一组主穴,为加强疗效也可加用第二组主穴,配穴据症而加。第一组主穴和配穴用悬起灸法。从月经第4日开始,以清艾条一支,点燃后在上述穴施灸,以局部温热为度,主穴每穴灸20分钟,配穴每穴灸15分钟,熏烤至局部皮肤微红,其面积约3cm×3cm大小。第二组主穴用药饼灸法。药饼放置在神阙穴,可用艾条或艾炷灸,约灸30分钟。上法每日或隔日1次,其中月经周期的第12～16日须每日灸1次,经期停灸。

(九)微波针

1.选穴

主穴:归来。

配穴:中极、关元、子宫。

2.操作

主穴必取,加1~2个配穴,须能配对成双。以2~3寸毫针针刺得气后,套上线圈,接通微波针灸仪,电量开至25~28V,留针20分钟。每日或隔日1次,10~15次为1个疗程,疗程间隔5日。

(十)挑治

1.选穴

主穴:督脉(腰阳关至腰俞段)。

2.操作

令患者取俯伏坐位,显露腰骶部,每次在主穴区域选3个点,上下间隔0.5~1.0cm,做好标记。常规皮肤消毒,术者持经严格消毒的三棱针,将挑治点表皮横行挑破约0.8cm,深约0.2cm,显露皮下白色筋膜,针尖成15°~20°,对白筋连续挑拨,如弹弦样,直至将穴内白色筋丝全部挑断为止,术后用消毒纱布覆盖固定。挑治时间宜选择妇女月经来潮的第2日,每月1次,一般1~3次。15日后夫妇方可行房事,并嘱双方禁食辛辣。

四、针灸疗效及影响因素

不孕症病因复杂,有排卵异常、输卵管炎症及阻塞、免疫学因素、性生活失调、性知识缺乏等原因,也有诸如卵巢发育不全、卵巢肿瘤、输卵管发育不全、先天性无子宫或子宫发育不良等器质性病变所致的不孕,针灸只是针对非器质性因素所致的不孕症。不孕症属于疑难症之一,目前主要根据病因采用药物或手术治疗,针灸只能起到辅助治疗作用。

(一)治疗时机

针灸治疗应根据患者的月经周期规律进行,选择月经周期第12日,也就是月经周期中的排卵期之前开始治疗,连续治疗3~5日,以促进排卵。

(二)病因

治疗前应诊断清楚不孕的原因,属于排卵异常者,通过针灸治疗,促进卵巢正常排卵,能取得较好的疗效;对于输卵管炎症及阻塞性不孕,针灸治疗有利于输卵管的通畅,达到治疗目的;对性生活失调、性知识缺乏等原因造成的不孕,针灸的同时,可通过正确指导以达到疗效;而对于诸如卵巢发育不全、卵巢肿瘤、输卵管发育不全、输卵管闭塞、先天性无子宫或子宫发育不良的器质性病变所致的不孕,则需针对病因采取其他治疗措施。

(三)年龄

据有些学者统计,无论男女,在35岁之前生育能力无显著区别,而在35岁之后其生育能力逐渐下降,不孕的发生可上升至31.8%,40岁之后不孕可达70%,而到45岁之后则很少妊娠。患者的年龄也同样影响了针灸的疗效,相同的病症,年龄越大,疗效就越差。

(四)营养

营养不良导致消瘦、贫血或营养过剩导致肥胖的患者,可引起性腺功能减退,而影响受孕,针刺治疗同时,需改善自身体质,调整营养状态。与正常体重患者对比,这两种患者的针灸疗效相对较差。

(五)精神因素

一旦患有本病,患者压力增加,精神多过度紧张或过度忧虑、焦急,针灸治疗的同时,应配合心理治疗,缓解其异常情绪,则有利于增强疗效。

五、针灸治疗的环节和机制

引起不孕症的最常见因素为排卵障碍和输卵管因素,其中排卵障碍可由下丘脑—垂体—卵巢轴功能失调、激素代谢紊乱、内分泌失调造成的排卵抑制甚至无排卵而导致不孕;全身及卵巢局部因素影响卵巢排卵而致不孕;输卵管因素包括输卵管发育不全、输卵管炎症引起的伞端闭锁或输卵管黏膜破坏使输卵管闭塞、继发感染造成的输卵管阻塞或输卵管先天发育不良等。另外,卵巢病变、子宫病变、子宫颈因素、免疫及外阴阴道因素均可能导致不孕症的发生。

根据本病以上的发生机制,针刺治疗的环节和机制可概括为以下两方面。

(一)调节内分泌作用

针刺可调节下丘脑—垂体—卵巢轴系统的功能,从而调节下丘脑促性腺激素释放激素、尿促卵泡素、黄体生成素的水平,进而调节卵巢性激素的产生,使月经周期趋于正常,促进卵巢排卵;纠正内分泌紊乱,使机体内分泌环境重新达到平衡的状态。

(二)改善微循环作用

针灸治疗输卵管炎症及阻塞性不孕,通过改善微循环及血流变性质,从而促进炎性、坏死组织的吸收和消退,加快组织的修复和再生,有利于输卵管的通畅,达到治疗目的。

六、预后

做好婚前检查,进行性生活和受孕知识教育,消除精神因素。戒除嗜酒及吸烟的习惯,矫正营养不良状况,检查及治疗其他内分泌疾病等均有利于提高受孕机会。

针灸治疗本症有一定疗效,但治疗前男女双方皆应查明原因,必须排除男方或自身生理因素造成的不孕,以便针对性治疗。其中,由于功能失调造成的不孕症,可以采取针灸治疗;而对于器质性病变引起的不孕症,则非针灸治疗所宜。治疗前应重点了解月经、流产、分娩、产褥、性生活史,是否避孕及其方法,是否长期哺乳,有无过度肥胖和第二性征发育不良及其他疾患等情况,治疗期间应注意调节情志及经期卫生,节欲、蓄精,掌握排卵日期,以利于受孕。

(杨春辉)

第六节 慢性盆腔炎

慢性盆腔炎多为急性盆腔炎未彻底治愈而成或输卵管结扎术前、术后存在亚临床型感染所致。慢性盆腔炎包括慢性子宫内膜炎、慢性输卵管卵巢炎、慢性盆腔结缔组织炎,是妇产科的常见病和多发病,也是引起异位妊娠、不孕、盆腔疼痛及盆腔粘连性疾病的常见原因之一。

慢性盆腔炎属于中医学"带下病""癥瘕"等范畴,认为脾虚湿盛或多食膏粱厚味,酿生湿热或肝郁化火,蕴生肝热脾湿,致湿热下注或因久居湿地、房事不洁、六淫湿热之邪直犯少腹而成。素体阳虚,寒湿内盛或寒湿邪气直犯少腹、胞宫而致。平素情志不舒,气机不畅或手术器械损伤胞宫脉络,瘀血阻滞,气滞血瘀而致本病。总之,本病主要由于湿热邪毒、寒湿之邪或瘀血留于少腹胞宫,影响冲任而发病。

一、辨病与辨证

(一)辨病

(1)术后有急性盆腔炎病史,并反复发作。

(2)有或无低热,伴下腹疼痛和腰骶部酸痛,经期或性交后加重,白带增多。

(3)反复发作的亚急性盆腔炎,发作时可有高热、腹痛加重,阴道内诊表现为急性盆腔炎体征。外周血白细胞数增加。

(4)月经紊乱,表现为月经周期缩短,经期延长或伴经间期点滴出血,月经量有所增多。

(5)自主神经紊乱,表现为无一定规律的单个或多个系统主诉,如心悸、潮热、胸闷、气短;恶心、呕吐、腹胀、厌食;头痛、头晕、四肢麻木;易怒、焦虑、抑郁、敏感等。

(6)阴道内诊有慢性盆腔炎体征,一侧或双侧附件增厚或有炎性包块,伴压痛。

(7)腹腔镜检发现慢性盆腔炎可明确诊断。

(二)辨证

1.湿热瘀结

常有低热起伏或病后一直低热不退,腹痛腰酸,经前加重;月经先期量多,带下黄稠味臭,多伴尿黄便干。舌红,苔黄腻,脉弦滑数。

2.寒湿阻滞

小腹胀痛,腰骶酸坠,得温则舒,遇寒或劳累后加重;月经量少,带下色白质稀,多伴畏寒肢冷,乏力。舌淡或有瘀斑,苔白腻,脉沉缓。

3.气滞血瘀

小腹胀痛或刺痛,按之痛甚,经前或经期疼痛明显;经色黯有血块,块下痛减或经血淋漓不断,多伴经前乳胀、精神郁闷或烦躁易怒。舌黯有瘀斑,苔白,脉弦涩或沉细。

二、针灸治疗及选穴原则

(一)治疗原则

本病以清热利湿、活血化瘀为基本治疗原则。

(二)选穴原则

在选穴上可根据肾主生殖,肝主疏泄,脾主运化水湿,冲任主月事,带脉主带下等理论选用相关穴位。具体选穴原则如下。

1.局部选穴

根据"腧穴所在,主治所在"的规律从局部选穴,取带脉、五枢、维道、曲骨、气海、关元、子宫、天枢、归来、次髎、白环俞、秩边、会阴、会阳等疏通局部气血,活血化瘀。另外,本病常在腹部有条索状或囊性肿块,并有压痛,因此,也常选阿是穴。

2.辨证对症选穴

湿热瘀结,选中极、水道、曲骨、阴陵泉、三阴交、丰隆、行间、曲池、合谷等;寒湿阻滞,选神阙、气海、腰阳关、命门、足三里、阴陵泉、三阴交等;气滞血瘀,选膻中、期门、内关、太冲、血海、膈俞、合谷、三阴交等;低热,选曲池、行间、大椎等;乏力,选膏肓、足三里。

三、治疗

(一)穴位注射

1.选穴

主穴:阿是穴、维胞、中极、归来、子宫、关元。

配穴:足三里、三阴交。

阿是穴位置:耻骨联合上3横指,腹正中线旁开3横指。

2.操作

药液:生理盐水10mL、利多卡因3mL、克林霉素磷酸酯300mg、地塞米松3mg加糜蛋白酶5mg(5mg/1mL)、人胎盘组织液,当归注射液,维生素B_1注射液100mg(100mg/2mL)加5mL生理盐水,黄芪注射液。

主穴中可选阿是穴加配穴1个或选主穴2个加配穴1个。阿是穴用第一种药液,患者排空膀胱,取仰卧位,自经期第1日开始,每次取一侧,双侧交替注射,连续5日。其余穴位,可任选其他药物,每次任取一种药液注射,也可用不同药液在不同穴位注射。每次每穴注入0.5~1mL药液。穴位可轮换使用。注射时,进针不可过深,以得气为度,缓缓推入药液。每日或隔日1次,6~10次为1个疗程。

(二)穴位激光照射

1.选穴

主穴:子宫。

配穴:分3组。①关元、中极、气海、肾俞、血海、足三里、关元俞、三阴交。②八髎。③子宫、内分泌、盆腔、卵巢(均为耳穴)。

2.操作

主穴每次必取,如为附件炎、输卵管不通等症,加取第1组配穴,每次照射共4穴;如为盆腔内肿块,加第2组配穴。效不显著时,酌加第3组。

用氦—氖激光治疗仪,波长632.8nm。主穴加第1组配穴,每次取3~4个穴,可轮流取用,输出功率为3~5mW,主穴照射10分钟,配穴每穴照5分钟;主穴加第2组配穴,输出功率为25mW,每次共照射20分钟。耳穴用导光纤维直接接触皮肤,输出功率为7mW,光斑直径4mm,面积为12.56mm^2。每次选5个穴点,每穴照射5分钟。共照射25分钟,均为每日1次,15次为1个疗程。

(三)艾灸

1.选穴

主穴:关元、气海、中极、归来。

配穴:大肠俞、次髎、三阴交。

2.操作

以主穴为主,效不显著时加配穴。每次取2～3穴。操作可用传统隔姜灸、艾条灸或艾盒灸法,亦可用经穴灸疗仪灸照。

隔姜灸法:取纯艾做成直径1.5cm、高1.8cm的艾炷,置于0.4cm厚的鲜姜片上点燃,每穴灸3壮,每壮需6～7分钟。

艾条灸法:用雀啄灸法,每个穴位灸5分钟左右,以局部潮红为主。也可采用热敏灸法,在所选穴位,分别按以下步骤依次进行回旋、雀啄、往返、温和灸4步法施灸操作。先行回旋灸3分钟温通局部气血,继以雀啄灸2分钟加强敏化,循经往返灸3分钟激发经气,再施以温和灸发动感传、开通经络。只要出现以下1种以上(含1种)灸感反应就表明该腧穴已发生热敏化,如透热、扩热、传热,局部不热远部热,表面不热深部热,施灸部位或远离施灸部位产生酸、胀、麻、痛等非热感。

艾盒灸法:艾条1支,切成数段后,置于自制灸盒(长18cm、宽14cm、高10cm、距盒底面6cm处镶铁丝网)内,置于腹部穴位上施灸。

灸照法为:用经穴灸疗仪,灸头固定在穴位上,穴上置0.2cm厚之鲜姜片,每次灸照20分钟,温度以患者感到舒适为度。上述均为每日1次,10次为1个疗程,疗程间隔3～5日。需2～3个疗程。

(四)体针

1.选穴

主穴:关元、水道、足三里、三阴交、归来、蠡沟。

配穴:湿热型加中极、阴陵泉;瘀血型加血海、地机、府舍;虚寒型取气海、肾俞。

2.操作

每次选主穴2～3个,据症型酌加配穴。取2寸毫针,关元穴针感要求达到阴道,水道、归来宜往附件部放散;手法要求提插轻匀,并结合小幅度捻转,重在激发得气,以停针时,患者感到腹内有一阵阵如发病时的腹痛感为佳。湿热型和瘀血型均用泻法,虚寒型用补法,其余穴得气后,做平补平泻手法。均留针20～30分钟,腹部穴留针时对虚寒型及瘀血型者可加用温针灸或艾条悬起灸:取艾条2根依序对关元穴进行回旋灸2分钟,继以雀啄灸2分钟,再循经往返灸2分钟,再施以温和灸至患者自觉热感向深部透至腹腔,再灸至腹腔热感消失。针刺时,不宜直接刺炎症部位和包块区。月经期暂不用温针。每日或隔日1次,10次为1个疗程。疗程间隔3～5日。并认为在月经后5～7日治疗本病疗效较好。

(五)穴位敷贴

1.选穴

主穴:神阙、关元、子宫、阿是穴。

配穴:瘀血阻滞型取府舍、三阴交、水道、血海;久病肾亏型取命门、气海、八髎;

胞寒血瘀型取中极、府舍、石门、肾俞、水道。

阿是穴：腹内包块相应体表投影处。

2.操作

敷药制备如下。①炮姜30g，红花24g，肉桂15g，白芥子、胆南星各18g，麻黄、生半夏、生附子各21g，红娘子、红芽大戟各3g。用香油2.5kg将上药炸枯去渣，按每500g油加入樟丹240g，750g油加麝香4g、藤黄末30g，摊成大膏药每张重6g，小膏药每张重3g，备用。②定痛膏，香附30g，青皮20g，延胡索40g，姜黄、乳香、没药、三七、大黄、黄柏、大贝母各20g，皂角刺30g，苍术30g，桂枝20g，白芷30g。散瘕膏，三棱、莪术各40g，阿魏、乳香、没药、三七、桂枝、吴茱萸各30g，艾叶40g，干姜20g，苍术、白芷、延胡索各30g。化瘀膏，赤芍、蒲黄、虻虫、皂角刺、没药、威灵仙、干漆各60g，红娘、露蜂房、藤黄各30g，铅丹、血竭各35g，麝香1g，沉香20g。上述三方均按常规熬制黑膏药方法制备，前二方每贴重5g，后一方摊成直径4cm、厚3mm的膏药。③千金妇炎膏，当归、川芎、红花、延胡索、制乳没、大黄、榧子、黄芩、黄连、川椒、麝香、冰片等；上药按一定比例，依照传统工艺，铁质容器、纯香油基质，改进为可控火源，延长药物渗透及低温炼制时间，促进有效成分溶出，炼膏后摊涂于纯棉树脂布备用。

主穴为主，据证选用配穴。使用时将所选穴区洗净拭干。第一组膏药，把膏药加温烘烊后贴穴，除阿是穴用大膏药，余均用小膏药。夏季12小时换药一次，冬季2日换药一次。月经期停用，12次为1个疗程。第二组膏药，同上法据证而选用贴敷7日后，揭去，间隔3日再行下次，3次为1个疗程，共3个疗程。贴敷膏药的同时，可配合艾灸，用温和灸，每处灸5～10分钟，每日1次，疗程同上。第二组千金妇炎膏则可根据病变部位进行腹背部穴位对贴。如在下腹一侧或两侧子宫穴与尾骶部的八髎穴对贴或关元穴与八髎穴对贴，保持14天为1个疗程，连用3个疗程，每疗程间停用7日。治疗期间停用其他药物。

（六）温针

1.选穴

主穴：关元、归来、带脉、气穴、足三里。

配穴：气海、三阴交、子宫、肾俞。

2.操作

主穴为主，配穴酌加。先让患者排空小便，针刺腹部及下肢穴位时取仰卧位，针刺腰背部穴位取俯卧位。选定穴位，常规皮肤消毒，针具选用1.5寸毫针，用中等刺激，得气后施补法1～2分钟。在针柄套上2.5cm长的艾条段，艾条段距皮肤2.5～4.0cm，点燃艾条施灸，以患者感到皮下组织发热，舒适为度。每穴灸2～3壮或温灸30～40分钟，待艾段燃尽冷却后全部起针。为防烫伤，可在穴区放一纸垫。

每日或隔日1次,10次为1个疗程,疗程间隔3日,经期停止治疗。一般要3个疗程。治疗期间忌食辛辣刺激之品。

(七)拔罐

1.选穴

主穴:关元、肾俞、三阴交、第十七椎下。

配穴:气海、腰眼、大椎、八髎。

2.操作

主穴为主,疗效欠佳时加取或改取配穴。每次选用2~3个穴,先按摩穴位,待周围络脉显露后,即用三棱针点刺,按症情轻重而决定点刺数量及深浅,再拔罐5~10分钟。出血量3~15mL。也可先吸拔留罐15~20分钟,再以三棱针(也可用皮肤针)迅速点刺十数下,散刺轻刺,以微出血为准。主穴再用艾条温和灸15分钟。

上穴方法每日或隔日1次,穴位交替轮用,10次为1个疗程。

(八)穴位埋植

1.选穴

主穴:分2组。①关元、次髎、三阴交、肾俞。②中极、归来、脾俞、足三里。

配穴:湿热加蠡沟、阴陵泉,寒湿加地机、阴陵泉,瘀血加中都、地机。

2.操作

主穴,两组穴位交替使用,配穴据症而加。暴露埋线部位,在穴位上画"十"字定位,常规严格消毒。用利多卡因在穴位上进行局部注射麻醉,接着将羊肠线根据需要截取不同长度(四肢线长1~1.5cm,腹部、背部、臀部线长2~4cm为宜),用生理盐水浸后穿入准备好的套管针,背部穴位针尖斜向脊柱方向刺入2.5~3cm,有针感后注入羊肠线;腹部穴位直达肌层注入羊肠线。羊肠线不能露出皮肤,埋线后,穴位用创可贴覆盖保护,防止感染。嘱咐患者针眼位置3日不能沾水。前3次每隔15日治疗1次,后3次每隔1个月治疗1次,6次为1个疗程。

(九)火针

1.选穴

主穴:关元、中极、水道、归来、三阴交、次髎。

配穴:寒湿加肾俞、阴陵泉;湿热加阴陵泉、蠡沟;肝郁加肝俞、太冲;脾虚加脾俞、足三里。

2.操作

主穴为主,用火针治疗;配穴据症而加,用毫针刺法。先让患者取仰卧,局部常规消毒后,选择中粗火针,将针烧红至白亮迅速刺入选定部位,只点刺不留针,腹部穴位刺3~5分,三阴交刺2~3分。然后再令患者俯卧,局部消毒后,火针点刺次髎,深度2~3分。针毕均用消毒干棉球按揉穴位。隔日1次,7次为1个疗程,间隔3日进行下1个疗程,一般需3个疗程。

四、针灸疗效及影响因素

慢性盆腔炎包括慢性子宫内膜炎、输卵管卵巢炎、慢性盆腔结缔组织炎,是引起异位妊娠、不孕症、盆腔疼痛及盆腔粘连性疾病的常见原因。慢性盆腔炎病情迁延,难以治愈,常反复发作,目前多主张应用中药、物理治疗、西药抗炎等综合治疗方法,针灸对缓解腹部症状有一定疗效,但作用十分有限,可作为一种辅助治疗手段。在治疗方法上包括毫针、灸法、神灯照射、电针等,在选穴上以下腹部和腰骶部穴位为主。

(一)病变程度

本病病变初期盆腔炎症比较局限,病情轻浅,针灸疗效较好;如果病情迁延日久,出现子宫肥大、子宫旁结缔组织增厚或呈片状增厚、输卵管积水或输卵管卵巢囊肿,针灸可部分缓解症状。

(二)患者体质

患者体质差,机体抵抗力低,病情较顽固,针灸起效也较慢,疗效较差。当患者体质较好,抵抗力较强时,针灸也容易奏效。

五、针灸治疗的环节和机制

(一)促进盆腔血液循环

本病的本质是盆腔的慢性炎症,针刺能调节血管的舒缩运动,加快局部血流速度,血流量增加,使盆腔组织器官加快了代谢,改善了组织的营养状态,同时有利于间质水肿及炎症细胞浸润逐渐减轻或消散,促进慢性炎症的吸收和消除。

(二)调节机体免疫功能

针灸可提高机体的免疫力,增强机体的抵抗力,免疫细胞活性增强,使其吞噬和消除细菌的能力增强,可促进盆腔慢性炎症的消除。

六、预后

慢性盆腔炎病情迁延,难以治愈,常反复发作,卵巢功能损害时可有月经失调,输卵管粘连阻塞时可致不孕。因此,本病以预防为主,应加强急性盆腔炎及时彻底的治疗。慢性盆腔炎如出现明显肿块如输卵管积水或输卵管卵巢炎块,尤其是肿块直径>6cm或盆腔因粘连而出现肠梗阻或盆腔内肿块不能排除肿瘤或经常反复发作,则考虑手术治疗。患者应注意加强个人卫生护理,保持外阴清洁,尤其是经期、孕期和产褥期。患者要解除思想顾虑,增强治疗的信心,坚持长期治疗,增加营养,还应注意适当的体育锻炼,增强抵抗力。

(杨春辉)

第六章 针灸治疗儿科疾病

第一节 惊风

惊风是小儿时期常见的一种以反复抽搐伴惊厥、神昏为特征的证候。一年四季均可发生,一般以 1～5 岁的小儿多见,年龄越小,发病率越高。发病来势急骤,变化迅速,证情凶险,变证丛生或危及生命或窍络闭阻,是一种恶候,被古代医家列为儿科四大证之一。

惊风又是发生于多种疾病过程中的一种临床症状,病情比较复杂,范围比较广泛,往往涉及外感高热、小儿暑温、疫毒痢、肺炎喘嗽变证等。至于癫痫、脐风等病所引起的抽搐,按传统认识有所区别,另有专篇论述。本病相当于西医学的小儿惊厥,其中伴有发热,多为感染性疾病所致,颅内感染性疾病常见有脑膜炎、脑炎、脑脓肿等,颅外感染性疾病常见有各种严重感染,如中毒性菌痢、中毒性肺炎、败血症等。不伴发热,多为非感染性疾病所致,如电解质紊乱、低血糖、颅脑发育不全、药物中毒、食物中毒等。

由于惊风的发病原因不同,证候表现有虚有实、有寒有热,故分为急惊风、慢惊风两类。

一、病因病机

(一)急惊风

急惊风病因,以外感时邪(六淫、疠气)、内蕴痰热积滞、暴受惊恐为其主要因素。其发病机制有 4 个方面。

1.病发心肝

"诸风掉眩,皆属于肝""心主神明"。《幼科发挥·急慢惊风》云:"肝主风,木也,飘骤急疾,莫甚于风。心主惊,火也,暴烈飞扬,莫甚于火。木火阳也,故病在于心肝,谓之急惊而属阳。"又说:"急惊风,肝风甚而心火从之,木生火也。"故急惊风证,主要在肝心二脏,肝风心火,二阳交争,风乘火势,火借风威,交相扇动而成。

2.气升上盛

风、热、暑之外邪,某些疠气,食、痰及五志所化之火,其性皆有上炎之特点,故其为患,病则上炎,甚则使气机升多降少或只升不降。肝属少阳风木,为将军之官,其特性为升,其病则升;心为火脏,体阴而用阳,心之常火下潜,病火则上炎。肝心既病,风乘火势,火借风威,风火相扇,气机升亢过盛。惊吓跌仆,惊则气乱,逆升向上,神无所依。五志化火,心火上炎,致使气机逆升或因其邪气性质炎上或因肝心病升或因惊吓气乱,皆可形成气机升多降少或只升不降,血、津液、痰、邪生之毒,皆随气升而上壅,形成气升上盛之势。

3.邪热痰惊

引起急惊风的外感淫邪有风、暑、湿、火及疠气或经表而客犯肝心或直犯肝心。六淫邪气及瘟疫毒邪侵袭小儿,病邪由体表进入体内,产生强胜的火热之邪,由表入里,从营分到血分再到心包,火热邪气将体内血液、津液炼化为痰,痰堵塞经络,气血不能通过经络濡养心神,而出现昏迷。惊可由痰生或因热生,惊亦可生风。总之,邪、热、痰、惊互为影响,构成了急惊风发病机制的环节。

4.重多危变

肝心火热,势可伤阴入血,甚可阴竭而阳脱;气机升多降少或只升不降,"血之与气,并走于上,则生大厥",则可形成气闭、湿闭;升散亢极,正气耗伤,瞬间又可阳脱。邪气客犯肝心,气阴耗损,则窍络闭阻。邪气久客,正气虚弱,也可转成慢惊风。惊风频发,内风与痰浊相搏,进而阻塞心窍,扰乱神明,亦可继发癫痫,故《证治准绳·幼科》有"惊风三发便为痫"之论。

(二)慢惊风

慢惊风多由其他大病久病,调护失宜以及禀赋不足,从而使正气虚损或由急惊风等其他病证传变,致成肝旺神愦而发。其发病机理有5个方面。

1.正虚邪恋

外感急惊风,病久邪仍深伏心肝,正气大伤而致。

2.脾虚肝旺

先天禀赋不足,或因急惊风伤损或其他病证伤损或调护不当或治药不当,致成脾虚肝旺,肝亢生风。

3.阳虚风动

因脾肾之阳素亏或其他病证、不当用药损伤脾肾阳气,致成脾肾阳衰,一则气阳虚衰无力统摄而风动,二则阳虚阴寒内盛,阻碍阳气之温煦和统摄而风动。此即所谓之"慢脾风"。

4.阴虚风动

先天禀赋不足或急惊风、温热病等其他病证伤损或用药不当伤损,使阴液不足,一则肾阴亏虚、水不涵木而动风,一则肝阴亏虚、肝阳上亢而动风,二则肝血亏虚、筋脉失养而动风。

5.痰血瘀阻

或因禀赋或因他病伤损脾肾阳气,寒湿内停,聚成痰浊;或因气虚(滞)或因跌仆而致瘀,甚或浊痰与瘀血互结,阻塞阳气输布、温煦、统摄而动风。

二、治疗

(一)针刺疗法

1.急惊风

治法:开窍、清热、息风。取督脉、足厥阴经穴为主。

主穴:印堂、水沟、太冲。

配穴:外感温热加大椎、曲池、十二井穴。痰热惊风加瘛脉、中脘、合谷、丰隆。惊恐惊风加四神聪、劳宫、涌泉。

方义:印堂能定惊安神;水沟可通调督脉,醒脑开窍;泻太冲可平肝息风。热邪盛者取大椎、曲池以泻热;取十二井穴可清泻诸经之热,并具有启闭开窍之功。痰热重者取中脘、丰隆、合谷调理脾胃,清化痰热,配瘛脉泻三焦经热,镇惊止痉。惊恐者取四神聪以镇静安神,配劳宫、涌泉宁心定志,救急止痉。

操作:针刺用泻法。

2.慢惊风

治法:调整阴阳,镇惊止痉。取任脉、督脉经穴为主。

主穴:百会、神庭、关元、三阴交、足三里。

配穴:脾肾阳虚加脾俞、肾俞、中脘;阴血亏损加太冲、然谷。

方义:慢惊风多属虚,取百会、神庭以镇惊安神;取关元、三阴交、足三里以扶正、止痉。取脾俞、中脘调补脾胃,以益生化之源;配肾俞补肾壮阳,以消阴寒;取太冲、然谷以益阴养血、息风止痉。

操作:针刺用补法,并用灸法。

(二)穴位敷贴疗法

(1)用山栀子、桃仁泥、面粉、鸡蛋清调和,贴两足心涌泉穴处,纱布覆盖,胶布固定,以治疗小儿急惊风引起的壮热。

(2)将新鲜蚯蚓洗净捣烂,蜂蜜调匀成膏,贴敷于囟门处。

(三)艾灸疗法

选穴:发作时,取水沟、十宣、百会、合谷、太冲;间歇期,急惊风加大椎、中脘、丰隆,慢惊风加脾俞、胃俞、肾俞、肝俞、关元、神阙。

(1)艾炷灸:选用1或2个穴位,取麦粒大艾炷灸之,温热红润而痉止,即可取下,每穴3~5壮。一般每日治疗1次,必要时,当日可再施用。选穴中首选穴位是水沟,次是百会。

(2)艾条灼灸:每次选 2 或 3 个穴位,以细枝艾条直接点灸穴上,以背部及四肢穴位为主,点艾灸后穴位可敷治疗烫疮的油膏,如京万红软膏。

(朱雪娇)

第二节　发热

发热是指体温高于正常范围,为小儿常见病证。常因风寒、风热等邪气太盛或小儿体质偏弱,致邪气侵袭体表,卫阳被郁导致发热;或由于外感误治、失治;或乳食所伤,肺胃壅实而致发热;或因小儿先天不足、后天失养;或素体虚弱、重病久病,气阴耗伤而致发热。

一、诊断

(一)外感风寒

发热,无汗,头痛,恶寒,鼻塞,喷嚏,流清涕,舌淡,苔薄白,指纹浮红,脉浮紧。

(二)外感风热

发热,微汗,头痛,口干,咽痛,鼻塞,喷嚏,流浊涕,舌红,苔薄黄,指纹浮紫,脉浮数。

(三)肺胃实热

高热,气促,面赤,烦躁,不思饮食,口渴喜饮,便秘,舌红,苔黄燥,指纹紫滞,脉数有力。

(四)阴虚发热

午后发热,手足心热,盗汗,食欲不佳,形瘦,舌红,苔少或花剥,指纹淡紫,脉细数。

二、治疗

(一)针灸治疗

治法:清热解表,宣肺,滋阴。以督脉、手阳明经穴为主。

主穴:大椎、曲池、外关、合谷。

配穴:外感风寒加风池、风门、列缺;外感风热加孔最、鱼际、少商;肺胃实热加尺泽、内庭;阴虚发热加肺俞、肾俞、三阴交。

操作:主穴毫针刺,用泻法。大椎可行点刺放血或刺络拔罐法;少商宜点刺放血。

方义:大椎属督脉,为诸阳之会,能宣散一身阳热之气;肺与大肠相表里,曲池为手阳明经合穴,配手阳明经原穴合谷,可宣肺解表;外关既为手少阳之络穴,又属八脉交会穴,通于阳维,善宣达三焦气机,疏散风热。

(二)其他治疗

1. 耳针法

取神门、交感、肾上腺、额、肺、内鼻、耳尖。每次选2~3穴,毫针刺或压丸法。

2. 拔罐法

取大椎、身柱、大杼、肺俞、风门。拔罐后留罐15分钟或于背部膀胱经走罐。

3. 穴位注射法

取大椎、风门、曲池。每穴注入柴胡注射液0.5mL,每日1次。

(朱雪娇)

第三节 呕吐

呕吐是因胃失和降,气逆于上,胃内容物由胃中上逆经口而出的一种病证,可发生多种疾病的过程中。古人将有声有物谓之呕,有物无声谓之吐,有声无物谓之哕。由于呕和吐常同时发生,很难截然分开,故称呕吐。

本病任何年龄和季节都可发生,以婴幼儿及夏季易于发生。常急性起病,治疗及时一般可向愈,如损伤胃气,胃纳失常,可耗损津液,导致气血亏虚,部分患者病程较长,可迁延致慢性。

呕吐是儿科临床常见症状,引起呕吐的原因很多,如消化道功能紊乱、胃炎、消化道溃疡、阑尾炎、胆囊炎、肠梗阻等消化系统疾病或肝炎、伤寒等急性传染病,颅脑疾患及肾炎等,临床可参考本证进行辨证论治。

一、病因病机

胃为水谷之海,主受纳腐熟水谷,以通降为顺,无论什么原因有损于胃,导致胃气通降功能失常,胃气上逆,发生呕吐。

(一)乳食伤胃

小儿脾胃功能薄弱,喂养不当,乳食过饱或过食肥腻之物或嗜食生冷,导致胃脘积滞,脾胃升降、纳运功能失常,发为呕吐。

(二)外邪犯胃

感受风、寒、暑、湿、燥、火等六淫邪气,直犯胃经,胃失和降,发为呕吐。由于季节不同,感受的邪气也会不同,但一般以受寒者居多。

(三)胃热气逆

胃为阳土,性喜凉润,如感受暑热邪气或过食性热或肥甘厚腻食物或乳母平素嗜食厚味肥腻食品,以致乳食积热,热毒蓄积于胃,胃热气逆,发为呕吐。

(四)脾胃虚寒
病后体虚,脾胃虚弱,中阳不振,胃虚不能盛受水谷,脾虚不能化生精微,运化升降失常,胃气上逆,发为呕吐。

(五)情志失调
脾胃升降功能与肝脏的疏泄功能密切相关,若因情志失和,如环境不适,所欲不遂,学习压力较大,导致肝失条达,肝郁犯胃,而致气逆呕吐。

小儿呕吐以胃失和降、胃气上逆为共同发病机理,病变脏腑主要在胃,与肝、脾有密切关系,其病理表现不外虚实两类。实证多因食滞、外邪、肝气等犯胃,以致胃气壅塞,升降失常,胃气上逆,发为呕吐;虚证多为脾胃虚弱,纳运失常,不能和降。初病多实,呕吐日久,损伤脾胃,脾胃虚弱,由实转虚。脾胃素虚,不能纳运乳食,可出现虚实夹杂。

二、临证思路

(一)病机辨识

1. 内因

(1)乳食积滞:多有伤乳伤食的病史,呕吐物多为乳块或未消化食物,多有酸臭味,口气臭秽,吐后觉舒,常伴有胸闷腹胀、嗳气、大便气味酸臭。饮食过杂,尤其是过喝冷饮,腹胀不适,肠鸣过亢,大便不通,舌苔厚浊。食滞郁而化热,口渴、面赤唇红,舌红苔黄。胃寒而兼伤食,呕吐物酸臭不明显,苔白腻。

(2)胃热气逆:多以食入即吐、呕吐较频繁为主要特点。胃实热,口渴多饮,面赤唇红,舌红苔黄。胃阴亏虚,虚火内生,胃脘灼热隐痛,口干舌燥,大便秘结。胃虚热扰,素体脾胃虚弱,感受温热病邪,余热未清,胃虚热扰,发为呕吐,可见神疲乏力,正如《伤寒杂病论》云:"伤寒解后,虚羸少气,气逆欲吐。"

(3)脾胃虚寒,水饮内停:病程多较长,食后良久方吐,呕吐不消化食物或清涎稀水,疲倦乏力,肢冷,少气懒言,舌淡,苔白腻,脉滑,重按无力。

(4)肝火犯胃:多因肝气不舒,肝郁化火,以呕吐酸苦、嗳气为主要特点,因情绪刺激而加重,口苦咽干,烦躁,胸胁胀痛等不适,脉弦。

(5)虫吐:需注意胃热或胃寒以及蛔厥。胃热,呕吐酸苦,面唇色赤,口干,苔黄,脉数;胃寒,呕吐清涎,面唇青白,肢冷,腹痛喜按。

(6)夹惊吐:多因饮食时突然受惊所致,以呕吐清水、心神烦躁、睡卧不安、脉弦数为主要特点。

2. 外因

外邪犯胃,多突发呕吐,兼见发热、恶寒、鼻塞流涕、咳嗽等外感表现。风寒犯胃,呕吐物多清稀,气味不臭,恶寒恶风较甚,流清涕,身痛乏力。风热犯胃,呕吐酸臭不化,喉核红赤,吞咽有梗阻感或诉疼痛。暑湿犯胃,发热无汗,身重,脘痞胸闷,苔腻,脉滑数。

总之,呕吐的辨证,应注意从呕吐成因、呕吐物的性状、伴随症状以及舌脉象等辨别呕吐的寒热虚实。寒吐多因小儿或乳母过食生冷瓜果或感受风寒邪气,以致寒滞胃脘或素体脾胃虚弱,寒从内生,中阳不振,多表现为暮食朝吐,朝食暮吐,呕吐物清稀或多为未消化食物,恶寒肢冷等。热吐多因小儿或乳母过食热性食物或恣食肥甘厚腻食物,以致胃中蓄热或肝郁化火犯胃或温病后期余热未清,多食入即吐,呕吐酸涎,热臭气秽,口渴饮冷等。虚吐多由体虚胃弱或久病胃虚,以脾胃虚寒多见。脾胃纳运失常,故食而不化,腹胀。阳气温煦功能失常,可见面白肢冷、倦怠乏力等。小儿平素体质壮实,偶因饮食不慎而出现乳食停滞,呕吐酸臭,可见脘腹胀满、口渴欲饮等。外邪犯胃,如正气未衰,属实证范畴。部分病证常虚实夹杂,由实转虚或因虚致实,如胃寒中阳不振,导致水饮内生,发为呕吐,为因虚致实。

(二)症状识辨

1.单见呕吐

呕吐一证,儿科常见,病因多见有一伤食为甚。呕吐物酸臭、见不消化食物残渣者,多为伤食积滞,常有伤食史;呕吐物酸臭不甚、上腹部喜热按者多为寒;呕吐酸臭甚、腹胀不适、大便酸臭黏腻不爽者,多为胃肠湿热;因情志受伤,出现呕吐酸苦、嗳气、烦躁、胁肋不舒者,多为肝气犯胃;时诉腹痛,偶见吐蛔,见于虫吐;暴受惊恐,也可见呕吐清涎、心神不宁、睡卧不安等。另外,当注意与外科急腹症、颅脑疾病以及药物中毒等引起的呕吐相鉴别,及时明确诊断避免误诊、漏诊。急腹症多腹痛明显,腹肌紧张拒按,可伴有发热等;颅脑疾病呕吐多为喷射状,伴精神神志障碍等;药物中毒有错误服用药物情况,除呕吐外多伴有恶心、头晕、烦躁等,药物服用史尤其重要。小婴儿乳哺过饱或过急,乳汁从小儿口角中溢出,此为溢乳,并非病态。

2.合并大便不调

呕吐,多伴大便不调。不调多表现为干、溏、臭秽、粘腻、便后不爽等。呕吐量多、阴津受损而致便干难排,多为伤阴,常伴口渴喜饮;大便干硬、上腹不适、心烦、舌苔厚浊色黄,多为腑气不通、胃肠积热;大便粘腻、量少、酸臭味甚、便后不爽,为肠道湿热郁阻;呕吐清涎、上腹胀气、大便清稀不甚臭,为风寒伤胃。

三、治疗

(一)治法与处方原则

呕吐治疗以和胃降逆止呕为基本法则,临证同时注意审因论治,标本兼顾。乳食积滞宜消食导滞,外邪犯胃宜疏解邪气、和中降逆,胃热气逆者宜清热和胃,脾胃虚寒、水饮内停者宜温中散寒化饮,肝气犯胃者宜疏肝降气,虫吐需杀虫止呕,夹惊吐则治以清镇定吐。若因误食药物、毒物等引起的呕吐,切忌盲目止呕,反应积极催吐,帮助患儿将有毒之物尽快排出。

在药物治疗的同时,饮食调护尤为重要。《幼幼集成·呕吐证治》说:"凡治小儿呕吐,先宜节其乳食,节者,减少之谓也。凡呕吐多渴,不可与之茶水,水入复吐,终不能止,必强忍一二时久,而后以米汤与之,吐自止矣。"

(二)针灸治疗

主穴:内关、中脘、足三里。

配穴:寒吐者,加胃俞;热甚者,加合谷;食积甚,加梁门、天枢。

操作:毫针刺法,平补平泻法。寒吐可加用温和灸。

方义:内关为手厥阴经之络穴,可宽胸理气、降逆止呕;足三里为足阳明经之合穴,可和胃理肠;中脘为胃之募穴,能理气和胃止呕。

(三)其他治疗

1. 耳针

选肝、胃、皮质下、交感、神门。每次选2~3穴,毫针刺或王不留行籽贴压,左右交替,每日按压数次。

2. 拔罐

选取脾俞、足三里、上巨虚。留罐5~10分钟。

(杨春辉)

第四节 泄泻

泄泻是以大便次数增多、粪质稀薄或如水样为主症的疾病。以大便溏薄而势缓者为泄,大便清稀如水而直下者为泻。《幼科发挥·泄泻》云:"泄,谓水谷之物泄出也;泻,谓胃肠之气下陷也。"

四季均可发病,以夏秋两季为多。发病以婴幼儿为主,6个月至2岁的小儿发病率最高。本病轻预后良好,重极易伤津耗液,导致气阴两伤,甚至出现阴竭阳脱之危候;久泻迁延不愈,可导致疳证或慢惊风。现代医学的小儿腹泻病可按本文进行辨证论治。

一、病因病机

小儿泄泻的病因主要有感受外邪、伤于饮食、脾胃虚弱与脾肾阳虚,病位主要在脾胃,病机关键在于脾虚湿盛。盖胃主受纳腐熟水谷,脾主运化水湿和水谷精微。小儿脾胃薄弱,易于受损,若脾胃受伤,则水谷不化,精微不布,清浊不分,合污而下,而成泄泻。正如《幼幼集成·泄泻证治》所说:"泄泻之本,无不由于脾胃。盖胃为水谷之海,而脾主运化,使脾健胃和,则水谷腐化而为气血,以行荣卫。若饮食失节,寒温不调,以致脾胃受伤,则水反为湿,谷反为滞,精华之气不能输化,乃致合污下降,而泄泻作矣。"

(一)感受外邪

小儿脏腑薄弱,卫外不固,极易为外邪所袭,外感风、热、寒、暑诸邪常与湿邪相合而致泻,尤以夏秋之季的暑湿之邪多见,故有"无湿不成泻""湿胜则濡泄"之论。脾喜燥而恶湿,湿热之邪,蕴结脾胃,困阻中焦,下注大肠,传化失职,泄泻作也。暑热之邪,伤人最速,易耗气伤津,热迫大肠,骤成暴泻。调护失宜,腹受风寒,寒邪客于脾胃肠道,寒凝气滞,中阳被困,运化失职,泄泻清稀,粪多泡沫。风寒郁阻,气机不得宣通,肠鸣腹痛。外感风寒,邪在卫表,可见发热、恶寒等风寒表证。

(二)肠胃脾虚

先天禀赋不足或调护失宜或治疗不当,致肠胃脾虚,泌别、传导、腐熟、运化功能失司,水谷不分,精微不布,合污而下,而成泄泻。又脾以阳为运,得肾阳以为暖,脾阳不足,无以运化,水湿内聚肠道或阳虚气不化水,水湿留聚于胃肠,发为阳虚泻;肾为胃关、司二便,日久肾虚则关门失守。

由于小儿肝常有余,心常有余,脾常不足,因而肝心之偏强,每致不足之脾病而发泄泻。

(三)耗伤气液,变证丛生

素体阴虚或病热(邪)所伤或泻下无度及水谷少入,耗伤津液,而成阴津不足、阴虚火旺、阴虚风动。

素体阳虚,寒邪所伤,暴泻不止,祛邪耗损或阴伤阳无以生,伤损气阳,以致阳(气)虚欲脱、脾阳衰败、阳虚风动,抑或阴阳两伤,甚或阴竭阳脱。

缓病损伤脾胃,水谷精微不足,而成疳证、血虚、鹅口疮,且易外感。

二、临床表现

腹胀肠鸣,时时作痛,痛即欲泻,泻后痛缓;一日可泻多次,泻物酸腐臭秽或完谷不化,频作嗳气,不思饮食,舌苔腻,脉滑而实者,属伤食泻。如泻下稀薄,色黄而臭,腹部疼痛,身热口渴,肛门灼热,小便短赤,舌苔黄腻,脉滑数者为湿热泻。

三、治疗

(一)针灸疗法

治法:调理脾胃,利湿止泻。取足阳明经穴为主。

主穴：天枢、上巨虚、四缝。

配穴：伤食泻加建里、气海；湿热泻加曲池、合谷、阴陵泉。

方义：天枢属足阳明胃经，又为大肠经的募穴，上巨虚为大肠经的下合穴，二穴同用可调肠腑而止泻；四缝消食导滞，健运止泻。如因伤食者配建里、气海，具有消食滞，除胀满，健脾胃的作用；因湿热泻者，配曲池、合谷以清热，配阴陵泉以利湿止泻。

操作：刺法，不留针。

(二) 耳穴疗法

主穴：大肠、小肠、胃、脾。

配穴：交感、皮质下，湿泄加三焦、耳背脾，食泄加胰胆，热泄加耳尖，虚泄加耳背脾、耳背肾，大便中带脓血加肾上腺、肺、内分泌，胃肠蠕动加速性腹泻加神门、交感，过敏性腹泻加风溪、内分泌。

操作：此法适于慢性腹泻，亦可用于急性腹泻，主穴全用，配穴根据症状选择2或3个。胃、脾、肾穴及虚证所选穴用轻柔按摩手法，实证用强刺激对压泻法。每次贴压一侧耳穴，隔1～2日换压另一侧耳穴，7～10日为1个疗程，疗程间休息7日。

(三) 穴位敷贴疗法

(1)绿豆粉(或糯米粉)调鸡蛋清，敷于小儿囟门，泻止即可去药。各型腹泻均可采用。如兼有呕吐，可同时敷足心涌泉穴以止呕。

(2)苦参、苍术各等分研末，热重者以3∶1配合，湿重者以1∶3配合，以米醋调敷两足心涌泉穴处，外用纱布包裹，4～12小时换药1次，泻缓则换药时间可适当延长。本法适用于治疗小儿湿热泄泻。

(四) 拔罐疗法

(1)火罐吸肚脐：术者采用闪火法，迅速将火罐拔吸在患儿肚脐上，拔吸后可轻微揉动，拉提火罐，约2分钟。

(2)取气海、天枢(双)、长强，依次进行拔罐。每穴10分钟，长强穴连用4次，每次间隔5～10分钟，每晨拔罐1次，拔后用手掌按摩。

(3)选穴：天枢、中脘、气海、足三里；大肠俞、脾俞、肾俞。操作：取大茴香、小茴香各20g，木香、母丁香、当归、白芷、乌药各10g，肉桂、沉香各25g，用水0.5kg先浸泡药物，然后将药煮沸5分钟左右，取适中口径的罐，将药液倒入，闪火法将罐扣于上述前组穴位上，5分钟后取下，后组穴位交替使用。

(五) 艾灸疗法

(1)温灸或隔姜灸脐中，灸后应贴一小胶布，避免脐中伤风寒。3岁以下小儿可隔毛巾温灸脐中。

(2)取中脘、天枢、关元穴，用艾条依次温灸以上各穴，至皮肤有温热感，每次15～20分钟，每日2次，3天为1个疗程。

（3）将肉豆蔻、吴茱萸、小茴香各 10g，共研细末，和鲜葱适量捣烂如泥，做成饼状，分别放于神阙、关元、天枢穴上，艾绒做成枣大，每穴 2～5 壮，视病情轻重，每日 1 或 2 次。

（杨春辉）

第五节　遗尿

小儿遗尿是指年龄≥5 岁儿童平均每周至少 2 次夜间不自主排尿，并持续 3 个月以上。临床上应根据患儿详细病史、体格检查、理化检查及排尿日记等进行明确诊断，排除泌尿系统、内分泌系统、神经系统等方面的疾病。

《诸病源候论·小儿杂病诸候·遗尿候》有言："遗尿者，此由膀胱有冷，不能约于水故也……肾主水，肾气下通于阴，小便者，水液之余也，膀胱为津液之府，既冷气衰弱，不能约水，故遗尿也。"由此可见，遗尿多与肾和膀胱功能失调有关。肾为先天之本，肾气不足，则可导致下元虚寒，膀胱气化功能失调，闭藏失司，而发生遗尿。以温补下元，固摄膀胱为主要治疗法则，采用温肾阳、益脾气、补肺气、醒心神、固膀胱等法，有时需要泻肝清热。

一、辨证分型

（一）肺脾气虚

夜间遗尿，日间尿频而量多，小便清长，大便溏薄，面色少华或萎黄，神疲乏力，食欲缺乏，自汗、动则多汗，经常感冒，舌质淡红，苔薄白，脉弱无力。

（二）下元虚寒

夜间遗尿，多则一夜数次，尿量多，小便清长，面色少华，神疲倦怠，畏寒肢冷，腰膝酸软，舌质淡，苔白滑，脉沉无力。

（三）心肾失交

梦中遗尿，寐不安宁，烦躁叫扰，白天多动少静，难以自制或五心烦热，形体较瘦，舌质红，舌苔少，脉沉细数。

（四）肝经湿热

梦中遗尿，小便量少色黄，大便干结，性情急躁，夜卧不安或寐中龂齿，目睛红赤，舌质红，苔黄腻，脉滑数。

二、治疗

（一）体针

1.选穴

主穴：分 2 组。①关元（或曲骨）、三阴交；②阴三角。

配穴:百会、睛明、箕门、夜尿点(手针穴)。

阴三角共分3穴。穴1:阴茎正面根部上0.5cm;穴2:阴茎背面根部右侧0.5cm;穴3:阴茎背面根部左侧0.5cm。三穴成等腰三角形。如为女孩,穴1可选耻骨联合正中线上1cm,穴2、穴3分别为穴1左右旁开2cm。

夜尿点位置:掌面,小指第二指关节横纹中点。

2.操作

主穴每次仅取1组,2组穴位可单独选用,也可交替轮用。如效不显,加用或改用配穴。每次取2~3穴。各穴操作法如下:取1寸或1.5寸毫针,关元穴直刺,深度0.5~1寸,反复提插探寻,使针感达到外生殖器;曲骨穴,先以15°角向下斜刺,得气后行刮针法(即以拇指甲轻刮针柄)20~30次,将针退至皮下,再分别向左右成35°角刺入肌层,行同样手法后出针。三阴交,针尖略朝上进针,得气后,行提插结合小捻转之补法,并力求针感向膝部方向放散。阴三角三穴,均直刺,进针深度约0.5cm,以产生局部沉胀麻木针感为度。百会穴,沿头皮向前平刺,有沉胀感即可,进针0.5~1寸。夜尿点,直刺0.2~0.3寸。箕门穴,注意避开动脉,直刺1寸,得气后,做捻转补法。睛明穴,嘱患者仰靠或卧,闭目,快速破皮后,沿眼眶内缘慢慢刺入0.5~1寸,得气后留针,不做捻转提插。上述穴位均留针30分钟。每隔5分钟运针一次,睛明和夜尿点用指甲轻轻刮针,余穴除标明补法外,都采取平补平泻手法。每日1次,7~10次为1个疗程,疗程间隔3~5日。

(二)电针

1.选穴

主穴:分2组。①百会旁;②气海、关元。

配穴:足三里、三阴交、中极、曲骨。

百会旁穴位置:百会穴旁开0.5寸。

2.操作

主穴每次用1组,另加配穴1对(任脉穴则为2个)。操作为:嘱患者取卧位,百会旁穴用1.5寸毫针,向后刺1.2寸,至有麻胀感即可,两侧均针。腹部穴,要求直刺至针感放射到会阴部。下肢二穴,直刺进针得气后,平补平泻手法运针2分钟。然后接通电针仪,连续波,频率为200次/分以上。中等量刺激,以患者能耐受为限。通电30分钟。每日1次,10次为1个疗程,疗程间隔3~5日。

(三)穴位注射

1.选穴

主穴:分2组。①关元、三阴交;②肾、膀胱。(均取耳穴)

配穴:阴陵泉、肾俞。

2.操作

药液：①阿托品注射液 0.5mg 加生理盐水 2mL；②维生素 B_1 2mL（100mg/2mL）加维生素 B_{12} 1mL（0.1mg/1mL）；③维生素 B_{12} 1mL（0.1mg/1mL）。

每次取一组穴，两组可单独治疗，也可交替使用，如效不显改用配穴。第1组穴及配穴，用第1组或第2组药液（临用时混合），5mL注射器吸入，并以5号齿科针头，刺入穴区，待得气后，回抽无血，每穴注入 1mL 药液。注射后观察 3~5分钟。第2组穴用第3组药液，取4号针头，找准耳穴敏感点后，刺入皮下，待刺抵耳郭软骨，回抽无血，每穴推入药液 0.2mL，双侧耳穴均取。上法隔日1次，5次为1个疗程，间隔1周后，续治。一般2个疗程。

（四）穴位激光照射

1.选穴

主穴：分4组。①会阴、三阴交；②关元、中极；③命门、中髎；④百会、气海。

配穴：足三里、上髎、膀胱俞、水道。

2.操作

主穴每次任选2组，可交替使用，效不显时酌加配穴。以低功率氦—氖激光针灸仪照射，先通过分光，经过长1m的导光纤维到探头，并将两个探头同时置于2个穴位上。波长为632.8nm，功率密度为 $14.29mW/cm^2$。每穴照射5分钟，每次共照 4~6个穴。每日1次，每10次为1个疗程，疗程间隔 3~5日。

（五）耳针

1.选穴

主穴：肾、膀胱、脾、缘中。

配穴：尿道、肺、腰骶。

2.操作

以主穴为主，酌加配穴。每次取 3~5穴。开始5次，可用毫针刺，选0.5寸毫针，速刺入耳穴，以不穿破耳软骨为度，得气后留针30分钟，每日1次。第6次开始以王不留行籽贴敷，用手捻 1~2 分钟，使患者感到胀痛方可。每次一侧穴，两侧交替，每周换贴2次。嘱患者每日按压2次，另加睡前1次，每次按压5分钟，以耳郭发热潮红为宜。5次为1个疗程。

（六）头皮针

1.选穴

主穴：足运感区（或顶中线）。

配穴：气海、关元、中极、阴陵泉、足三里。

2.操作

以主穴为主，酌加配穴。足运感区，以1寸或1.5寸毫针，取准穴后，快速刺入肌层,向前平刺1.5寸,以拇指、示指快速捻转,频率200次/分,持续3分钟,留针5分钟,如此反复2次后起针。顶中线,取同样毫针,从百会穴,向前顶穴沿肌层透刺1.5寸,以上法快速捻转1次后,留针4~8小时。配穴,每次可配2个腹部穴、1个下肢穴。腹部穴操作为气海透关元或关元透中极。下肢穴直刺得气,均以快速捻转加提插手法,运针1~2分钟,待感应强烈后出针。每日或隔日1次,10次为1个疗程,疗程间隔3~5日。

(七)穴位埋针

1.选穴

主穴:列缺。

配穴:三阴交、关元。

2.操作

一般只选主穴,效不显时加用或改用配穴。每次只取一侧穴。以麦粒型皮内针(腹部及下肢穴用揿钉式皮内针),高压消毒后,刺入穴位,有酸、胀等针感后,上覆盖一方形胶布,以免针具脱落。每天睡前按压数遍。留针2~3日,再埋另一侧。关元埋针时要避免刺入腹膜。3次为1个疗程,间隔1周后再埋。

(八)腕踝针

1.选穴

主穴:下1穴。

配穴:下2穴。

2.操作

仅取主穴,效不显时加用或改用配穴。取2寸毫针,以30°角斜刺进入,当针尖通过皮肤后,即将针放平,使针体基本上保持与表皮平行,沿着与身体纵轴平行的直线缓缓向上送针1寸左右。在进针过程中,除针尖通过皮肤时有轻微刺痛外,要求不引起任何不适感,否则需要调整进针方向或深浅度。双侧均针,留针30分钟。也可采取注线法埋植肠线,以0/2号肠线2cm,置入腰穿针中,用与上述针刺法相同方法,进针1.5寸,然后,一面推针芯,一面缓缓取出针管。注意埋线不可过深,以肉眼能观察到皮下针影为佳。退针后,压迫针孔30~40秒,以防出血,盖以消毒敷料。每次埋一侧,15日埋一次。针刺每日1次,10次为1个疗程,埋线3次为1个疗程。

(九)拔罐

1.选穴

主穴:①关元、天枢、水道;②督脉及膀胱经第一侧线(腰骶段)。

配穴:三阴交、肾俞、足三里。

2.操作

主穴每次任选一组,用拔罐法。第一组选 2~3 个穴,用拔罐法,将小型抽吸罐装入半瓶左右温水,口朝上倒扣于穴位上,用抽吸器或注射器抽去空气,使之吸附,留罐 15 分钟。第二组穴用梅花针轻叩,使皮肤微红,加拔中型罐 1 个,留罐 5 分钟。配穴用艾条做雀啄灸,每穴 3 分钟,以局部潮红为度或取 1.5 寸毫针,刺至得气后留针 30 分钟。在治疗前,须嘱患儿将尿排空。上述方法每日 1 次,7 次为 1 个疗程,疗程间隔 3 日。

(十)手针

1.选穴

主穴:夜尿点。

配穴:气海、关元、三阴交。

夜尿点位置:掌面小指远心端横纹中点处。

2.操作

一般仅取夜尿点,如效不显加配穴。先令患者手心向上,小指伸直平放,用 1 寸毫针直刺 2~3 分深,用轻捻转法,使麻胀感向掌部放射。配穴常规刺法,使有沉胀感。留针 45 分钟,间隔 15 分钟行针 1 次。隔日 1 次,10 次为 1 个疗程。

(十一)艾灸

1.选穴

主穴:神阙、关元、中极、气海、三阴交。

配穴:肾俞、膀胱俞。

2.操作

药艾制备:将丁香 3g,冬虫夏草 3g,硫黄 5g 共研细末,取麝香 0.5g 与上药末共研,然后和艾绒 20g 拌匀,制成黄豆大艾炷。

药饼制备:方一,取中药麻黄 100g,益智仁 50g,肉桂 50g,共同烘干,研碾成粉,过 100 目筛,混合均匀,装于无毒保鲜袋内备用。方二,麻黄 20g,肉桂 10g,益智仁 10g,共研细末备用。

主穴为主,酌加配穴。灸腹部穴时,嘱患者治疗前排尿。有三法,可任选一法。

一为着肤灸法:每次选 3~5 个穴,先以 1%普鲁卡因注射液 0.5mL 局部麻醉,将药艾炷放在穴位上点燃,待灸完 1 壮后,用棉棒将余灰拭净,再更换艾炷,共灸 5~7 壮。随即在灸处贴淡水膏,以促化脓。灸后一般 3~15 日化脓。脓汁多者每日换帖 2 次,少者 1 次。20~35 日灸疮愈合,而留有瘢痕。10~15 日灸 1 次,一般不超过 4 次。

二为艾条悬起灸:用温和灸法,每穴灸 5 分钟,以皮肤潮红为度,并嘱其夜晚入睡前尽量少喝水,忌足部着凉,忌食冷饮。每日或隔日 1 次,7 次为 1 个疗程。

三为隔药饼灸法：药饼方一，每晚睡前取药粉 5g 左右，用米醋调成直径 2cm 左右的药饼，牙签扎数孔敷于脐上。选择圆柱状清艾条，采用温和灸的方法，点燃清艾条，首先灸肚脐，再灸双侧三阴交。施灸者一手将示指、中指置于施灸部位两侧，通过两手指的感觉测知患儿局部受热程度，观察皮肤颜色，询问患儿感觉，随时调节施灸距离。一般艾灸点燃距穴位 2.5～3cm，每次艾灸 20～30 分钟，不配合的儿童艾灸的时间可短些。艾灸后脐部的药饼用敷贴或者胶布固定，每晚更换 1 次，7 日为 1 个疗程，停 2 天再进行下一个疗程。

药饼方二，将药粉用醋调和呈糊状，取适量敷于脐上，然后点燃艾条，做温和灸，持续约 30 分钟。灸毕用纱布将药盖上，以胶布固定，每日换药 1 次。

（十二）温针灸

1.选穴

主穴：关元、中极、曲骨。

配穴：太溪、肾俞、膀胱俞、三阴交。

2.操作

主穴为主，酌加配穴。主穴用温针法，针刺得气后施用补法，剪取长约 2cm 的艾条段插于针柄上点燃，燃尽后取下灰烬继续留针。配穴毫针刺法，得气后行平补平泻。每 10 分钟行针 1 次。均留针 30 分钟。温针灸每日 1 次，10 次为 1 个疗程，两疗程间停针 4～5 日。

（十三）穴位埋植

1.选穴

主穴：三阴交、膀胱俞、小肠俞、关元、中极。

配穴：脾虚，取阴陵泉、足三里；肾虚，取肾俞。

2.操作

每次取主穴 2～3 个，配穴 1～2 个。患者据所选穴位取俯卧位或仰卧位，常规消毒，取 0.5%～1% 普鲁卡因注射液在选定的穴位上做局部麻醉。然后将备好的 0 号铬制羊肠线段（1～2cm 长）放置在腰椎穿刺针管内的前端，后接针芯，左手拇指、示指绷紧或捏起进针部位皮肤，右手拿针，快速刺入皮肤，再将针送到所需深度，出现针感后，边推针芯边退针管，将羊肠线埋植在穴位的皮下组织或肌层，针孔涂以碘伏，盖上消毒纱布，胶布固定 24 小时。前后 2 次治疗时间间隔 20～30 日。

（杨春辉）

第六节　多动症

儿童多动症，早期称轻微大脑功能障碍综合征，又称注意力缺乏多动障碍、小儿多动综合征等，是一种儿童时期常见的行为问题。以活动过度、注意力不集中、知觉力及运动功能障碍、智力差、学习困难等为主要临床表现。多数在学龄期才被家长注意,常见于6~16岁小儿,男孩多于女孩。

中医学中无类似病名。一般认为本病症属心神虚散,与小儿肾水未充,心阴亏少有关。针灸治疗本病症,在古代文献中虽无明确记载,但一些针灸书籍,如《针灸大成》等所提及的"失志痴呆"的取穴治疗,可供我们参考。

一、诊断

有产伤、脑外伤、中毒、后天失养、情志失调等病史。活动过度,说话过多,注意力涣散,情绪不稳定,易受外界影响而激动,自我控制能力差,智力基本正常。翻手试验、指鼻试验、指指试验阳性。脑CT及磁共振检查一般无异常,少数患儿可见小脑及部分脑干轻度萎缩。

(一)心肝火旺

多动多语、冲动、任性、急躁易怒,做事莽撞舌尖红、苔薄黄脉弦或弦数等。

(二)痰火内扰

狂躁不宁,冲动,任性,多语,坐卧不安,难以入睡,苔黄腻,脉滑数等。

(三)肝肾阴虚

多动难静,时有冲动,烦躁易惹,神思涣散记忆力欠佳,脉细数或弦细等。

(四)心脾两虚

神思涣散,记忆力差,学习成绩落后,形体消瘦或虚胖等。

(五)脾虚肝亢

情绪不稳、睡眠不实、大便不调、脉弦细等。

二、治疗

(一)综合法(之一)

1.取穴

主穴:四神聪、率谷、脑户、神庭、大椎、定神。

配穴:①肝肾不足,可取内关、三阴交、太溪、肝俞、肾俞;②肝郁气滞,可取劳宫、太冲、大陵;③神门、心、肝、胆、肾、脑、皮质下、交感(耳穴)。

定神穴位置:人中沟中下1/3交点处。

2.治法

每次取主穴3~4个,据证型加配穴2~3个,耳穴每次均用。进针得气后,施捻转结合小提插手法,其中,泻法手法多用捻转法。留针15~20分钟,留针期间行针2次。不合作者,可不留针。

取针后,肝肾不足型用梅花针循经络走向,叩打背部督脉、膀胱经经脉6遍,并重点叩打肝俞、肾俞穴。肝郁气滞型用梅花针逆经络走向,叩打双上肢心包经及手指尖。自上而下反复叩刺,以潮红为度。

如针刺效果不显著,可通电针,疏密波,强度以患儿可耐受为度,通电时间和上述同。针刺结束后,两型均配合以王不留行或磁珠贴压,每次一侧耳,左右交替。嘱患者每日自行按压3~4次,每次按压3~5分钟。上法针刺及梅花针叩打为隔日1次,耳穴贴压每星期1次。3个月为1个疗程。

(二)综合法(之二)

1.取穴

主穴:分3组。①百会、内关、太冲、曲池、大椎;②心、肾、缘中、皮质下、神门(耳穴);③心俞、肝俞、肾俞。

配穴:分3组。①四神聪、定神、神庭;②肾上腺、交感、三焦、脑干(耳穴);③身柱、胆俞、三焦俞、膏肓俞。

2.治疗

每组主穴取对应的配穴。三组穴同取。第一组穴体针,得气后用泻法,连接电针仪,连续波,频率为60~120次/分,电流强度以患儿能耐受为宜,留针20~30分钟;第二组每次取4~5个穴,用磁珠(380Gs)贴压,每次一侧耳,左右交替,每日按压3次,每次揉压0.5~1分钟,以耳郭发热为度;第三组穴拔罐,每次选3~4个穴,留罐10~15分钟。

上述方法均每周2次,10次为1个疗程,疗程间隔5日。

(三)穴位电疗

1.取穴

主穴:神门、内关、足三里、三阴交、绝骨。

配穴:缘中、胰胆、皮质下、交感、肝、神门。(均为耳穴)

2.治法

每次治疗,主配穴均取。先以电子穴位仪刺激,采用耳穴、体穴导电法,即将负极夹在体穴,正极夹在耳穴上。体穴选4~5个,耳穴5~8个。以直流矩形波做脉冲刺激,输出电流强度在120~3000mA之间调节,刺激频率则为60~200次/分。电流强度或频率越高,其刺激愈强,应视患儿情况予以调节。每穴刺激时间为1~2分钟。电刺激结束后,在所选耳穴上,用小块香桂活血膏(0.7cm×0.7cm)贴敷王不留行。嘱患者每日按压2次,每次200下。每次贴一侧耳,二侧交替,每周换贴2次。连续治疗3~6个月为一阶段。

(四)体针(之一)

1.取穴

主穴:百会、风池、印堂、四神聪、三阴交。

配穴:风府、神门、曲池、合谷、太冲、肾俞。

2.治法

主穴每次取 3~4 个,配穴酌加。患者取坐位,以 1 寸毫针,主穴百会向后、印堂向下直刺施捻转补法;四神聪向前横刺施平补平泻法;风池采用斜刺法,针尖斜向同侧眼球,施捻转补法;三阴交沿胫骨后缘进针与皮肤成 45°角,施提插补法。配穴常规刺法。留针 30 分钟,每日 1 次,7 次为 1 个疗程。可配合心理治疗。

(五)体针(之二)

1.取穴

主穴:四神针、颞三针、脑三针。

配穴:心肾阴虚、精神不易集中者配手智针(内关、神门、劳宫)、足踝针(足三里、复溜、太溪);心肝火旺、多动冲动者配手动三针(后溪、列缺、支沟)、足动三针(太冲、冲阳、飞扬)。

2.治法

主穴均取,配穴据症而加。用 1 寸毫针,头穴平刺进针,四肢穴位直刺常规深度,得气后施平补平泻手法,间隔 10 分钟行针 1 次。留针 30 分钟,每日或隔日 1 次,10 次为 1 个疗程。疗程间停针 5 日。

(六)耳针

1.取穴

主穴:肾、脑点、心、神门、脑干。

配穴:肝、脾、皮质下、交感。

2.治法

主穴每次取 3~4 个,配穴 2~3 个,选外表光滑、颗粒较小的干燥益智仁籽或王不留行籽,置于 0.5cm×0.5cm 的医用胶布中心,并粘贴在所选穴位上。嘱每日早起、午休、晚睡前各按压 1 次,每次按压 3~5 分钟,每次选一侧耳,两耳交替使用。3~5 日更换一次,10 次为 1 个疗程,连续治疗 3 个疗程。

(七)穴位埋植

1.取穴

主穴:手三里、足三里。

2.治法

主穴均取,用注线法。使用有针芯的专用一次性穴位埋线针,将磁化的蛋白线或羊肠线剪成 0.8~1.2cm 长度小段,浸泡于 75% 的乙醇内备用。患儿取仰卧位,双手掌向下,双肘自然微曲,双下肢自然伸直,选定穴位,用甲紫溶液做好标记,常规消毒后,取出适当长度的线段,用 0.9% 的生理盐水冲洗后放入针头内,不用局部麻醉,将埋线针快速刺入穴位,待患者局部得气(有酸、胀、麻感)后用针芯推入线段后出针,用消毒棉签局部压迫止血并常规消毒后,用无菌创可贴粘贴。疗程:分为埋线治疗期(15日埋线1次,2次为1个疗程)和埋线巩固期(1个月埋线1次,2次为1个疗程)。

注意事项:①12岁以下儿童视体质强弱选用0号羊肠线,12岁以上患者一律用1号羊肠线;②必须严格无菌操作,防止感染发生,埋线6小时内局部禁沾水;③蛋白线不宜埋于脂肪组织中,线头不可暴露在皮肤外面,以防止感染;④每下一次埋线时,应循经偏离前次治疗的部位,以免穴位疲劳,影响效果。

(杨春辉)

第七章 针灸治疗五官科疾病

第一节 麦粒肿

麦粒肿是指胞睑边缘生小疖肿,形似麦粒,易于形成溃破的眼病,又称"睑腺炎""针眼""眼丹""土疳"等。本病常因脾胃蕴热或心火上炎,又复外感风热,积热与外风相搏,气血瘀阻,火热结聚,以致眼睑红肿,甚则腐熟化为脓液,发为本病。

一、诊断

本病以眼睑边缘局限性红肿硬结、疼痛和触痛,继而红肿热痛加剧,数日后硬结顶端出现黄色脓点,溃破后脓自流出为主症。兼症有外感风热与脾胃蕴热。

(一)外感风热
局部微肿痒痛,全身不适、汗出恶风、苔黄、脉浮数。

(二)脾胃积热
局部红肿灼痛,伴心烦、口臭、口渴、便秘、脉数。

(三)热毒炽盛
除胞睑局部的红、肿、热、痛,硬结逐渐变大、呈脓之外,还会有口渴喜饮,舌红、苔黄、脉数。

二、治疗

(一)刺灸法
1.外感风热
治法:疏风清热,调和营卫。取手阳明大肠经和手少阳三焦经穴为主。
处方:合谷、天井、风池、少泽。
方义:合谷疏风清热,调和营卫;天井通达三焦气机,以助解表清热;配风池疏风解表,用治目疾;刺少泽出血,可清热解毒。
操作:针刺用泻法,少泽可用三棱针点刺出血。

随症选穴：头痛重者加太阳；麦粒肿若在上睑内眦部加睛明、攒竹；若在外眦部加瞳子髎、丝竹空；若在两眦之间加鱼腰；若在下睑者加承泣、四白。

2.热毒炽盛

治法：清热解毒，消肿止痛。取手阳明大肠经和足阳明胃经腧穴为主。

处方：曲池、内庭、行间、支沟、少冲。

方义：取手阳明大肠经合穴曲池，足阳明胃经荥穴内庭，足厥阴肝经荥穴行间，意在泻热解毒；支沟通腑祛实以泻胃肠实热；刺少冲出血，以泻心火。

操作：针刺用泻法。少冲可用三棱针点刺出血。

随症选穴：可根据患病部位配穴，参考外感风热证；若伴有发热者加大椎。

3.脾胃积热

治法：健脾利湿，清热解毒。取足太阴脾经和足阳明胃经腧穴为主。

处方：阴陵泉、曲池、足三里、大横。

方义：阴陵泉、足三里为足太阴、足阳明经合穴，健运脾胃而利湿；泻曲池清热解毒；泻大横调理脾胃，治疗大便秘结。

操作：针刺用补泻兼施法。足三里施以补法，余穴施以泻法。

随症选穴：兼有腹胀、疳积者加四缝，用三棱针点刺，挤出黏液或血水。

（二）耳针

选穴：眼、肝、脾、肾上腺、耳尖。

方法：耳尖点刺出血，余穴每日针1次，每次留针30分钟，反复运针2次，5次为1个疗程。

（三）挑治法

选穴：肩胛间第1～5胸椎旁淡红色皮疹。

方法：挑断皮疹下白色纤维组织，并捏挤使之点状出血，每挑2～3根，每日1次。

（四）拔罐

选穴：大椎

方法：用三棱针散刺出血后拔罐。

三、注意事项

(1)针灸治疗本病，炎症初起可促使其吸收、消肿、止痛；但切忌挤压。

(2)平素应注意眼部卫生，增强体质，防止发病。

（李忠明）

第二节　耳鸣耳聋

耳鸣、耳聋都是听觉异常，耳鸣是指耳内鸣响，如蝉如潮，妨碍听觉，耳聋是指听力不同程度减退或失听。两者虽有不同，但往往同时存在，后者多由前者发展而来。

对少数听觉器官发育不良所致的先天性耳聋、中耳炎、听神经病变、高血压和某些药物中毒引起的耳聋可参照本法治疗。

一、病因病机

耳为胆经所辖，若情志不畅，气机郁结，气郁化火或情志过极，逆气上冲，循经上扰清窍或饮食不节，水湿内停，聚而为痰，痰郁化火，以致蒙蔽清窍发为本病。

素体不足或病后精气不充，恣情纵欲等可使肾气耗伤，髓海空虚，导致耳窍失聪或饮食劳倦，损伤脾胃，使气血生化之源不足，经脉空虚，不能上承于耳而发为本病。

二、临床表现

（一）实证

突发耳鸣、耳聋，耳中闷胀或响声不断，声响如蝉鸣或海潮声，按之不减。肝胆火旺者多伴有头胀，面赤，口苦，咽干，夜寐不安，烦躁，舌红苔黄，脉弦数。痰火壅塞者，多见脘腹满闷，呕吐痰涎，口苦，舌质红，舌苔黄腻，脉弦数。

（二）虚证

耳鸣耳聋已久或耳鸣时作时止，劳则加剧，多伴有头晕目眩，腰膝酸软，虚烦失眠，遗精带下，神疲纳少，脉细弱等。

三、治疗

治则：实证者，疏风泻火、通络开窍；虚证者，补肾益精、通络开窍。

（一）针灸治疗

1. 实证

(1)主穴：翳风、听会、中渚、侠溪。

(2)配穴：外感风邪配风池、外关；肝胆火旺配行间、丘墟。

(3)操作：毫针刺，泻法。翳风、听会的针感以向耳内或耳周传导为佳。

(4)方义：手、足少阳经均绕行于耳并入耳中。翳风属手少阳经，听会属足少阳经，均位于耳前，可疏导少阳经气，主治耳疾。中渚、侠溪均为少阳经远端选穴，贯通上下,疏经活络,宣导耳窍。

2.虚证

(1)主穴:听宫、翳风、太溪、肾俞。

(2)操作:听宫、翳风的针感以向耳内或耳周传导为佳;太溪、肾俞用补法,可施以灸法或温针灸。

(3)方义:听宫为手太阳经与手、足少阳经之交会穴,为治疗耳疾要穴,配以翳风,可疏通经气、宣导耳窍。太溪、肾俞可补肾益精、荣养耳窍。

(二)其他治疗

1.头针

取双侧颞后线。毫针刺,间歇运针,留针20~30分钟,每日或隔日1次。

2.耳针

取皮质下、内分泌、内耳、外耳、肾、肝、胆。取一侧或双侧,毫针刺,也可用埋针法、压丸法。

3.穴位注射法

选穴听宫、翳风、完骨、肾俞等。用1%盐酸普鲁卡因注射液或维生素B_{12}注射液,每穴注射0.5~1mL,每日或隔日1次。

(李晓敏)

第三节 过敏性鼻炎

过敏性鼻炎是指以突然和反复发作的以鼻痒、喷嚏、流清涕为主要症状的鼻病,是目前临床上最常见的鼻病,可以常年发作也可为季节性发作,随着生活环境的变化,发病率逐年增高,约为11.2%,以青壮年为主,且有低龄化倾向,严重影响患者的生活质量。本病应属于中医学的"鼻鼽""鼽嚏"等范畴。

一、病因病机

本病内因多为脏腑亏损,正气不足,卫表不固;外因多为感受风邪、寒邪或疫气之邪,而致肺气不能宣降。本病和肺、脾、肾三脏密切相关,多为本虚标实之证。如肺气虚寒,卫表不固,风寒乘虚而入,邪气停聚鼻窍,肺失清肃,肺气不宣,鼻窍不利而发病;脾气虚弱,化生不足,鼻窍失养,抗邪无力,外邪侵犯鼻窍,发为鼻鼽;肾阳不足,温煦失职,鼻窍失于温养,外邪易侵犯鼻窍,发为鼻鼽,也可由于肾阳不足,寒水上泛鼻窍发为本病。此外,肺经素有郁热或感受风热,肺失肃降,邪热上犯鼻窍,亦可发病。

二、辨病

(一)症状

鼻痒,阵发性喷嚏,流大量清水样鼻涕和鼻塞,可有嗅觉减退,以晨起时或接触冷空气、过敏原等时为甚。有些患者可出现软腭、眼和咽部发痒或有胸闷、咳嗽、哮喘等全身症状,严重者夜不能寐。

(二)体征

鼻黏膜水肿、呈苍白、灰白或淡蓝色,鼻甲肥大,鼻道有水样或黏液样分泌物或中鼻道有息肉或息肉样变。

(三)辅助检查

1.变应原皮肤试验

以适量浓度和低剂量的各种常见变应原浸液做皮肤激发试验(一般用点刺法),如患者对某种变应原过敏,则在激发部位出现风团和红晕。

2.IgE 测定

过敏性鼻炎患者血清和鼻分泌物特异性 IgE 可为阳性。

三、类病辨别

出现鼻痒、喷嚏、清涕和鼻塞症状的疾病有以下几种。

(一)血管运动性鼻炎

与自主神经系统功能失调有关。环境温度变化、情绪波动、精神紧张、疲劳、内分泌失调可诱发本病。临床表现与过敏性鼻炎极为相似,但变应原皮肤试验和特异性 IgE 测定为阴性,鼻分泌物涂片无典型改变。

(二)非变应性鼻炎伴嗜酸性粒细胞增多综合征(NARES)

症状与过敏性鼻炎相似,鼻分泌物有大量嗜酸性粒细胞,但皮肤试验和 IgE 测定均为阴性,也无明显的诱因使症状发作。NARES 的病因及发病机制不清,有学者认为可能是阿司匹林耐受不良三联征早期的鼻部表现。

(三)反射亢进性鼻炎

本病以突发性喷嚏发作为主。发作突然,消失也快。鼻黏膜高度敏感,稍有不适或感受某种气味,甚至前鼻镜检查时皆可诱发喷嚏发作,继之清涕流出。临床检查均无典型发现。本病可能与鼻黏膜感觉神经 C 类纤维释放过多神经肽类 P 物质(SP)有关。

四、治疗

(一)毫针

选穴:主穴取印堂、鼻通(鼻骨下凹陷中,鼻唇沟上端尽处)。配穴取百会、迎香、合谷、风池。

操作：主穴为主，酌加配穴1~2穴。印堂穴用1.5寸毫针，以提捏法进针，刺入2分，得气后针尖向下，沿皮下慢慢刺入1寸，用捻转结合提插，使针感到达鼻准头、内及鼻腔。鼻通穴，以1寸毫针，先刺入2分，得气后针尖朝向印堂方向沿皮斜透刺，至鼻腔有发胀感为宜。留针20分钟，每隔5分钟行针1次。百会穴用艾条做雀啄灸，灸15~20分钟。余配穴得气后，施平补平泻之法，继而接通电针仪，连续波，强度以患者可耐受为宜，持续30分钟。上述方法，针刺每日1次，灸疗每日可2次。10日为1个疗程。

（二）耳针

选穴：分为2组。①肺、肾上腺、内鼻；②肾、内分泌、皮质下。

操作：每次取1组。用0.5寸毫针针刺。在穴区探得敏感点后做好标记，进行严格消毒，然后予以针刺，双侧均针刺。得气后留针30分钟，每隔10分钟行针1次。每日1次，7~10次为1个疗程。

（三）激光针

选穴：主穴取迎香、合谷、足三里、风池。流涕加上星，鼻塞加鼻通，嗅觉减退加通天。

操作：以主穴为主，每次取2~3穴，据症加配穴。以氦—氖激光仪照射，波长为6328A°，输出功率5mV，照射方向可与常规针刺方向一致，如迎香穴以患者平卧时，与水平面成45°~55°角为宜，风池穴向鼻尖方向，合谷、足三里取垂直方向。光斑直径1.5~2mm。一般每穴照射4~5分钟。每日1次，10~12次为1个疗程。

（四）灸法

选穴：主穴分为3组。①大杼、膏肓；②风门、脾俞；③肺俞、肾俞。

灸药制备：按白芥子50%、细辛30%、甘遂20%的比例称取药物，共研细末，用鲜生姜汁调和，分做成直径1cm大小的药饼备用。

操作：于每年初伏、二伏、三伏进行治疗。每次选一组穴。贴敷时，先将麝香少许撒于药饼面上，用胶布将药饼贴于穴位上。可敷贴1~3小时，如患者感觉灼热难忍，宜提前将药饼除去。小儿贴药半小时即可。部分患者贴药后出现水疱，可涂以甲紫溶液并盖上消毒敷料。上述三组穴位，轮流选用，3次为1个疗程，每年完成1个疗程。本法孕妇及实热证明显者慎用。

（李晓敏）

第四节　牙痛

牙痛是口腔疾患中最常见的症状。西医学中的根尖周炎、龋齿、牙髓炎、牙周炎、冠周炎及牙本质过敏等均可引起牙痛。牙痛可因冷、热、酸、甜等刺激而发作或加重,可伴有牙龈红肿、牙龈出血、牙齿松动、咀嚼困难或有龋齿存在。急性根尖周炎是发生于牙根尖周围的局限性炎症,以剧烈的持续性自发痛和叩痛为特征。牙周病包括牙龈疾病和牙周炎,慢性龈缘炎是指发生于游离龈和龈乳头的慢性炎症,是最为常见的由菌斑所致的牙龈炎,又称边缘性龈炎或单纯性龈炎。青春期龈炎是发生于少年的慢性非特异性牙龈炎,发病与牙菌斑的刺激及青春期性激素水平变化有关,女性稍多。牙周炎是由牙龈炎症扩展、波及深部的牙周组织,造成支持组织破坏的疾病,慢性牙周炎为其最常见的类型。急性牙髓炎又称症状不可复性牙髓炎,是一种疼痛十分剧烈并且不可恢复的牙髓炎症反应,多为慢性牙髓炎的急性发展。

牙痛属于中医学"骨槽风""牙宣""牙咬痛"等范畴,认为本病多由火所引起,手足阳明经的循行分别人于上齿、下齿,肠胃积热、风邪外袭、肾阴不足等皆可引起牙痛。风火即风邪外袭经络,郁而化火,循经上犯而致牙痛;实火为大肠、胃腑积热,火郁阳明,循经上炎,发为牙痛;肾主骨,齿为骨之余,肾阴不足,不能上荣于齿,更合虚火上炎,引起牙痛。

一、辨病与辨证

(一)辨病

1.急性根尖周炎

(1)病变早期有咬合痛、浮出感和早接触,但初期用力咬紧患牙可暂时缓解疼痛。

(2)病变发展可出现自发性持续性疼痛,患牙浮出和伸长感加重,轻叩患牙和用患牙咀嚼均会引起疼痛。疼痛范围局限,能定位。

(3)急性牙槽脓肿形成后,脓液集中的部位不同,所表现的症状各异,可分为急性根尖脓肿、骨膜下脓肿和黏膜下脓肿。

2.牙龈病

(1)慢性龈缘炎:龈根加深,但结合上皮附着位置不变,无附着丧失,这是与早期牙周炎区别的主要点。有的患者牙龈表面无明显红肿,但探牙龈沟后有出血,严重者可溢脓或有异味。本病一般无自发出血,应与某些可引起自发出血的血液病或急性坏死溃疡病牙龈炎相鉴别。少数患者因食物嵌塞或不适当的剔牙引起急性龈乳头炎时,可有明显的自发痛和遇冷热刺激痛,此时应仔细检查,以免误诊为牙髓炎。

(2)青春期龈炎:青春期少年,男女均可发生。局部有刺激因素,但无特殊服药史。主要见于前牙龈乳头,以发红、肿胀等炎症表现为主。青春期过后,病变可有所减轻,但若局部刺激不解除,则病变不会消退。

3.慢性牙周炎

(1)探诊深度大于3mm,附着丧失可大于1mm。

(2)牙周袋表面牙龈有红肿或探诊后有出血。

(3)X线摄片显示牙槽高度降低。

4.急性牙髓炎

(1)典型的疼痛特点。

(2)患牙可患有深龋、深牙周带或其他牙体硬组织的实质缺损。近髓腔或已穿髓。

(3)探诊剧烈疼痛。

(4)叩诊无明显不适。

(5)牙髓活力测试:温度刺激使疼痛加重,刺激去除后疼痛仍继续,电活力测试,早期低于正常,晚期往往高于正常。

(二)辨证

1.风火外袭

发作急骤,牙痛剧烈,牙龈红肿,喜凉恶热,兼发热、口渴。舌红,苔薄黄,脉浮数。

2.胃火炽盛

牙痛剧烈,牙龈红肿甚至出血,遇热更甚,伴口臭、尿赤、便秘。舌红,苔黄,脉洪数。

3.虚火上炎

牙齿隐隐作痛,时作时止,午后或仅晚上加重,日久不愈可见齿龈萎缩,甚则牙根松动,伴腰膝酸软、头晕眼花。舌质红嫩,少苔或无苔,脉细数。

二、针灸治疗及选穴原则

(一)治疗原则

一般以通络止痛为基本治疗原则。实证兼疏风清热,虚证兼滋阴降火。

(二)选穴原则

在选穴上可根据手阳明大肠经入下齿,足阳明胃经入上齿,肾主骨,齿为骨之余理论进行选用。具体选穴原则如下。

1.局部选穴

根据"腧穴所在,主治所在"的规律从局部选穴,可选下关、颊车、承浆、颧髎等。

2.循经选穴

根据"经脉所过,主治所及"的规律选穴,与牙齿直接联系的经脉有两条,手阳明大肠经入下齿,足阳明胃经入上齿,因此,可选足阳明胃经的厉兑、内庭、陷谷、冲阳、足三里,手阳明大肠经的合谷、二间、商阳。颊车、下关均为足阳明的局部经穴,合谷、二间、内庭分别为手足阳明经的远端穴。

3.辨证选穴

风火外袭,加翳风、风池疏风清热;胃火炽盛,加厉兑、曲池泻火止痛;虚火上炎,加太溪、照海滋养肾阴,降火止痛;上牙痛,可加太阳、颧髎;下牙痛,可加大迎、承浆。

三、治疗

(一)刺灸法

1.风火牙痛

治法:疏风清热,止痛。取手阳明大肠经腧穴为主。

处方:合谷、颊车、下关、外关、风池。

随症选穴:咽喉痛者加少商、商阳。

方义:手阳明之脉入下齿中,足阳明之脉入上齿中,手、足阳明经相接,故取合谷、颊车、下关等阳明经穴通经止痛;配风池、外关疏风解表。

操作:针刺用泻法。

2.胃火牙痛

治法:清胃泻热,止痛。取足阳明胃经腧穴为主。

处方:颊车、下关、合谷、内庭、二间。

随症选穴:头痛者加太阳;梦魇者加厉兑。

方义:颊车、下关、合谷皆属于阳明经,取之通经止痛;二间、内庭分别为手足阳明经的荥穴,取之可清热泻火止痛。

操作:针刺用泻法。

3.虚火牙痛

治法:滋阴补肾,降火止痛。取足少阴肾经、足阳明胃经穴为主。

处方:太溪、合谷、颊车、下关、行间。

随症选穴:伴有腰痛者加肾俞;头痛眩晕者加涌泉。

方义:合谷、颊车、下关皆属于阳明经,是治疗牙痛的效穴;太溪为足少阴经原穴,滋阴补肾,以治其本;行间为足厥阴经荥穴,用以清热降火。

操作:针刺用补泻兼施法。太溪用补法,余穴用泻法。

(二)耳针

选穴:神门、屏尖、牙。

方法:毫针刺,每次取2～3穴,强刺激,每日1次,每次留针30分钟。

（三）穴位注射

选穴：合谷、下关。

方法：柴胡注射液或鱼腥草注射液，每穴注射 0.5mL，每日或隔日注射 1 次。

（四）电针

选穴：颊车、下关、合谷。

方法：先行毫针刺，得气后用脉冲电流，选用密波，通电 20～30 分钟，每日 1～2 次，直至缓解为止。

四、针灸疗效及影响因素

从证型上看，针灸治疗实证牙痛要优于虚证牙痛，针灸止痛作用比较明显，尤其在牙痛的初期，病情较轻时效果更好。在选穴上合谷为首选和必选的穴位，临床也证实合谷有很好的止牙痛效果，另外颊车、少商、商阳、内庭等也为主要选用的穴位。

（一）病程

牙痛发病的时间长短与治疗效果有密切关系，发病短者针刺效果好，反之疗效差，所以，治疗本病越早，疗效越好。

（二）分型

临床研究证明，针灸对风火牙痛疗效优于虚火牙痛，青壮年要比老年人疗效好。针刺对各种不同程度的牙痛均有良好的镇痛效果，特别是龋病、急性根尖周围炎和冠周炎的神经痛效果较好。

（三）刺络出血量

耳穴刺络放血的量也与临床疗效密切相关，放血的量大，消炎止痛的作用就好，效果就佳，病程亦可缩短，一般耳穴、内庭放血至少在 10 滴以上，以多出血为佳。而相反临床疗效就差。

五、针灸治疗的环节和机制

牙痛是由多因素构成的复杂过程。不仅与头面部感觉神经的生理有关，而且与情感、疼痛行为、认知及心理因素相关。针刺可引起与疼痛相关的相应脑功能区的激活与抑制，调结核团间的相互作用及由此构成的神经传导通路，调控某些化学物质或激素释放到靶器官而达到疗效。如促进人体释放内源性镇痛物质，提高痛阈，拮抗痛觉纤维的感觉传入等。从解剖神经学角度看，牙痛主要由上颌神经和下颌神经传导，其均为三叉神经的分支。下关穴深部有三叉神经的分支，如下颌神经等；颊车穴深部有面神经、耳大神经及咬肌神经等。针刺刺激有一定阻滞神经传导而起到镇痛作用。临床试验研究观察到针刺合谷穴治疗牙痛确实有效，既有即刻镇痛效果,而且延时镇痛效果也明显。

六、预后

牙痛为口腔疾患中常见症状,其发病急,重者剧痛难忍,坐卧不安,严重影响生活、工作。针灸对牙痛有显著的治疗效果,但对龋齿只能暂时止痛,牙痛的发生原因很多,应针对不同的原发病进行治疗。

(王明希)

参考文献

[1]凌宗元.针灸操作技术实训指导[M].北京:科学出版社,2020.
[2]刘存志.现代针灸学[M].北京:中国中医药出版社,2020.
[3]周运峰.推拿治疗学[M].2版.上海:上海科学技术出版社,2020.
[4]符文彬,徐振华.针灸临床特色技术教程[M].北京:科学出版社,2019.
[5]范炳华.推拿治疗学[M].北京:中国中医药出版社,2019.
[6]吕明.针灸推拿学[M].北京:中国中医药出版社,2019.
[7]石学敏.针灸推拿学[M].2版.北京:中国中医药出版社,2018.
[8]甄德江,许慧艳,张光宇.针灸技术[M].武汉:华中科技大学出版社,2018.
[9]梁繁荣,常小荣.针灸学[M].3版.上海:上海科学技术出版社,2018.
[10]贾春生,黄泳.针灸学[M].2版.北京:科学出版社,2018.
[11]梁繁荣.针灸推拿学[M].北京:中国中医药出版社,2018.
[12]邵湘宁.针灸推拿学[M].北京:中国中医药出版社,2018.
[13]杨继洲.针灸大成[M].太原:山西科学技术出版社,2017.
[14]谭亚芹.针灸推拿学实训指导[M].北京:北京大学医学出版社,2016.
[15]梁繁荣,王华.针灸学[M].北京:中国中医药出版社,2016.
[16]赵吉平,李瑛.针灸学[M].3版.北京:人民卫生出版社,2016.